蘭花花精療癒全書

唐丹尼斯 Don Dennis 原著、張之芃 編譯

Chapter 4. 蘭花花精列表

Chapter 5. 附錄補充

台灣中心整理

序言

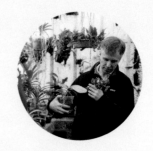

作者序 / LTOE 蘭花花精製作者唐丹尼斯 Don Dennis

當今全世界有數以萬計的人天天在使用花精，有幾百位花精製作者以愛德華·巴哈醫生的花精製作法為主要靈感，在英國與歐洲，也有多家公司在製作巴哈花精提供給廣大群眾，也讓多數人都聽聞過巴哈花藥 / 巴哈花精，巴哈醫師的急救花精現在每年賣出幾千萬瓶也成為一個實際現象。然而，卻只有少部分的人知道還有其他花精品牌。過去三十年來，美國、加拿大、巴西、法國、德國、荷蘭、印度、紐西蘭、澳洲等地區都有提供品質優良的花精，有些品牌的水準卓越並達到研究與實用的境界。

我們是 IFER 國際花精總代理公司（International Flower Essence Repertoire，後文皆簡稱IFER公司），創立於 1995 年，至今代理過 24 種花精品牌，我們的目標是讓好品質的花精能夠在英國推廣。同時我們也是 LTOE 生命樹蘭花花精中心（Living Tree Orchid Essences，後文皆簡稱蘭花花精），第一個蘭花花精在 1998 年 9 月誕生，隨後創建蘭花的花精系列經過了許多人的努力，這本書是我對他們表達感謝的機會。

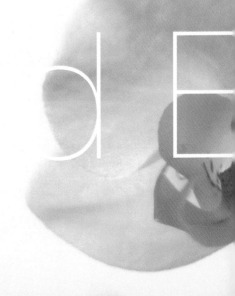

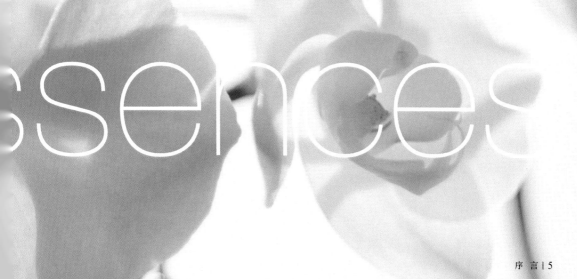

主編序 / 花精之友主持人 張之芃

我從 2007 年受到崔玖教授啟發而開始使用花精，多年來親自走訪歐美日各國中心學習花精，能夠在 2014 年遇見蘭花花精是生命中重要轉變的一年。仍記得在集亞島使用蘭花花精的首晚，夢中就有一株拖鞋蘭「大地頻行」來相見，隨後使用靈性面幾個花精時的暢快痛哭，都是從未經驗過的深度釋放與療癒，人生也因此翻頁到服務花精的志業了。2014 年創辦「花精之友」的同年也總代理第一個品牌 LTOE 蘭花花精，也曾帶著台灣花友們四度親訪集亞島。台灣團隊經過五年間的整理與編譯，很高興終於在 2019 年 10 月完成中文版。

特別感謝日本中心的寺山順子老師允諾我們使用日本版內容，以及台灣中心編譯團隊的支持。本書以製作者在 2010 年出版的英文原書內容為主軸，唐在書中娓娓道來他與團隊接生每個蘭花花精來到地球的出生故事。我們更加入日文版與新品花精的資料，因有大幅調整原本的章節。若您想了解蘭花花精背景，可從第一章到第三章的概論與製作背景開始閱讀；已經了解蘭花花精的朋友，則可以從第四章開始翻閱每一個花精故事與製作故事；附錄補充一章則是收錄唐對於培育蘭花的經驗與觀點，特別適合對養蘭有興趣的朋友。最後章節提供台灣中心為各位特別整理的分類表格，方便花友們查詢使用。

祝福翻開這本由製作者與全球療癒師共同合作心血著作的各位，都有機會能像花精這些朋友一樣，充滿著自由與幸福的能量，也邀請您有機會加入我們在花精推廣與教育的夥伴行列。

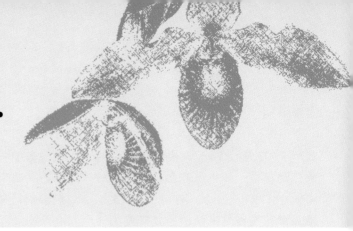

Chapter 1.
花精概論

花精是什麼

花精裡作用最強的成分是什麼呢，這個成分一直被形容是植物的以太能量、或說是植物的「氣」，更直白的說是花朵的生物電能，因為植物正如人類身體一樣也有生物電能結構[1]。以開花的植物來製作母酊，花精製作者將花朵中生物電能的「某種物質」傳入水裡，我之所以說那是「某種物質」，是因為至今我們還無法測出那些進入一缽水裡的「氣」有多少？而從母酊取出幾滴再經過一層稀釋後，這些物質竟然還能進到市售瓶中。但我們從日常用電經驗中倒是能確定一件事，那就是這個「某種物質」一定是極微小的含量，若有敏感的儀器能測出花精的生物電能成分，應該會提到微微瓦（picowatts）這種單位或是同樣電量微小的位元。

花精不是同類療法

要回答花精裡面到底裝了什麼？答案很簡單卻也很微妙。就化學層面來說，花精的原料只有水和酒精 - 通常含有白蘭地，而我們使用的是法國的有機干邑酒。有些人覺得花精是一種同類療法產品，但是事實並非如此，因為花精並不是以同類療法產品的方式來製成的。同類療法的產品需要多次的稀釋與「震盪」，震盪的意思是強力地搖晃稀釋液體，而這種震盪正是讓同類療法產品創造出更多

1. 生物電能在過去三千年來已被中國針灸詳盡介紹，主流醫學研究也已經在這個領域耕耘，短短的十多年開始投入較明顯的心力。

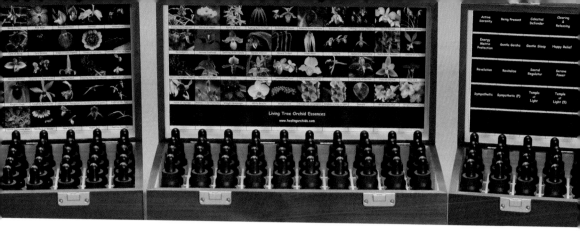

力量的方法，若少了這個關鍵的步驟，就不算是同類療法。

　　然而，花精並不需要這種震盪，花精只是從「母酊」經過兩次的稀釋，就只是這樣。花精界稱第一次的稀釋為「原液瓶或市售瓶（stock）」，第二次的稀釋叫作「調配瓶（dosage）」，越稀釋會讓花精水變得越來越淡。但是同類療法的產品卻是相反，同類療法最著名的就是用「以毒攻毒」來療癒個案，但花精卻不是這樣用的。很熟悉同類療法的巴哈醫師，也宣稱他的療癒花藥與同類療法的原則是大相逕庭。

花精如何產生功效

　　一位抱著懷疑態度的熟人對花精的功效是完全不相信的，因為他無法想像－裝在一小瓶液體中那樣微乎其微的電荷，怎麼可能在我們的身上起什麼效果？我思考了幾個月後終於知道如何面對他的疑問，這個回覆就是

先反問他：「你覺得要讓大腦產生一個想法，需要耗費多少電能？」

　　動物界與植物界其實是來自同一種祖先，化石裡行光合作用的單細胞生命可追溯到三十億年前，差不多十億多年以前開始有複雜的多細胞生命，與植物全然不同的動物則是五億到六億年前才出現，人類與猿類的共同祖先則是約五百萬到七百萬年前才有。我們是共同進化的，所以人類的大腦與神經系統在精微層次運作上會與植物相同。在動物界與植物界分道揚鑣之前，兩邊已發展出基本的能量來源和能量運用過程（glycolysis & ATP 醣分分解作用與三磷酸腺苷），這也是目前生物仍然可見的運用過程。

　　這種生物電能的成分，無論是單細胞的原核生物、一片玫瑰灌木叢或是人類都是有的，一個有機體適合某種測量單位或描述方法，也都能應用在其他所有的有機體上。若以一個人類細胞的平均能量消耗為一個微微瓦

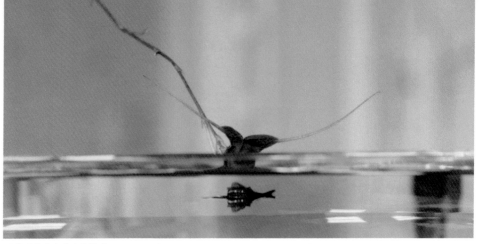

| 製作中的生命方向花精（Life Direction）

2. 維基百科的説明提到一個微微瓦（picowatt）是豪微瓦（nanowatt）的千分之一，豪微瓦是十億分之一瓦特（watt），例如：一塊十平方英吋的空地能在無雲清朗的夜晚，從一顆肉眼可見的星星那裏接收到七微微瓦的光能。

3. 請參閱 2010 年 2 月 6 日在 New Scientist 雜誌的封面故事〔最奇特的液體，為何水會如此怪異〕，這篇文章有談到水分子結構的最新理論。

4. 另一個頗有趣的例子是喜馬拉雅山花精促進精素（Himalayan Flower Enhancer）的製作者湯瑪亞（Tanmaya），他在1991 年受到喜馬拉雅山花朵的指引時，從來不曾耳聞過巴哈醫師或其他療法。而且湯瑪亞不是用水而是用酒精來製作花精。他跟茱蒂一樣有個別的內在指引，讓他們以酒代水，兩人更提到以酒代水的同樣原因，是可以讓花精在身體的層面有更大的影響。

的前提來看，來自花精的幾個微微瓦[2]的生物電能夠在我們身上有些作用，也是非常合理的説法。

水才是神祕之處

　　還有一個問題就是 - 怎麼將生物電能的電荷傳送到水中呢？雖然我們目前尚不清楚細節，但製作花精的社群中已普遍把水當作傳達花朵訊息的最佳媒介，這點不只是新世紀的概念，[3]來自科研社群的論點也提到：人類長久以來都將「水」視為排名前幾名的神祕液體，也一直有著把水當作媒介的文化， 教堂裡使用的聖水就是個例子。因此可知無論在哪種情況下，我們是需要一種液體來承接生物電能的。

巴哈醫師的貢獻與其他系統

　　世界上目前普遍認為愛德華·巴哈醫師（Dr.Edward Bach）「發明」了花精製作方法，但在 1930 年代巴哈醫師發表花精療法之前，其實已經有人在各個國家用水來製作花精了。因為我自己知道兩位花精製作者，他們的花精製作歷史比巴哈醫師還要更早，所以我想在此跟大家説明，請容我簡述他們的概況，以提供更真實的紀錄。

　　製作小花精（Petite Fleur Essences）的茱蒂·格里芬（Dr. Judy Griffin）她的家族從義大利移民到美國，她的母親弗拉曼·迪托切就製作過玫瑰花精，這是從茱

蒂的祖母努桑迪娜·蒙佐所學會的花精製作法。祖母努桑迪娜與姨婆安東妮歐會以她們家鄉附近薩蕾諾地區（Salerno）的高山雪水來製作花精，方法是將玫瑰包在雪中，然後融化的雪水會拿去分送給當地的村民。這兩位祖母輩也是從她們的母親、茱蒂的曾祖母卡梅拉·蒙佐那裡學會這種製作花精的技巧，因此算起來，曾祖母卡梅拉應該是 1800 年代中期就一直在薩蕾諾地區製作雪融玫瑰花精。

另一位是在倫敦與故鄉奧地利兩邊跑的療癒師老友希薇亞·昆德拉斯（Slyvia Kundrath），她小時候在奧地利由祖父麥克西米蘭·奧圖維茲一手帶大，博學的祖父在他讀書時就受到帕拉塞爾蘇斯（Paracelsus，1493-1541 年）作品的啟發，並開始在居住的阿爾卑斯山卡林西亞地區（Carinthian）製作花精，因他所居住的馬力亞艾林德村中有不少含有療效的深井泉水，他就經常使用當地泉水來製作花精，最喜歡製作的是叫做小米草的花精（Euphrasia，當地人稱為 Augentros）。希薇亞的祖父出生於 1884 年、1969 年過世，希薇亞讀了祖父 1914 年前的日記中有描述到花精製作的步驟：他會先去感覺個案最需要哪種花，然後就出外製作花精，通常他不會保存花精，都是給特定個案在當天用完。

以上就是兩個很明顯的實例，表示在巴哈醫師之前就有人在製作花精[4]。但多虧巴哈醫師的創舉，才能塑造出現今的花精產業，巴哈醫師的核心地位是絕不誇張的，世界中幾乎所有的花精製作者都是以他的方式來製作花精。也因為他的助理 - 諾拉·維克（Nora Weeks）驚人與謙遜的奉獻，若沒有諾拉在 1978 年過世前看顧著巴哈醫師的成果，我們很可能永遠不會聽過巴哈醫師的存在。

巴哈醫師更是做了三件極為重要的事讓世界注意到花精：第一是他寫下並且口傳自己的成果，所以我們有.寫下來的實體文字可以研究，若是沒有記載，他的成果可能早就失散了。再者，巴哈醫師也系統化了他的方法，說明透過花藥可以解決任何形式的情緒困擾。第三點是他將白蘭地加入水中的好洞見，讓我們能無期限的保存花精（無論是母酊或稀釋液的保存）。在我看來，用酒精來保存花精是巴哈醫師眾多貢獻裡最重要的一個，這點讓無論在澳洲、加州、或蘇格蘭製成的花精可以橫跨送往半個地球。花精裝瓶後就算隔了數年，仍然可以拿來使用效果也不減，讓本來可能一直只是給本地人使用的這種民俗療法能夠一躍大幅地發展，即使公司是僅為一棟小屋的花精製作者們，也可以擁有來自全球的客戶。

保存花精所用到的白蘭地、干邑酒、伏特加都有好效果，我就有一位

朋友擁有至少五十年之久的全套巴哈花精，這些花精的效力仍然非常好。若沒有使用酒精來保持水的潔淨、抑制細菌與黴菌的生長，如果沒有酒精來穩住花精的「氣」，那麼今日如此美好多元的花精市場是不可能存在。雖然我們至今仍無法解釋為什麼酒精可以穩住植物的以太能量，也無法解釋酒精如何產生這樣的功效，我們期待最終可以看到科學對這塊領域的研究。其實，除了酒精以外，花精製作者們也曾想要使用其他的保存替代品，但至今還不見令人滿意的成果。

花藥與促進精素

　　幾年前我在當地超市遇見了一位交情不錯的老客人，她之前經常來到花精中心，但近兩年卻沒再見過她。寒暄之後聽到她說到為何幾個月都沒到中心，是因為她覺得現在自己挺好的，所以不需要花精了。這位老客人對花精的意見讓我沈思，我所思考的問題點與她是否來買花精無關，而是似乎我們對花精的觀點與假設是不一樣的，當時我還無法以清晰的思維來確切表達，直到幾年後才理解困擾我的是以下的觀點。

　　一般我們會把花精（flower essences）與花藥（flower remedies）兩個字當作同樣的事情，其實不然，「花藥」是用於解決負面情況的產品，就像巴哈花精的溝酸漿花精（Mimulus）用於幫助人面對已知的恐懼，或是酸蘋果花精（Crab Apple）能夠幫助有自厭感的人。巴哈醫師特別認可他的花藥是要處理療癒心靈的狀態。但倘若

這個人覺得自己的狀況不錯、沒有情緒低落、沒有罪惡感也沒有沮喪的時候，花精就無法扮演任何角色嗎？

喜馬拉雅山花朵促進精素（Himalayan Flower Enhancers）的製作者湯瑪亞（Tanmaya）在 1990年初時在喜馬拉雅山麓丘陵禁食冥想，當他變得非常敏感而能夠開始聽見花朵說話，他本以為自己瘋了，而後才發現花朵是有很特殊的事要他幫忙－花要他拿一個缽，加入當地高品質的好酒，摘一朵花放入缽中，並讓花朵漂於酒上幾個小時，最後請他把花吃掉。湯瑪亞照做並且發現當他吃下花朵的那一刻，全身會湧入關於花精療癒特質的訊息。

那時從來沒有人介紹巴哈花藥給這位來自澳洲鄉下的湯瑪亞，倒是有一位朋友聽聞湯瑪亞的經驗後，給他一本巴哈醫師的書，所以湯瑪亞就以為他製作的是「花藥」。當他回去喜愛熟知的喜馬拉雅山麓、坐在群花當中時，花朵卻堅定地告訴他：「我們不是藥方，我們不是生來要療癒誰的！我們是要來促進基本的靈魂品

質」，因此湯瑪亞就將這個精素取名為喜馬拉雅山花朵促進精素。

提到上面的故事不只是閒談而已，我們曾經把花精供應給許多英國與歐洲的肌力測試學專家，但是我極為重視的幾種花精品牌幾乎不被這些肌力測試學專家所重視，我對此現象一直無法理解。直到 2003 年我去倫敦參加一場給肌力測試學專家的演講時，內容提到了湯瑪亞的故事，肌力測試學的指導老師理查·荷丁（Richard Holding）才注意到湯瑪亞的花精並非療癒所用。於是他在現場創出一套新測法並將問題設立為：「這個人需要花朵促進精素嗎？」，隨後邀請現場的聽眾自願上來用這個新問題來檢測，果然發現以前在此人身上測不到的花精，現在的測試結果都顯示為「正向需要」。這個意思再明顯也不過了，以前不論理查在肌力測試時的用字是花藥還是花精，他的發問意思都是「這個人需要花藥嗎？」所以這就是讓湯瑪亞的喜馬拉雅山花朵促進精素、之後會談到的舞光蘭花花精，以及我們的蘭花花精從未被他們特別重視的原因了。

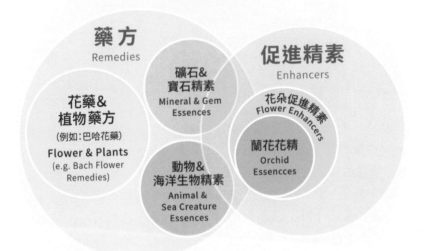

振動精素
Vibrational Essences

藥方
Remedies

促進精素
Enhancers

礦石&
寶石精素
Mineral & Gem
Essences

花藥&
植物藥方
(例如:巴哈花藥)
Flower & Plants
(e.g. Bach Flower
Remedies)

花朵促進精素
Flower Enhancers

蘭花花精
Orchid
Essencces

動物&
海洋生物精素
Animal &
Sea Creature
Essences

　　請參考這個交集關係圖,這是我在「能量振動精素」領域之內盡可能接近原貌,將我認為不同精素與花精有所差異的想法製作成圖。有些精素是促進精素,有些屬於花藥,有些則是兩方面兼顧。以蘭花花精為例子:當我們感到極度沮喪與焦慮的時候就適合使用天使保護傘花精(Angelic Canopy),這個花精會在你覺得不錯的時候讓人感到更加愉快。恩典之中花精(Being in Grace)則可以幫助人踏入靈魂的尊嚴,當你強抓著有毒的殘餘情緒而不放開的時候,這個花精會助你脫去這些情緒。意識之冠花精(Crown of Consciousness)顯然就屬於促進精素,不會有人因為沒有完整的「頂輪經驗」就活得不開心。還有,冥想的時候我會使用奧秘智慧花精(Secret Wisdom),因為這個花精分享的是美妙與深層的寧靜。

以科學角度懷疑花精的讀者

　　對花精保持懷疑態度的人,他們的疑問前提會是:「至今花精領域所發現的科學可信度很少」。首先我想表達的是要鼓勵這樣的質疑,雖然我不是科學家,但是我由衷欣賞科學理性的精神。可惜目前主流學界對於釐清花精生物電能或其他方面的研究很少,大概是因為有關水能攜帶精細生物能電荷的研究計畫,從政府部門與軍方而來的補助相對並不多的原因吧,現在的經費主要是提供給基因與分子生物的研究上。

　　這種情況與 1940 年代後整個生物電能學界的發展有關,在 1920 年與

1930 年代、生物電能學界曾經頗為熱鬧也投入過不少心血，但很不幸地因遭到某些鬆散的研究程序與誇大不實的科學主張，讓生物電能學界染上了污點。1940 年代就有一位著名的生物學家保羅·韋斯（Paul Weiss）在芝加哥大學宣稱電力場對細胞毫無影響，他的反常又誤導的聲明，有效地扼殺了這個領域的研究前景。而在富蘭克林、華生、克里克發現 DNA 雙螺旋結構之後，這幾十年來的生物學的研究或多或少都是聚焦在分子生物學身上，最近的生物學界依舊如此。然而，今日的生物電能學界甚至奈米生物電能學界中，還是有人在推動一些有趣的研究，只是這些研究多數都還沒走到花精領域需要的科學證實方向。即使如此，我對未來還是有信心的，相信不論在研究領域或是理解層面上終會有所突破，如此一來就能確認花精療癒師與花精製作者長久以來已知悉的這個觀點 - 人只要使用幾滴花精，對心靈與身體就有療癒的好處。

首要原理

　　科學界的努力有個根本的問題，與科學本身無關卻常見於科學家身上，因科學家傾向相信真實世界裡存在的東西，也就是科學能夠描述出來的東西。所以任何被假設為超越現今科學常識領域的事物，都可能會被視為不具實體或只是幻想。換句話說，

科學只能描述能夠測量的事物，但我們所能夠測量的事物又會被科技的限制所左右，當科技更先進，測量宇宙以及萬物的能力也會進步。請試想一下，若今後讓大型強子對撞機變成分析宇宙各種事物的最終唯一工具的話，這似乎不太對吧。因為只要科技繼續發展，總會有新的可能來超越先前科技的測量程度，因為邏輯是沒有終點的，科技新知與理解也絕對不會有盡頭。

　　長久以來我們知道在人的體內有生物電能的結構，在植物之中也有。早在 1791 年路易吉·伽伐尼（Luigi Galvani）發表研究時，生物電能學就一直是科學研究的一個主題，但因多數研究都集中在細胞與神經的分子層面的運作機制，而不是聚焦於細胞內的層次，或探索如何透過極弱電磁場讓細胞內可以溝通。我認為數以萬計的人們會深信花精的好處，其原因就像先前提及、是那種微小生物電能影響到我們的思考與感覺。

　　所以，若花精界想在現在或近期的未來能夠禁得起驗證，應會有兩個基本原理：第一個原理就是 - 水能夠短暫地攜帶一些非常小的電荷，這是可被測量出微微瓦程度的電荷波動。第二個原理就是 - 當酒精的分子特性是在酒與水比例各半時，似乎就能夠讓水中攜帶電荷。而沒有加入酒精保存的花精，花朵能量在送到使用

者之前就可能消失了。目前花精界廣為接受的觀點是：一瓶花精至少要有50%的白蘭地（相當於20%的酒精含量），才可讓花精至少保存10年的花朵生物電能。所以只要有適合的設備，上述的兩個原理應該很容易受到驗證。就像一台功能良好的FM調頻收音機、能夠接收最小到毫微微瓦（femtowatt，約微微瓦的千分之一）的電能。我不曉得這樣的儀器是否存在、或是近期的未來能否被研發出來，但是花精界的相關人士對這樣的研究都會很有興趣的。我們需要保持樂觀，也許幾年內就會有儀器能感應測量到液體內的微微瓦波動。然而，人類其實早已擁有敏銳度足夠的設備來偵測到花精的微小生物能電荷，那個設備就是我們的大腦與神經系統。

在此，我想鼓勵大家不要只是討論，更要用清晰與簡單的方法來面對花精界所宣稱的效用 - 請親自使用看看花精會如何，這也是科學研究的核心。心有懷疑並沒什麼問題，保持懷疑的心能夠避免我們受騙，但是懷疑的態度卻不該阻礙我們的反思與探索。

不幸的是，多數花精的用語很難讓科學懷疑論者理解，就像一般人對科學期刊的特殊用語也有類似的障礙。請試著越過語言的阻隔，暫且擱置懷疑與論斷，讓另一個觀點有機會解釋與證明。若我們想要架起互相了解的橋梁，就需要克服自身的偏見與先入為主的觀點。

請記得，為了大家都能好，通常需要透過群體內的溝通，才能有重要的突破。當然花精專業團體間的良好對話是不錯的，但不見得一定要這樣的對話土壤才能升起新的洞察力。例如2001~2002年時、我在倫敦大學遇見了一位傑出的生化學家，他在自己的專業學科領域中非常的優秀，我們討論著最新出品的蘭花花精，他對這個花精讚不絕口，也告訴我他無法解釋花精是如何運作的，但以他自己使用的經驗可以肯定花精的確有效。只是他不能以公開的方式提出這樣的聲明，否則以後他就拿不到研究補助了。最後他還對我說：「聽著，有很多很棒的事情現在不被了解，但我們卻不能因為此現象無法解釋就不予理會」。我很喜歡他的這種態度，在此祝福這位生化學家一切順心。

在我還是學生的時候，學校的董事曾經與我聊起興趣這個主題，這位董事是一位頗有名氣的理論派物理學家，當時他只是提醒我「在校時最重要的努力，就是試著去了解理性精神」。他的這番話幫助我在生命對事物的反思都盡力保持這樣的精神，包括在面對蘭花花精的工作時，雖然我對蘭花的美麗與神秘有著無限讚嘆，心中仍深受到這位董事對於保持理性精神的影響。

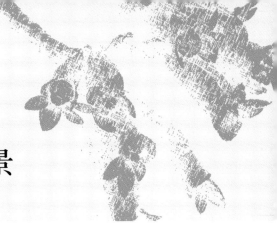

Chapter 2.
蘭花花精製作背景

為什麼用蘭花來製作花精

現今有數以萬計的花精產出，光是英國就有六十多家的花精製作公司，想必無須再推出更多的花精不是嗎？現在的確買得到許多花精與其他的能量振動精素，當中有許多品質很好的產品，但我們有很特別的理由來製作蘭花的花精，也面對著很不一樣的挑戰。

蘭科家族在地球的植物界占了近10%，蘭科內含八百個屬、約有三萬種的蘭花，除了南極以外，各大洲皆有蘭花的棲息地，特別是熱帶地區可發現絕大部份的蘭花芳蹤。也因為大部份的蘭花是熱帶性植物，一般業餘養花者也就容易以熱帶蘭花為主要興趣。不僅原生的蘭花種類龐雜，過去一百五十年來人類更是促成了四十萬株配種蘭花的誕生。

第一位讓花精界開始注意到蘭花特質的是安德魯·科特（Andreas Korte），他在 1991 年指出蘭花的花精能夠對肉體以上的脈輪產生功效，這是非蘭花的花精少能夠達到的。其他製作者也有製作出蘭花類的花精，但通常只將蘭花歸在產品系列之一而非特別主打蘭花，例如：加州的史塔·里帕列緹（Star Riparetti）做了一批源自秘魯野外蘭花的花精，或是阿拉斯加花精（Alasakan Flower Essences）在兩百多種的花精、寶石、環境精素之中也包含一部份的蘭花。製作舞光蘭花花精（Dancing Light Orchid Essences）的莎貝德 - 莎曼·卡爾薩（Shabd-sangeet Khalsa，後文皆簡稱 SSK），她是第一位在溫室裡製作而且聚焦蘭花的人，SSK 對蘭花熱情有力的展現並充滿著感染力，透過她對蘭花的興趣，我也發現了自己對蘭花的熱忱。

若你住在北半球而想製作熱帶的蘭花花精，首先一定是需要溫室，這是最基本的門檻，不然的話你只能限於製作適合種植在窗台的蘭花（我的經驗是你的室內房間的濕度會提高，然後免不了得撕除壁紙的下場）。接著你需要親自種植蘭花，可以先從收藏幾個蘭花盆栽開始，但是很快地你

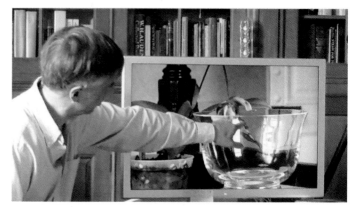

| 製作者解說龍之火花精（Dragon Fire）製作過程（台灣中心拍攝）

就會發現養蘭的嗜好頗傷荷包，因為除了超市販售的蘭花以外，蘭花還有更多元更漂亮的品種。在過去一株蘭花可能高達一棟房子的價值，這幾年我所收藏的蘭花平均一盆至少要 20 磅，一開始還可以接受，不過當你收集有 200 株或 300 株蘭花的時候，很快地戶頭就會開始受到龐大開銷的考驗。

然後你也需要著迷於蘭花，若對蘭花沒有心的話，你根本不會有意願每日奉獻出數不清的工時來照顧蘭花。我養蘭花至今已經超過二十幾個寒暑，肯定花了近乎一萬個工時親身打理所收藏的蘭花，這可不是個能夠輕鬆承擔的任務！

除了準備溫室與迷上蘭花之外，製作蘭花花精還需要更進一步的必要條件：知道製作花精的方法，以及有直覺去製作。這些條件看似理所當然，但是要讓這四個製作蘭花花精條件都湊在一起並不容易。全球估計有四百萬位業餘養蘭者，也許有相同數量的花精使用者，世界目前至少有四百位花精製作者，但就我所知從 2003 年開始計算，我們是全球唯一一家積極投入並專注製作蘭花花精的公司。

寫出這本花精書的期待之一，部份是想要鼓勵其他人也能考慮製作蘭花花精，就算是做給自己的花精也無妨。我認為花精可以讓養蘭者知道蘭花的另一種層次，每位養蘭者都花了數不清的工時來照顧蘭花，他們不可能沒有察覺到蘭花那股美麗的神祕感。若只從植物學的立場來看待蘭花，就好像只用閱讀樂譜來了解莫札特的作品，卻從不曉得莫札特的音樂可以聆聽欣賞。我相信，人只需使用幾滴的蘭花花精，就不難體驗到蘭花所擁有的超凡特質。除非你已發展出非肉眼的天賦，若不親自去使用花精的話，你可能會錯過蘭花花精那些非肉眼樂曲般的精彩面向。

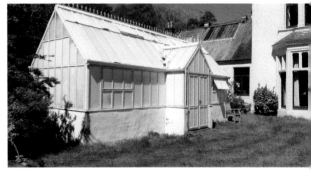

| 集亞島蘭花溫室外觀（台灣中心拍攝）

我把花精的活躍成份很單純地解釋為花朵的生物電能特質時，其實這對花精的真實描述仍是不及言表。花精界一般而言把花精水所包含的一切視為植物與花朵的意識，那是一股活生生的能量，然而因為「意識（consciousness）」這個字在科學界頗受爭議，所以我對科學界是否能夠解釋花精的經驗並不抱持太大期望。然而，花精製作者們與療癒師們的經驗都已顯示出這一小瓶加入酒精保存的花精水，是包含有植物活生生的意識在其中，蘭花花精更是帶出極高品質的意識。

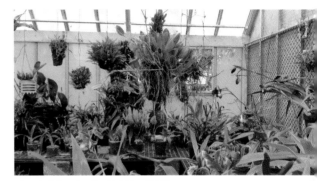

| 集亞島蘭花溫室內部（台灣中心拍攝）

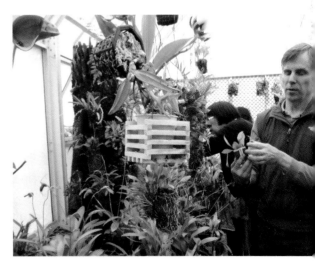

| 製作者向台灣花友學旅團介紹溫室與蘭花（台灣中心拍攝）

早期的蘭花花精製作法

　　若你有養蘭就會知道，想要見到一株特定蘭花開花要等非常久，有時要等上多年。但當蘭花綻放的時候，令人印象深刻的美麗也使人為之驚豔。因此找出製作花精而不必剪下蘭花對我變得很重要，雖然我也認識幾位用剪花法來製作花精的人，但養蘭的我就是說服不了自己去贊同剪花法。以我的觀點來看，想製作花精，根本不需要剪花，不剪花可以製造出更生意盎然的花精。

　　例如婆蘇婆提（Vasudeva）與卡達木比·巴爾瑙（Kadambi Barnao）的生命花精系列，他們之所以稱呼為生命花精，就是不剪花的原因，他們將水澆灌在野地生長的花朵上並收集水缽裡的水。或是安德魯·科特也有他自己的非剪花法[1]。舞光蘭花花精的 SSK 則是直接將水缽置於蘭花下幾小時。還有一對孟買夫妻所製作的嗡喜馬拉雅柯瓦蘭花精（Aum Himalaya Sanjeevini Essences），他們多數製作時也沒有剪花。由此可知，世界上有許多品質優良的花精製作，與巴哈醫師的剪下花瓣、浸泡水缽並讓陽光照射的方法並不一樣。

　　之後的圖片與說明可解釋我們製作花精的基本技巧，若你想要自製蘭花花精，請讓蘭花召喚你，感覺心中的某

1. IFER 公司也曾經代理過科特的花精，初期也舉辦過兩次他的花精工作坊，但因為科特感興趣的主要是花精而非蘭花本身，所以課程後並沒有激起我對蘭花的興趣。 科特的方式也不是我們採用的方法，他是用手捧著水缽直接在花朵的下方放置幾分鐘，而我們的製作偏向縮短人類靠近缽、水、蘭花的時間，來確保自身能量汙染到花精的最低可能。

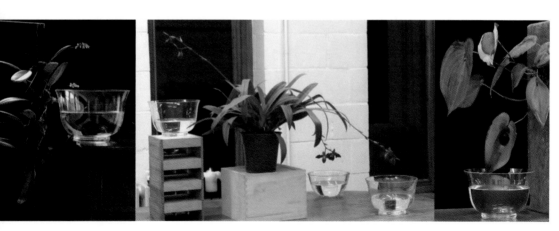

| 早期花精製作照片，從左到右花精為：
美麗頸鍊（Necklace of Beauty）、安地斯之火（Andean Fire）、騎士斗篷（Knight's Cloak）。

種牽引，就像蘭花大聲地在敲打你的心門，請求你加入製作花精的行列。如果有來自蘭花的召喚，你會得到較佳的花精成果。雖然製作蘭花花精的步驟簡單易懂，但製作花精不只是技術而已，更是人與蘭花之間存有一種必須運作著的內在心靈過程。

我們的蘭花花精製作有幾個簡單基本法則。首先：我們不想修剪或傷害蘭花，第二：因為蘭花是生長在溫室中，所以在室內製作蘭花花精看來也比較有道理（也因為蘇格蘭整年的室外溫度對蘭花太冷），第三：盡可能減少讓自己的能量進入到花精的機率。最後，我們每次只取一株蘭花的能量。但是在溫室中製作一株蘭花並不容易，所以我們特別準備只用來製作花精的房間，在實質或能量上都要先淨化，製作花精的期間也不可打擾。人類只需在開始前擺放好蘭花與水缽即可，等到結束之後再進來將水澆灌在蘭花上，在蘭花花精成形中的幾個小時，請讓整個空間成為那株蘭花的聖殿。

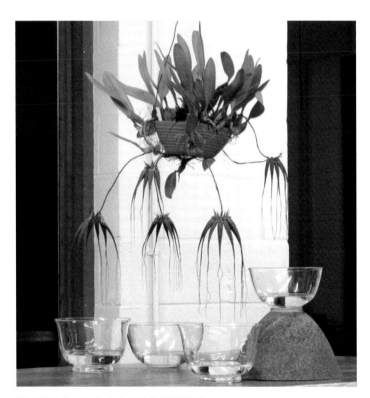

| 推走黑夜（Pushing back the Night）早期製作法

以下是我們製作花精的十個清楚步驟

1. 淨化空間。

2. 讓思緒與心靈都沈靜下來。

3. 把蘭花帶入指定的空間。

4. 把水缽放置花朵下方。

5. 離開製作空間，花精製作通常約需要 6 至 24 小時的時間，電燈一定要關。

6. 完成後，安靜地走入製作空間，花幾分鐘讓自己安穩下來，與蘭花要保持一段距離。

7. 然後溫柔地將缽中的部分花精水再澆灌蘭花上。

8. 加入與花精水等量的白蘭地酒到缽中，酒與水的比例是一比一。

9. 將製好的母酊倒入大容量的玻璃瓶內存放。

10. 請使用最後一湯匙的母酊，坐下來靜心。

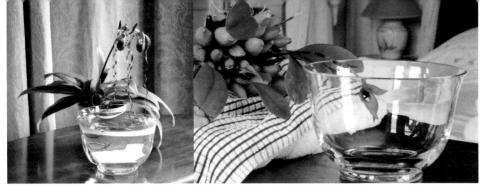

| 慶典花精（Celebration）的蘭花因為有很長 | 核心更新花精（Centre Renewal）新製作法
的花瓣，因此在整個製作過程中花瓣必須
一直放在水缽中。

新的蘭花花精製作法

　　2013 年下半年起，我們的團隊開始用不同的方法來製作蘭花花精，以前的方式就如上一段的説明：將蘭花放在水缽上方幾小時後再用水澆注蘭花，多年來這個方法運作良好。但我們在製作核心更新花精（Centre Renewal）的時候，我們的夥伴安卓醫師清楚知道這個花精需要整個過程都讓部分花朵浸在水中，這點讓我有點吃驚，因為除了長瓣的慶典花精（Celebration）以外，我們以前從未這樣試過。總之在製作核心更新花精時就開始了使用部分浸泡的製作法，我們發現效果非常好。隨後就繼續用這個新方法來製作其他的新品，也用於需要重製的花精。

　　以2015年夜魂花精（Night Soul）為例，我的擺設是：先將三公升的水倒入缽中，讓長瓣放入缽中，水要加得夠高，再讓蘭花囊狀的底部能輕輕地放入水中，在這裡有兩個長瓣與囊狀底部的蘭花三個元素可與水接觸到，這是能安排到的最佳狀態。想要讓蘭花完全浸泡在水中卻不干擾到花朵是不太可能的，但完全浸泡花朵並非必要，以太能量能藉著部分的花朵與水接觸的地方，將以太能量轉移到水中。

　　浸泡的時間至少要三小時，更常見是持續五到六小時或有時需要二十四小時，我們會用到肌力測試、靈擺探測或直覺來決定浸泡所需的時間。時間到了之後，我會非常安靜地再進入房間、輕輕地從水中取出蘭花，將相同大小的第二個缽放在第一個缽旁邊，在第二個缽中先加入一公

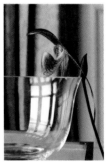

| 夜魂花精（Night Soul）
新製作法

歡迎養蘭的朋友按照本書試做出花精，台灣中心邀請您與我們分享您的自製花精，也會運用TEK 肌力測試來協助確認花精的品質與特性。

升半的有機干邑白蘭地，將第一個缽的一半的花精水分到第二個缽，接著再將 一公升半的干邑白蘭地補入第一個缽裡，隨後將兩個缽一起再放置三十至五十分鐘來穩定能量，最後我會再度進去房間，將母酊裝入暗紫色的紫晶瓶中保存。

多年的經驗也讓我們的製作團隊發現，蘭花選擇日與夜、光亮與黑暗製作的時間，會與主題有所關連。例如：陰影戰士花精（Shadow Warrior）是夜間製成的花精，需要在黃昏、不可晚於日暮時分的時候來製作。用 *Phrag. Besseae* 暗紅色美洲鬍拉密鞋蘭所製作的兩種花精：更高勇氣花精（Higher Courage）特別選在白天製作，晚上製作就會變成活力核心花精（Vital Core）可療癒並清除第 2 脈輪的陰影面向。由此可知，雖然是同樣品種的蘭花，白天製作或晚上製作的花精並不一定有直接的能量連結。

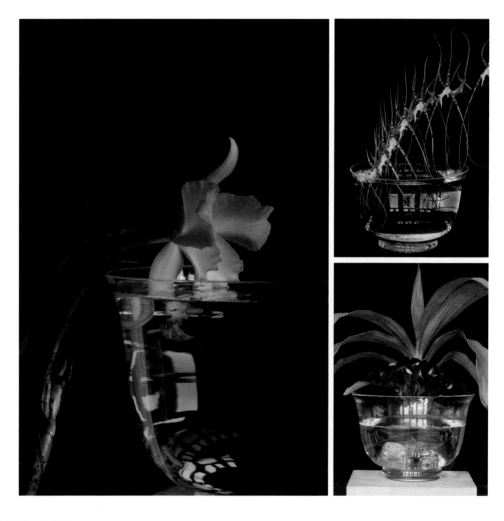

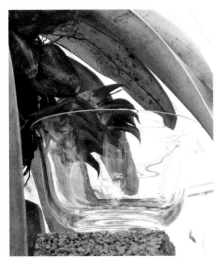

| 陰影降落花精（Shadow Descent）是唯一在溫室製作的蘭花花精。

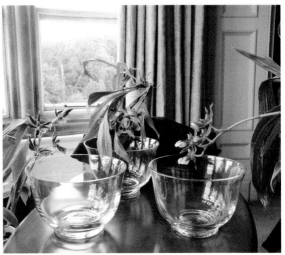

| 真實連結花精（True Connections）是由三株蘭花一起製作。

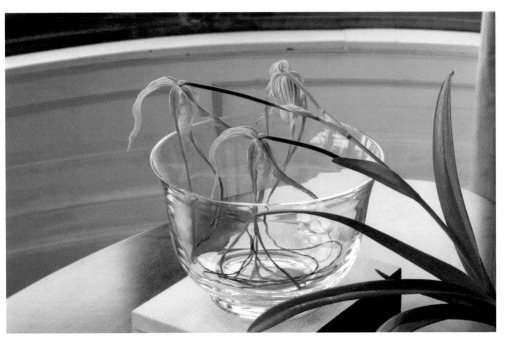

| 奧秘智慧（Secret Wisdom）

1. | 天使保護傘（Angelic Canopy）

2. | 天堂門（Heaven' s Gate）

3. | 金屬元素花精（Mental Element）是加入礦石一起製作。

蘭花花精團隊

啟發者：

莎貝德 - 莎曼·卡爾薩
Shabd-sangeet Khalsa

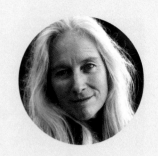

　　首先是舞光蘭花花精的 SSK（朋友都這樣稱呼她），她開啟了我對蘭花的熱忱。SSK 過去十八年都在阿拉斯加製作野外花精，她與史蒂夫·強森（Steven Johnson）一同創立了阿拉斯加花精。我在 1997 年芬霍恩（Findhorn）舉辦的國際花精座談會遇見她，當時她正與卡爾森·巴尼茲（Carson Barnes，一位任職於舊金山近郊還被稱為蘭花活字典的商業蘭農）合作，才剛使用溫室蘭花做成花精滿一年。

　　1996 年以前尚未有人用溫室蘭花製作過花精，所以 SSK 一開始也不願意使用溫室的蘭花，因為她一向在野外或偶爾在她的大庭園裡製作花精。等到她與溫室蘭花接觸過後，蘭花與她之間的溝通是堅決又果斷的，實際上是蘭花「要求」她製作成花精與之後的一系列。當我在座談會試用 SSK 的花精之後，立即懾服於蘭花的功效與深度，我從未見過這樣的花精，之後她也同意讓我們 IFER 公司成為她的歐洲代理商。會議結束後我載著 SSK 回到倫敦希斯洛機場，也順道停留在倫敦南方的皇家衛斯理花園買了一盆拖鞋蘭 *Phragmipedium Hanne Popow*。接下來幾個月，這株拖鞋蘭引起我的興趣與喜愛，SSK 告訴我要常常澆灌這株蘭花，我也照做了。這株蘭花飛快地生長，在 1998 年秋天初再度開花時，我與這株蘭花有了下一段的特別互動。

　　一天深夜，我正在澆灌這株蘭花，當我要把蘭花放回窗檯的時候，很清楚地聽見蘭花對我說：「請把我製成花精吧！」我很震驚，只記得當時我回覆"她"說：「妳找錯人了，我只是花精代理商，不是花精製作者」。過去幾年來，我只聽過 1-3 株蘭花曾跟我對話，通常我只用心靈來感應蘭花，以腦海中聽見的字來與蘭花溝通，但這次蘭花說話是與腦中思緒不太一樣的。我非常驚訝聽到蘭花對我說話，因為在聽見蘭花說話的前幾個月前，我才決定自己只適合扮演代理商的角色，而不是成為一位花精製作者。看來蘭花的發言，是要反擊我之前做出的決定。

靈視者：

彼得·泰德
Peter Tadd

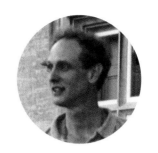

　　幾日後，一位有靈視能力的老朋友彼得來訪，他來談一場靈視能力主題的演講。當聽眾散去後的那晚，我將那株蘭花拿給彼得看，然後提及我聽到蘭花說話的經驗，彼得認為這株蘭花的確很明顯地要求我將她製成花精，雖然我仍然很猶豫，彼得又說這是因為我與這株蘭花之間已有心心相印的連結，雖然他不曉得是什麼原因，但蘭花希望當晚來製成花精。彼得先跟我去到當晚下榻的地方，之後我再自己回到花精中心，用 SSK 教我的方式將一缽水放在蘭花下方，等待蘭花調頻接上之後，我就先回家去睡覺。

　　隔天早上彼得與我再去一同看看那株蘭花與花精水，SSK 所教的技巧雖然都做到了，但彼得的意見是：「水缽上方有光芒在盤旋，卻沒有進入水中」。先前段落有提到澳洲某個花精製作是將水澆灌過花朵，然後再用水缽來接。彼得同意這個方法也許有所幫助，所以我從廚房拿了一個乾淨的小酒杯去舀缽中的水，溫柔地澆灌過蘭花再讓花精水回到缽中，接著我再請彼得過來以他的第三眼靈視能力看看水缽，然後他說：「是的，這樣就完成了」，來自蘭花的光芒已經進入水中。最後我再將等量的白蘭地加入水缽，放入幾個大玻璃瓶，第一個蘭花花精 - 打開愛（Unveiling Affection）就此誕生。

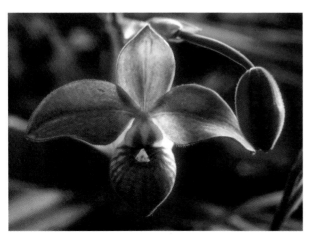

彼得與我花了幾小時討論這個花精的特質直到夜幕低垂，我們才清楚地知道這個花精會如何幫助我們，以及為何她會要求在晚上被製成花精。因為這株蘭花要傳達的是情感與愛心，使用這個花精或看到這株蘭花照片的人，就會知道這個顯而易見的特質。花精的製作時

| 打開愛花精（Unveiling Affection）

間點是要確保花精的完整成形，因為當時剛好一個花苞將要綻放，晚上我離去時還是闔起來的花苞，在經過九小時之後的早上已經完全開花了（我觀察過這株蘭花的花苞總是需要六個小時才能盛開，所以這個時機點真的非常特殊）。如果你明白這個花精是要傳達愛的能量，第二個花苞在幾小時後開花也表示著這股愛的能量會再回到花的本身。因此花精的第二個重要特質，就是來協助愛我們自己，滋養我們自己與周圍人的情感。

　　隨後一年我繼續做出幾種蘭花花精，也開始為蘭花而痴狂，還跑到英格蘭參觀蘭展、拜訪幾所蘭花公司，花精中心的窗檯很快地放了許多盆蘭花，所以我在後院又搭了一個單棚溫室。一開始我只買拖鞋蘭，隨著興趣的開展讓養蘭一發不可收拾，在接下來的五、六年間已購買超過八百株蘭花。我並不推薦這麼瘋狂購花，雖然對熱愛蘭花的人來說這樣做並不罕見，只是很難對外界解釋為什麼我們愛蘭花成癡，並且願意花盡資源與數不清的時數來照顧蘭花。

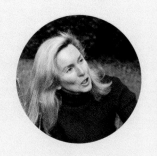

靈視者：

海瑟·迪坎
Heather Decam

　　沒有這位好友海瑟的參與，蘭花花精製作可能就會一直只是我個人的低調活動。海瑟從 1996 年底就開始向我們購買花精，她與先生的住家因為離當時的花精中心舊址不遠，因此她也變成首先幫我們試用蘭花花精的人。海瑟是不需要提示就能輕鬆明白每個花精效果的人，在她還尚未加入製作團隊之前，我只是偶然將開花的蘭花試做成花精並收錄起來，直到 2000 年 1 月的某日海瑟來拜訪花精中心時，我帶她去參觀溫室中一株剛好在盛開的拖鞋蘭 *Phragmipedium Saint Quen*。

　　兩天後海瑟來電，問我是否打算將那株可愛的蘭花製作成花精，我對她解釋自己那個月面臨的壓力，實在沒時間去營造一個適合製作花精的情況，當時我已很了解製作花精是一種「聖殿行為」，你需要進入心與靈都純淨澄明與無憂的狀況，要不然花精也難免反映出你的壓力。但海瑟提到她每晚都見到這株蘭花出現

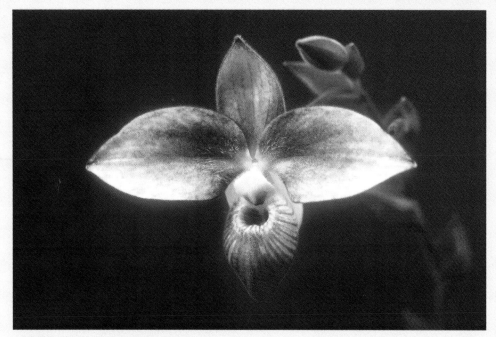
| 金黃煥發花精（Golden Radiance）

在面前，她當時也正經歷某些壓力，所以她的直覺是也許這株蘭花要在這個時間點出來幫助我們。我說若她那個週末也能來中心幫忙的話，花精製作就有可能成行。

　　海瑟對我來說是一位碰面會讓人心情開朗的好朋友，所以我知道她的參與是不會有問題的，她同意來幫忙製作花精後，接下來發生的事情卻完全超乎我們的預期，與她一起製作花精的過程不僅輕鬆自在、純然又愉快無比，我只能描述我們的合作就像是獨舞和有舞伴的差別。海瑟會把一種很難描述高超又美好的品質帶入製作過程中，她的出現提昇了製作花精空間的精華感（當時製作花精是在遙遠的一個小房間裡，那個角落遠離繁忙的塵囂與噪音，是個理想的位置），這就是金黃煥發花精（Golden Radiance）的誕生故事。

　　幾個禮拜過後，還有另外一株蘭花似乎也可以做成花精，我打電話問海瑟是否願意再來幫忙，我們再一次度過愉快的製作過程。隨後的三年又十個月的期間，我們一起製作出三十個蘭花花精。當初若沒有海瑟的參與，蘭花花精就難以誕生。

　　從初始的 SSK 提供靈感並讓我對蘭花產生興趣、彼得提供的重要建議，以及讓這一系列蘭花花精成形的海瑟，我深信若沒有他們的參與，一定沒有今日的蘭花花精。

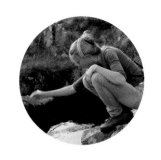

特別的訪客：

娜塔莉、多明尼克、蘿斯 · 提欽納
Natalie, Dominic , Rose Titchiner

　　在製作蘭花花精的早些年，陪伴我跟海瑟一起參與花精製作還有兩位年輕的員工，其中一位是娜塔莉，她的母親吉兒是我們中心的第一位員工，吉兒在 1996 年之前是從業多年的花精療癒師，她將珍貴的知識與技術帶入 IFER 公司，也趁機帶著女兒弗朗辛與娜塔莉加入中心一起工作，兩位女孩是跟花精一起長大的，她們對花精的了解也很深刻。

　　2002 年 2 月初，我將一株盛開的蘭花 *Scaphosepalum swertifolium* 拿給娜塔莉欣賞，當晚蘭花就在娜塔莉夢中清晰現身。當娜塔莉對我提起這個夢，我馬上就知道需要把這個蘭花製成花精，這是讓娜塔莉獲取這株蘭花智慧的好方法，我也讓娜塔莉參與製作過程，我們一起製作出生命方向花精（Life Direction），讓她知道我與海瑟發展出來的這個製作流程，是一種陰陽協調的過程，隨後五年間娜塔莉與我一起製出了五個蘭花花精。

　　自從 IFER 公司創辦以來，我們很幸運地擁有許多美好又特別的顧客群，其中一位療癒師名為溫蒂·瓊斯（Wendy Jones），她的兒子叫做多明尼克，他在高

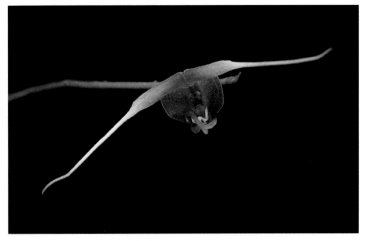

| 生命方向花精（Life Direction）

中畢業讀大學前的空檔來到我們中心工作。2002 年 11 月多明尼克問海瑟他是否能製作一個蘭花花精，海瑟得到我的同意之後，他們就製作出動物圖騰花精（Totem），隔年 4 月又一起製出騎士斗篷花精（Knight' s Cloak）。

製作騎士斗篷花精（Knight' s Cloak）是個奇特的過程，我先是花了一年半在照顧澆灌這株蘭花 *Pleurothallis gargantua*，來自英格蘭諾福克郡的精素製作者蘿斯[2]剛好來拜訪，她見到了這株引人注目的蘭花在綻放，於是在電話裡跟多明尼克提到這株蘭花，才讓多明尼克去建議海瑟製作出這株吸引到蘿斯的蘭花。在此也要感謝蘿斯讓多明尼克注意到溫室裡的這株蘭花。

2003 年的 12 月，我將花精中心從英格蘭移居到蘇格蘭的集亞島（Isle of Gigha），讀者可以想像這是生命中不可小看的劇變。但搬家對我是正確、美好又該做的事，雖然需要一些犧牲，最困難的部份就是得接受與海瑟不容易碰面、兩人也不常有機會一起製作花精了，但我們仍保持至少一年見面一次。

搬到蘇格蘭的集亞島前，我分送了許多蘭花給英國南邊的親友，只有幾株蘭花陪我搬到蘇格蘭。直到在島上的阿克莫大宅旁蓋好溫室之後，養蘭情況才變得比較令人滿意。這次建起來的蘭花溫室是二十七呎長與十呎寬，直到 2010 年 1 月為止珍藏超過七百株的蘭花，絕大部份是原生種。我很少旅行外地去教導蘭花花精的主要原因，是想讓學員有機會來小島溫室親自見到蘭花、體驗到第一手的蘭花能量。當學員們不辭辛勞、長途跋涉來到集亞島參加花精工作坊，這個經驗遠遠比沒有溫室的外地課程還要來的豐富。

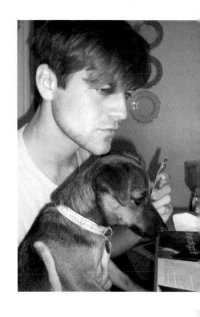

2. 心之光精素（Light Heart Essences）的製作者蘿斯 · 提欽納，她製作的孩戲精素（Child's Play）有配入神聖椎底調節複方（Sacral Regulator）。

品管與研發的醫師：

安卓 · 布理托 - 巴巴布雷醫師
Dr. Adrian Brito-Babapulle

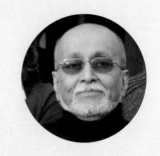

安卓醫師受訓與認證資格為：斯里蘭卡大學獸醫學士（B.V.SC），格拉斯哥大學獸醫學士（B.V.M.S），
皇家獸醫大學會員（M.R.C.V.S.），微生物學會會員（M.I.Biol.），英國毒性病理學會（M.B.S.T.P.），
皇家顯微鏡協會特別研究員（F.R.M.S.）。

　　安卓醫師是一位我們合作很久的老顧客也是一位療癒師，他來到集亞島很
多次，對蘭花花精的近期開發有重大的貢獻。安卓醫師來自斯里蘭卡而後定居在
英國四十多年，他在學術與專業的證照多得驚人，多年來致力研發更深層的肌力
測試，也找到與蘭花花精配合使用的方法，這些方法變成了他的「能量工具盒
（energy toolbox）」的核心。過去幾年他也在集亞島溫室受到特定幾株蘭花的
吸引，而與我一起製作出幾個蘭花花精。有時候是在安卓醫師鼓勵下所製作、或
是我自己想製作，但是誰鼓勵誰並不那麼重要，因為實際上我們兩人都能感覺到
並回應蘭花的召喚。蘭花的「召喚」頗為重要，若只是隨便選一株蘭花來製作花
精是沒有效果的，我們回應的是蘭花存在週期中的能量高峰。

　　我們兩人的合作可以用陰影戰士花精（Shadow Warrior）的過程來説明。
2007 年秋天，我在瀏覽蘭花網站時偶見一株豆蘭的照片，那是一株很特別的品
種，是蘭花科裡面形體最大的。於是我與德國布里斯托的蘭農馬克爾姆 ·裴里
（Malcolm Perry）聯繫，問他是否知道哪裡可以買到這株豆蘭，幾個月後他就將
這株蘭花從德國帶過來給我，我的直覺認為這是一個能與我們合作的重要蘭花。
安卓醫師在此株蘭花開花的 2008 年夏天時來到集亞島，剛開始他只注意到製作
出療癒更高之心花精（Healing the Higher Heart）與更高心之靈花精（Spirit of
the Higher Heart）的千代蘭。但隔天當他進入溫室時，這株豆蘭就緊抓住他的目
光，正是歷年來他一直在尋找可協助處理人們陰影面的蘭花花精，只有這個豆蘭
的能量能夠達到。

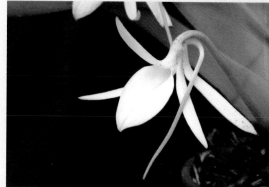

　　觀察安卓醫師與蘭花合作是很迷人
的，看他如何發展蘭花能量的可能性，並
且透過 TEK 肌力測試將蘭花帶往更深刻的
層次，這個肌力測試也能帶領我們找到蘭
花的某些特質，在後面篇章（44 頁）會再
說明安卓醫師的方法。

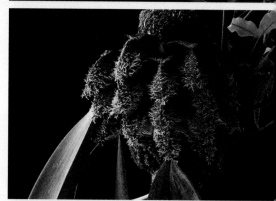

　　本章到此希望傳達到我們這一群蘭花
花精的小團隊在二十多年來的努力與成果，
每個人在過程中都扮演著重要角色，我非
常感謝這些好朋友的參與。這種合作在花
精世界裡不僅少見也很特別，能有與這麼
多人分享知識與洞見的機會，創辦如此珍
貴的 IFER 公司，請讓我以這本書來回報這
個寶貴的過程。

| 澄明心智花精（Clear Mind）
| 喜悅淨化花精（Joyous Purification）
| 陰影戰士花精（Shadow Warrior）
| 陰影戰士花精（Shadow Warrior）

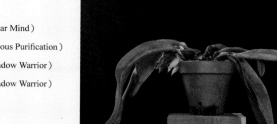

集亞島花精中心

選擇與搬遷到集亞島

我們 IFER 公司創辦於 1995 年，剛開始是設立在南英格蘭，因為我曾經在南英格蘭經營過永續伐木的硬木行業，當時公司名稱為工作樹（Working Tree）。兩年後又創辦了 IFER 公司，剛好當時 SSK 來帶領一場花精課就建議我更改公司名字，而後就將中心改名為生命樹 (Living Tree)，藉此回應經營內容已經從木材改成花精，LTOE 蘭花花精正式名稱就為生命樹蘭花花精（The Living Tree Orchid Essences，本書皆簡稱為蘭花花精）。

當時南英格蘭的中心位置很好就座落在薩塞克斯的峽谷內，只是面臨著一個嚴重的限制，就是我們很難在當地舉辦過夜的花精課程。學習花精會需要吸收不少資訊，才能幫助學員明白如何有效地與花精合作，為了達成這樣的目標，生命樹中心在八年間舉辦了多場的花精工作坊與課程，但

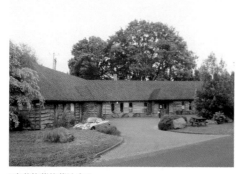

| 南英格蘭的舊址中心

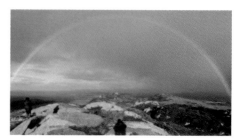

| 集亞島的風景

是最多只能舉辦週末的兩日工作坊。而我們更想提供較為長期的花精課程，讓大家能夠有更多時間去深刻探索每個花精主題，這樣的課程對花精社群也應很有價值。所以我在離婚而前妻與三個孩子都搬去愛丁堡之後，就開始在蘇格蘭找尋其他合適作為中心的新地點。

找房子是個艱鉅的任務，首先要找一棟可以負擔得起的房屋（用賣掉舊中心的錢來買），而且這個房屋也要夠大到能夠讓至少十八位客人住上一個禮拜，也需要在沒有課程的時候當作民宿好支付貸款。我先花了幾天查看房仲網站但找不到合乎預算的房子，就先放棄搬到蘇格蘭的念頭。但是在一個月後的 2003 年 6 月，偶然我在週日報紙上看到一篇很長的文章，文中提到一個蘇格蘭的社區在 15 個月前從大地主手中買回他們的島，如今社區正在拍賣一棟佔地頗大的阿克莫大宅（Achamore House），因地點合宜、大宅開價跟賣掉舊中心的金額相去不遠，以及許多原因的加乘，幾天後我就飛到島上去參觀。因為購

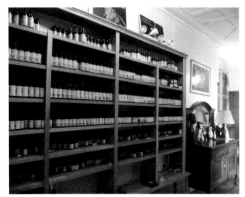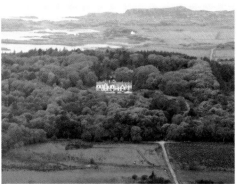

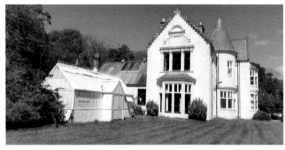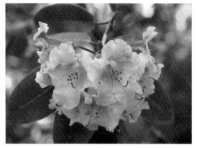

| 蘭花花精展示區（台灣中心拍攝）　　　| 集亞島的阿克莫大宅

| 蘭花溫室與阿克莫大宅（台灣中心拍攝）　| 粉紅杜鵑花

屋前需要經過當地社區委員的審核，7 月再度前往集亞島兩次向大部份社區居民做簡報，8 月時我就決定出價也被獲允能夠購買這座大宅，接著在 2003 年 12 月我就正式搬到這座位於蘇格蘭內赫布里底群島（Inner Hebrides）的集亞島。集亞島差不多六哩長與一哩寬，島上有一百五十位居民。在社區買回整座島嶼的 2002 年 3 月時島上只有八十九位居民，小學僅有六名學生，到了 2010 年初已增加到二十五位學生，學生數的增加可說是島上售出土地的成功證明。

　　讀者可能對蘇格蘭土地所有權不太熟悉，容我在此說明：蘇格蘭是全歐洲碩果僅存堅持保有聯邦土地所有權的地區，幾乎九成的鄉村土地都是由當地幾個大家族持有。集亞島從 1880 年起也經歷了幾任的地主，有些為人頗佳有些則不太好。直到上世紀的九零年代，蘇格蘭的政治氛圍轉變成支持社區擁有土地所有權，因此讓集亞島這樣的案例可以進行。當集亞島最後一任的地主決定要出售土地時，島上的居民因為有國家層級的政治支持，才能夠讓社區買賣土地這件事得以進行，也因社區需要在 2004 年 3 月前準備好一筆作為島嶼土地買賣的鉅額手續費給蘇

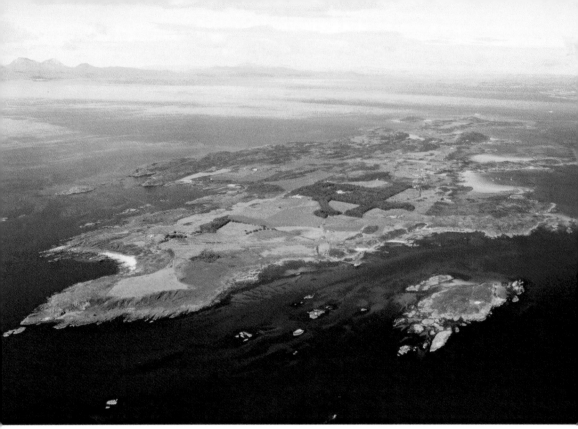

| 鳥瞰集亞島

格蘭土地基金（Scottish Land Fund），所以集亞島的社
區信託機構才會願意出售阿克莫大宅來募款，我也因此能
擁有購得大宅的機會，將 IFER 公司和我自己搬遷到這座
美麗的小島上。

　　你只需要拜訪集亞島一次，就可以理解為何多年來
遊客們會不斷地重返此地。雖然集亞島並非熱門的觀光
景點[3]，但是這裏的獨特性、幸運地擁有內赫布里底群島
嶙峋突兀的地貌之美，島上有四座酪農場、一座近海漁場
與一座得獎的岸邊漁場。乘船繞集亞島一圈，西邊岩岸
有驚人的奇景，可以一窺位於集亞島南方的神奇卡拉島
（Island of Cara）。或是花幾天散步走過沒有重覆的小
徑，騎單車來回島嶼的南北邊。每年的村民中心也有舉辦
幾場蘇格蘭高地傳統舞會，歡迎所有人來參加。集亞島是
一座友善的小島，訪客來此都會覺得賓至如歸。

而我所購得的阿克莫大宅的四周也環繞著幾座花園，這些花園是 1944 年時由詹姆斯·好立克爵士（Col. Sir James Horlick）和他的愛人凱蒂·勞合·瓊斯（Kitty Lloyd Jones）所創建。花園占地五十二英畝，花園內種滿了杜鵑、映山紅、山茶花等植物。這座花園是集亞島的知名傳奇之地，花園也為花精工作坊提供了很好的環境。我相信任何來訪阿克莫大宅的朋友，會立刻明白為何我覺得從英格蘭北上搬來這裡是非常正確的決定。

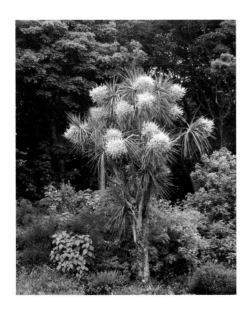

阿克莫花園與生命島花精
Living Isle Flower Essences，簡稱 L.I.F.E

阿克莫花園作為集亞島遊客的主要景點之一，若你在 4 月、5 月或 6 月開花尖峰期來到這裡，不難看出為何這座花園的熱門之處。在知名的杜鵑、映山紅、山茶花開完花之後，還有其他豐富多元的花種可供欣賞，2 英畝的韋爾德花園在 6 月之後特別受到許多遊客注目，我還計算過 8 月期間仍有超過上百種的花朵耀眼地綻放著。

阿克莫花園是由集亞島遺產信託（Isle of Gigha Heritage Trust）擁有與維護，這個機構也由島民組成，目的是為了在 2002 年 3 月收購具備歷史社區的股權。花園雇用了二位全職園丁與兼職花匠與部分義工來一起照顧五十二英畝大的花園，這裏是非常值得一遊又令人驚豔的花園。

自從我搬來集亞島之後，也受到阿克莫花園內獨特花朵的吸引，好立克爵士對杜鵑與映山紅的喜愛，就跟我對蘭花的瘋狂一樣。5 月百花綻放時我曾親眼見過這股狂喜的美麗，在如此美景的驅動之下，某年春天我就以花園的杜鵑做了幾種花精，我們目前決定販售的是其中兩種杜鵑花精：白杜鵑花精（Rh. griffithianum）與粉紅杜鵑花精（Rh. Brocade Plus.），並編入「生命島花精系列」。

就像製作蘭花花精一樣，製作杜鵑花花精也採用了「不剪花、不傷害花朵」的方式，除非沒有其他代替方法，我很難想像一定要剪下花朵的理由，特別是在阿克莫花園中有充足的花朵，可以輕易地避免剪下杜鵑花。

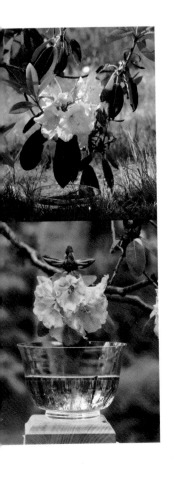

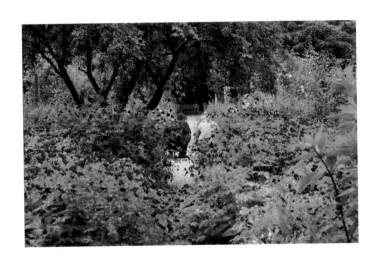

有時候遇到較高的枝幹，我會將水缽擺在一把高椅上，但因為大部份杜鵑的枝幹都會向下垂，就如照片所示。製作時我直接將水缽放在花朵下方的草地上，放置約五個小時後，用花精水再次澆灌過花朵、讓花精水流入回缽裡。製作時間會特別選在週間、花園安靜的角落來製作杜鵑花精，避免受到來訪遊客的干擾。

熱帶與蘇格蘭原生蘭花

與我們合作的蘭花都是熱帶地區的蘭花，我其實也沒有合理解釋來說明自己為什麼對英國或蘇格蘭的原生蘭花沒有相同的興趣，反而是熱帶地區的蘭花會先獲取我的注意力。我知道到在英國有五十六種原生蘭花、蘇格蘭境內有二十六種，而集亞島上可以找到十一種當地蘭花，照片就是我在島上拍攝美麗的掌裂蘭（*dactylorhiza*）。但是至今我尚未受到吸引要把她們其中任一株當地蘭花製作成花精，也許時機尚未到吧！

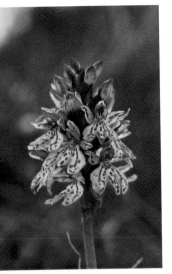

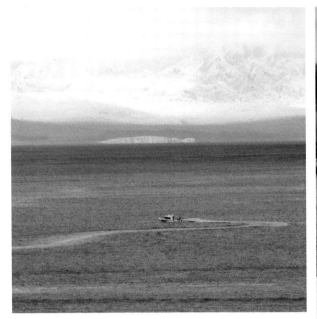

| 集亞島附近海域

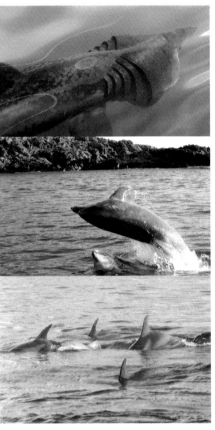

| 這是斯塔法島（Island of Staffa）壯觀的芬加爾洞穴（Fingal's Cave）洞窟，天氣好的時候離集亞島只需兩小時航程，1829 年孟德爾頌（Felix Mendelessohn）拜訪這個奇景時創作出了芬加爾洞窟序曲（Hebrides Overture）。 照片是 2009 年 7 月我第二次來岸邊時所拍攝。

| 從集亞島南端眺望金泰爾半島（Kintyre）

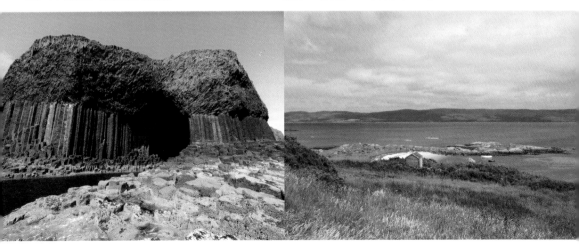

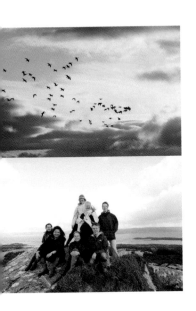

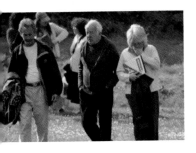

為了幫助療癒師與大眾能欣賞 與了解如何使用我們所販售的花精，IFER 公司初始設立在英格蘭的生命樹中心時，就開始舉辦週末工作坊的計劃，邀請的師資都是我們代理的各地花精製作者。籌辦過各式各樣的花精工作坊也頗有好處，我也藉此反思各種不同花精製作的優缺點，彷彿就像加入了「花精大學的博士後研究」。

花精工作坊

搬到集亞島的主要目的，是為了提供適合舉辦比較久且供住宿的工作坊，為了這個目的，搬到集亞島是非常成功的。我們 IFER 公司經手過全世界的多個花精品牌，若學員有興趣，我們都會想籌辦為期一週的花精工作坊並邀請不同的製作者來教課。自從搬來集亞島之後，我們籌辦過兩次的太平洋花精的課程，喜馬拉雅山花朵促進精素的湯瑪亞老師也來主持過兩次的工作坊，來自阿拉斯加的史蒂夫·強森也曾在阿克莫大宅裡帶領過兩次課程。我們更在這裏舉辦過兩次小型的四天花精製作者交流會，已故花精製作者亞瑟貝利（Arthur Bailey）與他的太太克莉絲丁·貝利（Christine Bailey）也參加過這個交流會，亞瑟還在阿克莫花園亞瑟製作出火焰杜鵑花（Flame Azalea）與當地蘑菇（Conifer Mazegill）兩種精素。

我們的老朋友大衛·卡森（David Carson）也來過集亞島兩次傳授他所熟知的北美原住民靈藥課程[4]，他的女兒格萊塔也陪著父親遠道而來並與大家分享許多經驗。靈視者彼得也在阿克莫大宅舉辦過為期一週的課程，還說這是他帶過最棒的活動。

因為訪客通常都要花上一整天的車程才能抵達集亞島，所以我們更喜歡舉辦為期六天到七天的工作坊，希望這趟旅行都讓學員們感到值得。來訪的每個人都很感謝阿克莫大宅所提供安穩與滋養的環境，大宅的影響力也因為

4. 請參考大衛的牌卡和他的著作：Medicine Cards 與 Crossing Into Medicine Country and Oracle。

集亞島與阿克莫花園的純粹之美而增強。

　　我為何這幾年會想在島上舉辦數場蘭花花精課程，以下有五個合理的考量：

1、我必須待在這裡照顧溫室裡的蘭花，蘭花也需要每天悉心關照，我也很難向其他幫手解釋如何照顧五十多種不同品種蘭花的細微差別。
2、我不是那麼喜歡旅行。
3、幸運地的確有人想要參加這樣的課程。
4、讓學員有機會親自見到溫室的蘭花。
5、我們座落在集亞島，當時大宅也當作民宿來經營，因此可將一週課程的所有支出減到最低。

　　當中心的舊址還在英格蘭的時候，我也曾經舉辦過九十多位學員的工作坊，內容只是單純地交流花精資訊，或是如何使用花精。但是現在所用的方式是非常不一樣的，就像先前的說明，我想要學員在六天課程中體驗到基本款的各種花精，同時我們也想讓學員空出一天的時間參觀集亞島與可愛的海灘，或是搭船出遊賞鯨。

　　在花精課程中，我們會依序體驗每個蘭花花精，每一瓶使用後就集體冥想，接著彼此分享自身的冥想經驗（這裡的冥想一詞，只是非常普及的含意，絕非包含宗教意味。使用花精再冥想並不需要特殊技巧，就是單純地閉眼靜坐，看看自己是否能感覺到花精的影響）。為了維持分享的高品質，花精工作坊會限制最多十位學員，我發現這個模式很好，對我自己也有額外好處，讓我有機會可以多一週的時間再次與蘭花融為一體。

近年蘇格蘭中心並未開設花精課程，有意學習蘭花花精歡迎洽詢台灣中心，我們提供蘭花花精的體驗會、初階與進階專業花精課程與 TEK 肌力測試課程，歡迎花友與療癒師與我們聯繫。

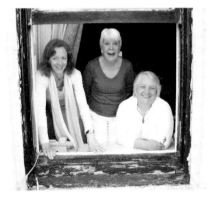
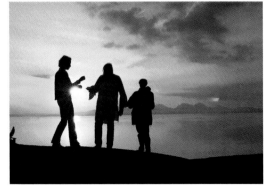

Chapter 3.
蘭花花精運用

體驗蘭花花精

當學習柏拉圖的文學時，你會比較想聽大學教授的說明，還是自己親自去讀柏拉圖的著作呢？同樣道理，想認識蘭花花精的最好方法，就是親自去體驗與使用幾滴花精，然後靜坐十到十五分鐘，看看自己感覺到什麼效果。我所帶領的花精課程中，讓學員親身體驗總是課程的重點，當然我也會分享過去對每個蘭花花精特質的了解，但口語能傳達的資訊，仍是無法取代直接使用花精的能量體驗。

對初認識花精的朋友、或是有深厚花精背景卻剛接觸蘭花花精的朋友，我都想強調親自體驗花精的優點。你不僅在家就可以做到、也只需要撥出一點時間，在不用擔心被打擾的安靜空間裡來使用花精。你可以每月或每週選一個晚上，聚集幾位朋友或同事一起使用三種或四種蘭花花精，若能加上靜坐也很不錯。讓每個人使用後能分享經驗，彼此對花精就會有更寬廣的了解，這種使用花精的

團體冥想，還能有人來主持分享心得也非常好。

在我帶領的花精課中，我們會通過一個順序來使用蘭花花精，對應到圖示的五星形，首先會從對身體層面有最大影響的花精開始，例如：內部清理花精（Internal Cleansing）、更新生命（Renewing Life）、微笑放鬆（Settling with a Smile）。之後會開始聚焦在感官與性主題的花精，接著是解決心與情緒議題的花精，然後是心智與意識層面。我們也會介紹防禦保護用途的花精，像是：靈魂盾牌花精（Soul Shield）跟組合的幾種單方花精。只有經驗過上述幾個主題之後，我才會讓學員去嘗試靈性面向的蘭花花精，整個過程就像逐漸登上高山、一邊往上走一邊適應海拔，等到登上白雪皚皚的峰頂時，學員就能輕鬆地適應稀薄的空氣。課程的最後一天，學員們總會回饋說他們很開心能使用到這些靈性面向的花精，例如：意識之冠花精（Crown

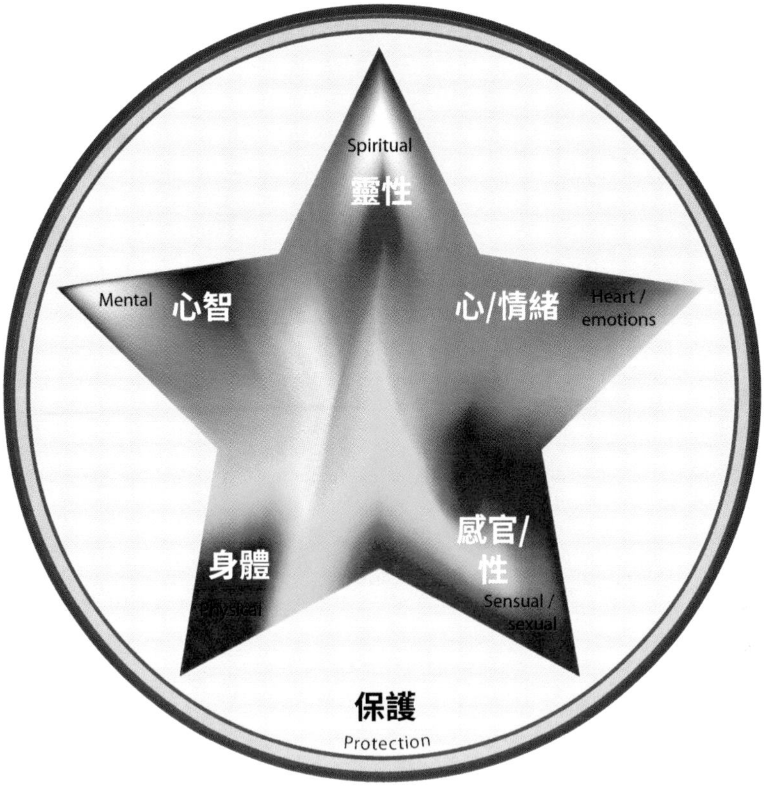

of Consciousness）、注視靜默花精
（Behold the Silence）或是奧秘智慧
花精（Secret Wisdom），若你們想
要更深刻品嚐最後這幾種花精的絕妙
能量，先通過前面幾種主題是必須的
過程（參考 230 頁為台灣中心整理製
作者的分類表格）。

　　當然，透過閱讀花語也能知道足
夠的蘭花花精資訊，不然這本書就沒
什麼功用了，但也請務必記得，花語
的用字遣詞並不等同於花精本身。沒
有文字能取代直接使用花精的經驗，
請在使用花精後靜坐，讓內在感知到
花精所帶來精細的內在改變，這一點
對療癒師來說特別重要。當療癒師直

接讓自己的身體感知到花精，會有更遠
視野的價值，可在各種層面上幫助到療
癒師與個案的合作。療癒師若能先讓蘭
花能量進到自己的皮膚中，也能特別知
道哪些花精會有益於個案，而後也更能
感知花精將會給個案帶來什麼樣的轉
變。當療癒師自身能體驗到深度療癒的
心靈層次，就更能用冥想方式來了解蘭
花花精所帶來的靈感。

　　藉著觀看蘭花花卡的照片來補強
上述過程也會很好，這也是本書的目
的之一，或者你也可參考蘭花花精官
網的資料 fefTaiwan.com。

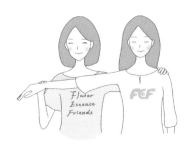

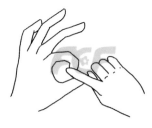

|肌力測試（台灣中心提供）

選擇蘭花花精

為自己或他人選擇花精的方法是數不盡的，以下是我所知道絕大部分的方法，若其中一種是可以讓你自在使用，就可能是適合你的方式。

1、閱讀資料並依照花語內容來決定。

2、使用肌力測試、所謂的肌肉動力學（Kinesiology）。

3、使用到靈擺探測術（Dowsing）。

4、使用蘭花花精花卡，選出最吸引自己的卡片。

5、輕碰瓶身，看看哪個花精給你些微的觸電感、耳鳴或熱感。

前四種方法在英國很常見，但我通常會推薦左右腦兩方混合的方式，也就是：稍微理性的知識總是會有用的，特別是尊重直覺下所使用的理性。舉例來說：你的親友因為某種原因正感到焦慮時，如果你已經知道天使保護傘花精（Angelic Canopy）可能直接帶來幫助，就不需要使用靈擺或肌力測試等直覺方式來挑選。同樣的，選用像「急救類」的花精也比較簡單，或是有些主題花精可對照到的多數情境也很能幫得上忙。但是當我們希望更深入心靈、或想療癒靈魂的長期議題，那麼運用到上述所說的直覺選擇法就會比較重要。

我最喜歡的方法是運用蘭花花卡，花卡選擇法有不少優點，第一：你只需要不到二十秒就能跟其他選擇法一樣準確，而且常常準的驚人。有個例子是同一家族三個世代的女性個案們，她們個別挑卡卻都選到同一張花卡－就是我花精（Just Me），這個花卡並不是多數人會挑選到的，也表示這張花卡坦言說出她們一代傳一代的家族特質。花卡對自己、對個案或是對朋友都同樣好用，特別在檢測個案時是個好工具，你只需適當地運用花卡檢測法，蘭花卡的照片可以容易繞過大腦分析並直接吸引直覺。

在此也應該提醒一下，我自己選花精的方式跟上面其實都不太一樣，很抱歉的是這個方法很難推薦給其他人，因為我不知道要怎麼教。我能夠「靈視」到藍色或是白光

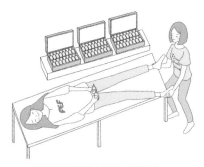

|TEK 肌力測試（台灣中心提供）

的圓點，就像是內在心靈來引導我決定是或否。這個靈視開始於 1982 年一次短暫高度集中的冥想後，就突然出現這些圓點，後來我也找出該怎麼運用這些圓點的模式，這個方式至今仍是我個人特別使用的「靈視」方法，也在這些年來對我很有幫助。

蘭花花卡

使用卡片可以溫和地與家人、朋友和同事建立彼此了解的橋樑

蘭花賀卡

我們曾印製過八套蘭花賀卡，收錄了最好的幾張蘭花照片，目的有幾種但最重要的是幫助花精使用者在面對不同觀點的家人或朋友時，仍可建立起橋樑。

賀卡上只提供每種蘭花的植物學資訊，還沒有提到花精的內容。若收到賀卡的人有興趣想發掘更多花精的主題，他們可以自己再去官網查詢，因為這些賀卡不是用來說服人，而是讓彼此可以開始對話，打開互動的那一扇門，讓收到賀卡的人可以簡單地進一步去欣賞蘭花的美麗。多年來我在花精界很少看到建立橋樑的方式，但花精界在世界上一定會接觸到周圍有懷疑花精的人們，此時就可以用這個方法來討論。

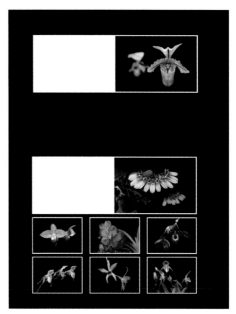

蘭花賀卡（約 21 x 15 公分）

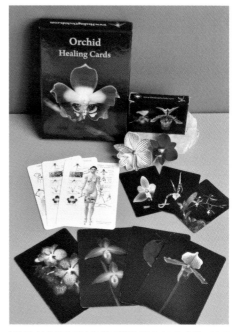

| 2010 年之前的花卡為撲克牌的尺寸 6.3x9 公分。2013 年起已全面更換成 9x12.5 公分的新製大花卡，包含有 150 張花精卡與 9 說明卡（台灣中心拍攝）

蘭花花精花卡

　　這套花卡是為了自己、朋友或個案挑選最適合花精的工具，最好的方法就是約每秒一張、快速地第一張看過一張地看過整組卡片，請不要停留地就瀏覽過去，這是一種立即視覺影響的關鍵反應。抓住眼光的蘭花也表示是當下最適合的花精。若你選出許多張卡，請再挑出當中有最強烈反應的二到三張。

　　花卡是前進到世界各地的花精大使，我們最初設計是可以放在手中或皮包的撲克牌尺寸。第一套卡在 2007 年印製，2010 年也有補充花卡。

TEK 療癒能量肌力測試

　　安卓醫師在家鄉斯里蘭卡原本接受的是獸醫訓練，之後他移居到蘇格蘭的格拉斯哥從事微生物學與顯微鏡學的研究，並成為皇家顯微鏡學協會的研究員。接著他在伊恩‧休姆（Ian Hulme）的指導下開始了應用肌力測試學（Applied Kinesiology）的培訓，也在曼徹斯特同類療法學院（College of Homeopathy Manchester）與古典同類療法倫敦學院（London School of Classical Homeopathy）學習同類療法，隨後他跟著同類療法老師喬治‧維特霍卡斯（George Vithoulkas）的進階訓練。安卓醫師投身在同類療法與肌力測試（轉化成現在的 Therapeutic Energy Kinesiology 療癒能量肌力測試學，本書皆簡稱 TEK 肌力測試）領域直至 2019 年已將近有三十多年的工作經驗。

以下是安卓醫師說明 TEK 肌力測試如何對應蘭花花精：

　　我對蘭花花精的功效產生興趣，是因為個案身上的能量點與能量印記的觀察與修正。多年的臨床執業以來，我發現只要適切地分析個案能量系統的衰弱區，就可以用同類療法藥方跟花精來療癒，當中最有效並讓個案重拾能量平衡的大多是蘭花花精。

　　以下說明只是簡短地描述我們如何檢測，與蘭花花精的療癒優點，我也圖示了這些重要的能量區，這個方式是我調整了應用肌力測試學（Applied Kinesiology）、而現在另名為 TEK 肌力測試的方法，以下是這個技術的細節，最後也提供各位可能不熟悉的專有名詞解釋。

　　我看待人體的能量系統是多層次與多面向的，有些擁有特殊感知天賦的人可以看得到能量，但是對於沒有特殊直覺能量的人來說，我所設計出來的這套 TEK 肌力測試，能夠讓療癒師準確地找出能量系統在各個層次的問題，TEK 肌力測試是適合的能量工具並可以修正這些失能情況。

請參考 49 頁顯示的人體各個療癒中心點的能量系統層次，就可明白哪些位置會與哪個蘭花花精互動。有些蘭花花精在使用到母酊時會出現某些身體症狀。然而使用稀釋一次、也就是一般供應的市售瓶，就不會引發身體症狀。花精也可以再進一步稀釋配成個人配方瓶，但是以我的臨床經驗，我通常只會用市售花精瓶並不會加以稀釋，因為我無法預測另外搭配的個人配方瓶的效果將會如何。若你要為個案配製個人配方瓶，請先（運用 TEK 肌力測試）檢測搭配後的花精會給個案怎麼樣的效果。

TEK 肌力測試的內容

　　TEK 肌力測試會檢測情緒、營養、身體與能量的不平衡，這些不平衡都是療癒的阻礙，療癒並非只是生理症狀的緩解，還要能夠促進靈魂的旅程（若你相信有靈魂存在的話）。

　　檢測序列中我們會檢查並修正內在的重要連結，讓人可以從任何限制中釋放，並且能夠療癒深處。我發現許多的能量干擾都在骨盆區域，而且女性比男性更為明顯，若我們能夠修正骨盆能量複雜體的能量阻塞，生理與能量就會出現極大程度的療癒。這些能量阻塞通常與幾種情緒有關，像是：憤怒、恐懼、罪惡感或羞愧，這些情緒會影響到骨盆區域能量的兩個閘口，我稱之為能量脈動點（pulsation points）。這些能量脈動點是人與人之間能量溝通上極為重要的中心[1]。能夠持續修正這些能量點的幾個蘭花花精包括有：打開愛花精（Unveiling Affection）、無條件的擁抱花精（Unconditional Snuggles）與孩戲精素（Child' s Play）。

　　脈動點之後是更深層的閘口，就會與長期情緒或性慾的壓力有關，這些更深層作用的花精有：神聖椎底釋放花精（Sacral Release）給性慾與情緒上都抑制的人去表達自己想要的自由。活力核心花精（Vital Core）帶來更多能量。神聖椎底調節花精（Sacral Regulator）運作在神

1. 這些脈動點就像如膠似漆的英文成語 we are jointed at the hip，髖骨相連的意思。

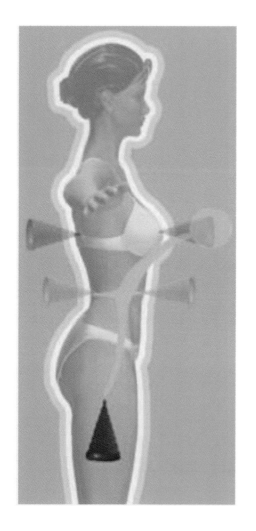

聖椎底釋放花精的相關閘口上,是骨盆區域拼圖的最後一塊。

TEK 肌力測試的方式

　　測試營養或花精的過程都是藉著「接受點(receptors)」,接受點是皮膚上的能量大門,通常重疊在針灸經絡穴位上,但又不同於經絡穴位。若運作正確的話,接受點往往會週期性地開關。個案的營養狀態就是受到這些接受點節奏的影響,在檢測時可知道狀況如何。舉例來說:在檢測鐵質是否缺乏時,我們會用到闊筋膜張肌(tensor fascia lata),這個肌肉對於鐵質流失或運鐵蛋白(一種結合鐵質的蛋白質)的不足極度敏感,通常會跟鐵質相關的生化血液檢測有關。個案進行時我們會暫時用鐵質的同類療法藥方來矯正鐵質不足的情況,可以立即修正能量狀態,但是對個案的長期修正,是需要他們在下次回來檢查前持續使用鐵質補充品。

當營養部分修正之後，接著就會檢測下一組的接受點閘門，從頭到腳去檢測身體各個能量中心。49頁的身體地圖所展示的就是這些接受點與閘門與哪些蘭花花精相應。經過檢測所選出的花精，在個案身上有超過95%的一致性與重複性的效果。其他蘭花花精可能也很有效，只是目前我們尚未逐一實驗來確認。

TEK肌力測試也會評估脈輪的活力狀況。脈輪是能量的漩渦，在體內有七個能量點運行，無論從身體的正面還是背面來看，脈輪通常都是順時鐘旋轉的，在能量上掌控不同的層級：第1脈輪（海底輪或根輪）與第7脈輪（頂輪）處於同一垂直軸線上，兩者的作用是在穩定軸線的能量。第4脈輪（心輪）是脈輪的主要管理，外觀上也比較大。這些脈輪對於個案與療癒的能量潛力是極其重要的。

大家都知道壓力會影響療癒的效果，TEK肌力測試可以檢測身體的六層壓力，分別為：童年、青春期、目前事件、控制需求、過度掌控、對絕對失敗的恐懼。大腦半球兩邊的左腦與右腦之間的關聯，也會影響檢測的效果，若要整合能量系統的話，也需檢測與修正左右腦的連結。

還有一系列的能量閘口或稱為出入口是在額頭、鼻子、嘴巴、喉嚨和心的「感官笛（sensory flutes）」，這些地方在受負面能量襲擊時特別脆弱，此時可以用天堂美人鳥花精（Celestial Siren）來修正這種不平衡。

測試最後會再一遍確認所有檢測與修正都整合了此人整體的能量系統，並再加以檢測是否有其他適當的同類療法藥方或是療癒法還可用上。運用TEK肌力測試來選出合適此人完整有機體的要素，會讓結果甚為驚人。在此我想再次強調，選出蘭花花精給個案的時候，通常我都是使用母酊再經過一次稀釋的市售花精瓶，而非給

予二次稀釋的個人配方瓶，這是因為我的臨床經驗，才會堅持使用到市售原液花精的力度，透過 TEK 肌力測試的能量轉化會更立即並長久有效。

　　肌力測試學還能夠檢測出身體其他一系列的接受點群，例如：古典同類療法的維和壓力點（weihe points）、應用肌力測試學中關於新陳代謝體剖析（metabolic profiling）、以及影響疾病狀態的多種情緒障礙層次等的接受點。但我們總是先聚焦檢查上述最重要的幾個部份，訓練有素的肌力測試專家也可能自行增加其他檢測點，但 TEK 肌力測試這一套方法，是提供給尚未受過肌力測試訓練者的有效工具。

相關名詞解釋

百會穴（Ba-hui point）在中醫裡為「百脈交會之處」，百會穴位於腦蓋骨之頂，在頂輪的兩手指寬之後，中國傳統認為這個穴掌控著主要的針灸經絡。

更高心的核心（Higher Heart centre）是在心輪上方的藍綠色能量塊，像一束「花梗」向後延伸，然後進入「心的靈性聖堂（Spiritual Chamber）」，再穿透第 3 脈輪與第 1 脈輪向下扎根。與更高心之靈花精（Spirit of the Higher Heart）有關，對應到該蘭花的樣貌：根如同往下扎根到第 1 脈輪，蘭花的本體則位於第 3 脈輪，這株千代蘭是運作在「更高心脈輪（Higher Heart Chakra）」。

Ajana 中心是位於雙眉之間，與傳統所說的第三眼或第 6 脈輪有點差異。Ajana 中心就是心想事成的主要位置，如果我們有個計劃，便會利用這個中心（無論有意還是無意）來產生心靈的專注使之成真，但這個中心並非用於靈視，靈視功能通常是由第 6 脈輪或第三眼來執行。

心的內在聖堂（Inner Chamber of the Heart）在心輪下方，這個點就像心中的內在聖殿，是心中的神聖殿堂。

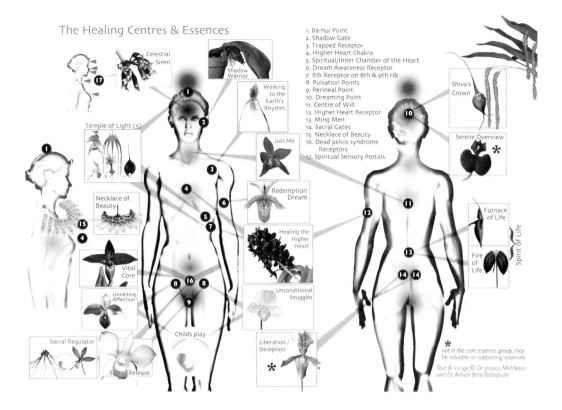

The Healing Centres & Essences

Celestial Siren
Shadow Warrior
Walking to the Earth's Rhythm
Just Me
Temple of Light (s)
Redemption Dream
Necklace of Beauty
Healing the Higher Heart
Vital Core
Unveiling Affection
Unconditional Snuggles
Sacral Regulator
Childs play
Liberation / Deception
Sacral Release
Shiva's Crown
Serene Overview *
Furnace of Life
Fire of Life
Spirit of Life

1. Ba-hui Point
2. Shadow Gate
3. Trapped Receptor
4. Higher Heart Chakra
5. Spiritual/Inner Chamber of the Heart
6. Dream Awareness Receptor
7. Rib Receptor on 8th & 9th rib
8. Pulsation Points
9. Perineal Point
10. Dreaming Point
11. Centre of Will
12. Higher Heart Receptor
13. Ming Men
14. Sacral Gates
15. Necklace of Beauty
16. Dead pelvis syndrome Receptors
17. Spiritual Sensory Portals

*
not in the core essence group, may
be valuable as supporting essences
Text & image © Dr. Jessica Middleton
and Dr. Adrian Brito Babapulle

療癒中心點與對應的蘭花花精

1. 百會穴

2. 陰影閘口

3. 受困接受點

4. 更高心脈輪

5. 心的靈性（內在）聖堂

6. 夢覺察接受點

7. 位於第 8 與第 9 個肋骨的肋骨接受點

8. 脈動點

9. 會陰點

10. 夢點

11. 意志中心

12. 更高心的接受點

13. 命門

14. 神聖薦骨閘口

15. 美麗頸鍊

16. 死亡骨盆 DPS 接受群

17. 靈性感官出入口

請參考 2018 年出版《花精之友應用手帖》第 20 頁，台灣中心特別整理出 TEK 肌力測試的綜合主題表。

蘭花花精與更高脈輪

在製作蘭花花精的頭幾年，我們對花精的特質探索有兩種方式：首先就是製作者我們使用母酊後的冥想經驗，這個方法直至今日還是我們的主要方法。第二是與靈視專家彼得的討論，我們剛開始並沒有那麼多療癒師在使用蘭花花精，所以彼得提供的回饋是了解每個花精用處的捷徑。我自己則是比較喜歡形而上學的方式來省思宇宙和萬物存有的天性，彼得也跟我一樣，我們對於更高脈輪的討論很受用，讓我對蘭花有更深的敬重，當我們談論到人類存在的更高能量結構時，蘭花就是我們對談的主軸。

彼得看得見人體中的脈輪以及身體以上的脈輪，對他而言這是很平常的事實，就像我們能夠看見彩虹或是夕陽那樣平常。蘭花花精的特點之一，就是會對更高脈輪有所影響，非蘭花的花通常沒有這樣的功能。當彼得在施展靈視時，他很自然地能夠看到蘭花花精進入更高脈輪的運作。在此我要補充說明，我跟大部份的人一樣看不見身體脈輪或更高脈輪，但是經年累月下來，當我體驗過非常明顯的身體脈輪經驗，也因此了解到脈輪的確存在，明白更高脈輪本質的實相。

過去幾年有越來越多整合健康的療癒師開始運用蘭花花精，我們的重點也變成如何提供給療癒師更快上手的實用資訊，雖然要把更高脈輪的資訊帶入療癒室並不容易，但對更高脈輪的描述跟討論總會有用的，這就像詩歌一樣在生命中扮演啟發人類的重要角色。

以下是彼得[2]在 2010 年 3 月寫下對蘭花花精與更高脈輪的說明：

2. 彼得已著手在書寫更高脈輪的書，若你想深入探索這個主題可參考他的網站：www.petertadd.com。

我一開始體驗的蘭花花精是十多年前 SSK 的舞光蘭花花精，當時我覺得蘭花的花精不是屬於一般大眾的消費範疇，因為蘭花花精極其微妙又可校準靈性本性。但那是過去的想法了，現在蘭花花精顯然跟著眾人整體思維的改變而轉變，因此讓我與蘭花花精有許多令人驚喜的合作。在用靈視檢查蘭花以前，我就已經有過許多超越的或宇宙脈輪的經驗，那些是一組高於頂輪之上的脈輪，先是七個為一組，接下來是另外五個為一組的更高脈輪，並持續攀升至二十幾位數，就像我有一次在倫敦聽聞達賴喇嘛的講課時，用靈視見到他顯化出第 64 脈輪的高度。

更高脈輪和宇宙脈輪指出我們的靈性進展，以及能夠與生命合一的層次。這裡有個方法可以理解蘭花花精與宇宙之間的連結：蘭花花精的大部份製作時間都長達二十四個小時，這點初始讓我跟唐都很驚訝，因為這個方式違反日曬法的古典花精製作守則。但打從第一個蘭花花精－打開愛花精（Unveiling Affection）的製作，確實有些蘭花只能在夜間完成，因為蘭花能夠接收使用到其他星系的太陽光來製造花精。當我們太過認同身為人類、英國人或巴西人等等這些日常生活的瑣事，就忘了自己會深受太陽系中行星以及群星的影響，忘記了靈性與更高天性－我們都是偉大神秘當中一份子。蘭花花精所使用的星光和宇宙能量，看上去是純白與安定的光芒，在梵文中被稱之為 sattva，這種純然嶄新的意識，正好反映宇宙脈輪的結構與特質。在中國的氣功稱之為元氣（qi）或是神（shen），佛教則稱之為菩提心（bodhicitta），也就是所謂的覺醒心或初發心。

蘭花來到地球，是要帶我們校準回去到原始最初的本我，可以體驗到合一、同時分別出獨特的多元性，就像天上兆億顆的星星皆有不同，但元素的本質上卻是最簡單與相同的。我們的更高天性就像天上的群星，我的指導靈稱之為無限點（Infinite Point），那是由宇宙脈輪所組成的。還有其他脈輪持續向外擴張而超越這個無限點，進入這個宇宙或其他的宇宙。從心理或理性想了解上述說明並不容易，這就像我們嘗試去理解某些高等物理學界的挑戰。量子力學家戴維·玻姆（David Bohm）曾提到大自然中有著清楚的隱序（Implicate Order），這種隱序就在蘭花與蘭花花精之內，也在我們內在的宇宙脈輪之中。

所以，這裡的第一個教導就是：蘭花花精來到地球，是要幫助我們重新與宇宙或是超越性的靈性本質重新連結，他們是非常純淨的意識。

第二個教導就是想看見蘭花當中最純淨與高深形式的力量，我們需要大步躍進，超越對自己跟生命的傳統想法。蘭花是非常微妙的生命型態，非常獨特又罕見，我們曾開玩笑說過蘭花應該來自星星。當我第一次與蘭花接觸的時候，我覺得多數人應該尚未準備好經歷蘭花所呈現出來的意識層次，但是生命與世界都在加速改變中，現在正是時候了，就讓那些有意願（也夠勇敢）的朋友來擁抱蘭花所呈現的深刻實相。蘭花花精絕對是能讓我們覺醒的一個方法，希望我們都能像蘭花這位朋友一樣，變得更加有力量、自由、美好與幸福。

在此順帶一提，當我第一次遇到海瑟的時候，她的氣場讓我印象深刻，她的「人類氣場」之外還包著一層精緻靈性能量的白色球狀，表示她的更高脈輪非常活躍。我曾目睹幾次海瑟與唐一起製作花精，他們兩位之間有著古老的靈魂連結。海瑟能夠邀請來蘭花的植物神性，她的確是擁有極高精巧靈視天賦的一位女士。

Chapter 4.
蘭花花精列表

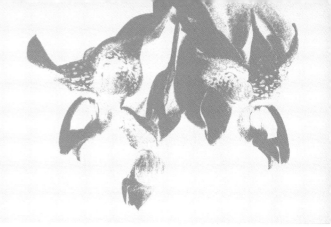

蘭花花精介紹

這一章分為兩方面來介紹每個蘭花花精，一是歷年來提供給花友們的簡述「花語」，這些簡介主要來自彼得靈視閱讀後所寫下，當中會提到許多蘭花作用在身體以外脈輪的例子。因為花友們需要更簡單的花精介紹，又想知道現有資料中未被著墨過的更高脈輪，我們覺得保留這些簡述花語有其價值，對療癒師也是重要的洞見。若是 2004 年之後所製作的花精，解說就是由我跟安卓醫師一起撰寫。

另一方面的「花精故事」則是來自以下幾方面的結合：療癒師們的回饋、海瑟的冥想洞見、彼得的靈視視角、我個人第一手與過去幾年花精教學的經驗，也加上每個蘭花的植物學資訊。

有些花語所使用的字句比較專業，像是生命之火花精（Fire of Life）與生命之爐花精（Furnace of Life）就是因應安卓醫師的要求而寫的，這兩個花精對安卓醫師的工作需求非常重要，所以有些花精介紹就讓他自由寫出。安卓醫師對於他發展出來的應用肌力測試很有熱忱，他也運用蘭花花精做為療癒的工具，走入我們不曾探索過的領域，在此我想特別感謝安卓醫師歷年來的重要投入。

請看後面兩張圖表（56 頁到 59 頁），第一個表列出的是每個蘭花花精對應到主要與次要的穴道和經絡，另一張表列出了蘭花花精所對應的脈輪。在此我們要感謝琳達·傑弗瑞（Linda Jeffery）接下這個艱鉅的肌力測試工作。脈輪對應表中也顯示了哪些花精有加入 24K 黃金精素（Gold 24K），表中也有說明是那一位團隊成員製成的花精，成員名字的縮寫放入括弧代表他們的參與。例如：在倫敦的安卓醫師某天打電話給我說需要製作出兩個蘭花花精，那是因為他的一位天賦異稟老友剛來過集亞島時看到了生命之火花精（Fire of Life）與生命之爐花精 (Furnace of Life) 而注意到兩株蘭花，表中因此欄位記錄縮寫就是：DD(+ABB)

不同的療癒師在處理精微身體分析時會找出些許不同的訊息，在脈輪表中，彼得整理了與特定脈輪有關聯的蘭花花精，有時會與琳達的肌力測試結果不同，但我覺得這些差別也很重要，因此將資訊都保留給讀者參考。這個對照表其實是根據兩千多個問題的整理，但只有一成的答案不同，也表示出兩人的答案有高度的相關性。

文字中有提到更高脈輪時通常是由彼得所撰寫，若是提到脈動點、接受點和神性意識，那就是由安卓醫師所寫的，若是內文像在聊天的話，大概就是我寫的。

單方與複方說明

我們製作蘭花花精已超過二十年了，英文原書出版 2010 年時製作出有六十二種單方花精與十八種複方花精（2019 年 8 月為止已經有一百一十二個單方花精、五十一個複方花精、其他花種與礦石十四種），光是單方花精就可能配成超過十億種的組合，所以 2010 年的十八個複方似乎還不是多大的數字。然而，我們團隊對於「只是混合」花精是十分謹慎的，因為每個蘭花花精都擁有各自深度的本性，配成的結果並不那麼簡單，要以洞察力與直覺，來核對這些複方是否是我們想要的結果。從能量上來說，搭配花精並不是中性組合而已，若想達到搭配的最佳結果是需要細心與專注的。

複方花精與空間噴霧的說明是來自幾年累積來的使用者回饋，並加上我自身直接與他人的經驗。

氣場空間噴霧

氣場空間噴霧是花友可以體驗到蘭花花精好處的方式之一。滴瓶是由內向外的影響，空間噴霧則是直接作用在氣場，轉變來自外在的能量後再向內運行，就算沒有花精經驗的人也能輕易地感受到噴霧的效果。

多年以來我所見過不太想要使用噴霧的許多人，他們只是不喜歡選用搭配的精油，所以蘭花花精團隊讓每種噴霧都有藍瓶與黃瓶兩款不同精油的組合供您選擇，每款精油組合都是千挑萬選也很有效果，兩種精油組合在氣場運作上僅有非常細微的差異。（參考 226 頁）

防禦保護系列

防禦系列的開始：防禦黑暗花精（Defender from the Dark）

2010 年 9 月時我有一個非常明確的夢，在夢中我被告知，當年 8 月 14 日開啟了能量上的重大負面轉變，我向一位老朋友提過這個夢時，他回應我說這是真的，因為從那天起他的健康狀況就崩潰了，之後幾週讓他非常辛苦，所以我們才開始意識到這股事情的發生。而安卓醫師也在 10 月初某晚靈視到一個景象，他看到這個能量的轉變就是因

為世界打開了「不應該被打開的門」，因此黑暗的能量通過這個門來特別攻擊光工作者。

安卓醫師在 10 月的第一周剛好來到集亞島教導肌力測試課程，有些學員在那周向他提起這株暗紫色的蘭花。課程結束後放鬆的那晚，這株蘭花的靈魂就來到安卓醫師的身邊，告訴他需要在第二天馬上製作出這個花精，因為這將會是一個幫助對抗、抵禦黑暗與邪惡能量的花精。

當我隔天醒來時聽聞這件事情，就非常清楚知道防禦黑暗花精的品質：他並不天真，因為此花能真正了解黑暗而能與之對抗，並且以強烈與專注的姿態反擊。植物學名稱 *Pleurothallis phalangifera* 也表明了這種備戰士兵排陣的性質，這個花精可以強力接地，幫助第 1 和第 2 脈輪深深地連接到大地，同時也可加強第 3 脈輪，並在第 14 個脈輪層次形成一種保護蓋。

防禦組合系列

開始這個防禦系列是在防禦黑暗花精製出母酊的那晚，我們就搭配出二種組合，之後的十四天內又出現另外二個防禦組合，一個月內共出現了六種新的防禦組合，有如周圍的全能量光譜，是圍繞著防禦黑暗花精為核心、包含了上方、下方、後方、前方、左右方的星群。最好通過靈擺檢查或者是肌力測試來決定、某天的某人適合哪一種防禦花精，或是查看你與這些組合或單方花精有直覺感受。

舉例來說：陰影防禦花精（Shadow Defense）是結合防禦黑暗花精（Defender from the Dark）、陰影戰士花精（Shadow Warrior）和推走黑夜花精（Pushing Back the Night）的強大組合，可幫助人抵消內在和外在的陰影能量，防禦系列的空間氣場噴霧也都有提供兩款精油香味可選擇（參考 226 頁與 242 頁）。

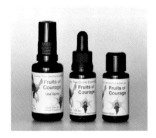

左到右：30ml 噴瓶、15ml 滴瓶、12g 糖球

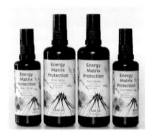

主題噴霧十種與防禦保護噴霧十一種，有 50ml 與 100ml 兩種容量，並有不同精油搭配的藍瓶與黃瓶。

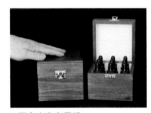

9 瓶含木盒家用組

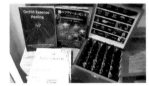

25 瓶含木盒九大主題組

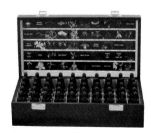

全套蘭花花精 177 個

蘭花花精與經絡對照表

（2010年後製作出來的花精並未列入）

	花名/經絡	肺經	大腸經	胃經	脾經	心經	小腸經	膀胱經	腎經	心包經	三焦經	膽經	肝經	任脈	督脈	命門
複方	Active Serenity 活躍安穩									●						
單方	Andean Fire 安地斯之火														●	
	Angelic Canopy 天使保護傘													●		
	Base Regulator 調節根基				○											
	Behold the Silence 注視靜默												●			
	Being in Grace 恩典之中	●														
	Beingin Time 時間之中											●				
	Being Present 處在當下													○		
	Boundless Peace 無限平靜													●		
	Carnival 狂歡嘉年華									●						
	Celestial Siren 天空美人鳥									●						
	Clear Mind 澄明心智												●			
	Clearing & Releasing 清理與釋放										●					
	Clearing the Way / Self Belief 清理道路/相信自己												●			
	Core of Being 安在核心				●											
	Core Release 釋放核心				●											
	Crown of Consciousness 意識之冠														●	
	Direct Vision 直接審視										●					
	Double Espresso 濃咖啡										●					
	Fire of Life 生命之火															●
	Furnace of Life 生命之爐															●
	Gentle Geisha 文雅藝伎				●											
	Gentle Sleep 溫柔好眠	●							○							
	Golden Radiance 金黃煥發															
	Guardian of the Inner Journey 內在旅程守護者	●														
	Happy Relief 快樂解脫	●														
	Hara to Heart 推腹至心						●									
	Healing the Hidden 療癒所藏											○				
	Healing the Higher Heart 療癒更高之心									●						
	Heart of Light 光之心									●						
	Internal Cleansing 內部清理											○				
	Joyous Purification 喜悅淨化															
	Just Me 就是我														●	
	Knight's Cloak 騎士斗篷												●			
	Laughing Butterflies 微笑蝴蝶									○						
	Liberation / Deception 解放／欺瞞		●													
	Life Direction (Lanata) 生命方向															
	Light of My Eye 眼中光芒															
	花名/經絡	肺經	大腸經	胃經	脾經	心經	小腸經	膀胱經	腎經	心包經	三焦經	膽經	肝經	任脈	督脈	命門

花名/經絡	肺經	大腸經	胃經	脾經	心經	小腸經	膀胱經	腎經	心包經	三焦經	膽經	肝經	任脈	督脈	命門
單方 Mercutio 墨古修						■									
Messenger of the Heart 心的使者									■						
Narnia Sphagnum Moss 苔蘚精素							■								
Necklace of Beauty 美麗頸鍊	■														
New Vitality 新活力															■
複方 Party Time 歡樂時光				■											
Positive Flow 正向之流										■					
Positive Outcome 正向成果		■													
Protective Presence 保護現前						■									
Purity of Heart 心的淨化					■										
Pushing Back the Night 推走黑夜									■						
Redemption Dream 清償之夢							■								
Releasing Karmic Patterns 釋放業力模式									■						
Renewing Life 更新生命												■			
Rising to Call of Beauty 回應美之召喚												■			
Sacral Regulator 神聖椎底調節								■							
Sacral Release 神聖椎底釋放								■							
Secret Wisdom 奧秘智慧								■							
Serene Overview 寧靜之眼									■						
Serendipity 意外珍寶		■													
Settling with a Smile 微笑放鬆						■									
Shadow Facing 面對陰影											■				
Shadow Warrior 陰影戰士	■														
Shiva's Crown 濕婆之冠				■											
Shiva's Trident 濕婆三叉戟								■							
Sleep of Peace 安穩之眠									■						
Songline 歌之徑											■				
Soul Shield 靈魂盾牌															■
Source of Life 生命源頭		■													
Spirit of Life 生命之靈										■					
Spirit of the Higher Heart 更高心之靈							■								
Temple of Light 光的聖殿								■							
Temple of Light (5) 光的聖殿(5)		■													
Thoracic Alignment 挺胸調整					■										
Totem 動物圖騰											■				
Unconditional Snuggles 無條件擁抱													■		
Unicorn 獨角獸														■	
Unveiling Affection 打開愛								■							
Vital Core 活力核心							■								
Vital Lift 活力提升											■				
Walking Earth's Rhythm 大地頻行			■												
White Beauty 純白之美														■	
Winged Gold 黃金翼				■											
Wisdom of Compassion 慈悲智慧														■	
花名/經絡	肺經	大腸經	胃經	脾經	心經	小腸經	膀胱經	腎經	心包經	三焦經	膽經	肝經	任脈	督脈	命門

蘭花花精與脈輪對照表

（2010年後製作出來的花精並未列入）

加入黃金精素	製作者群	花精名稱/身體脈輪~更高脈輪	海底輪	臍輪	太陽神經叢	第三輪輪帶	心輪	心輪的內在聖靈	喉輪後方	Ajna	第三眼	喉輪核心	百會點	頂輪	夢點	第8脈輪	第9脈輪	第10脈輪	第11脈輪	第12脈輪	第13脈輪	第14脈輪	第15脈輪	第16脈輪	第17脈輪	第18脈輪	第19脈輪	第20脈輪	第21脈輪	第22脈輪	第23脈輪	第24脈輪	第25脈輪	第26脈輪	星光體
複方		Active Serenity 活躍安穩						ICH						7	DT																				
單方	DD+HD	Andean Fire 安地斯之火			3				5			6																							
	DD+HD	Angelic Canopy 天使保護傘					4	ICH						7																					
	DD(+ABB)	Base Regulator 調節根基	1	2																															
	DD+HD	Behold the Silence 注視靜默					4							7	DT								15												
	DD+HD	Being in Grace 恩典之中			3		4						BP																						
	DD+HD	Being in Time 時間之中	1					ICH						7								14													
		Being Present 處在當下	1			3CB						6																							CB
	DD+HD	Boundless Peace 無限平靜		2			4				AC							10	11																
	DD+HD	Carnival 狂歡嘉年華			3				5		AC																								CB
	DD+ABB	Celestial Siren 天空美人鳥		2	3		4																												
	DD	Clear Mind 澄明心智									AC		BP	7																					
		Clearing & Releasing 清理與釋放	1						5		AC																								
	DD+HD	Clearing the Way /Self Bel. 清理道路/相信自己								BTC	AC	6																							
	DD+HD	Core of Being 安在核心	1					ICH						7								13	14												CB
	DD(+ABB)	Core Release 釋放核心																																	
	DD+HD	Crown of Consciousness 意識之冠									AC			7	DT																				
	DD+HD	Direct Vision 直接靈視							5			6		7																					
		Double Espresso 濃咖啡	1					ICH						7																					
	DD(+ABB)	Fire of Life 生命之火						ICH			AC			7																					CB
	DD(+ABB)	Furnace of Life 生命之爐	1				4				AC																								
		Gentle Geisha 文雅藝伎					4							7	DT																				
		Gentle Sleep 溫柔好眠					4					6		7																					CB
	DD+HD	Golden Radiance 金黃煥發					4	ICH																											CB
	DD+HD	Guardian of the Inner Journey 內在旅程守護者	1									6		7																					
		Happy Relief 快樂解脫					4							7	DT																				
	DD+HD	Hara to Heart 推腹至心		2		3CB	4																												CB
		Healing the Hidden 療癒所藏									AC	6																							
	DD+ABB	Healing the Higher Heart 療癒更高之心				3CB		ICH			AC																								
	DD+NS	Heart of Light 光之心					4	ICH					BP													17									
	DD+HD	Internal Cleansing 內部清理																																	
	DD+HD	Joyous Purification 喜悅淨化					4	ICH				6				8	9	10																	
	DD+NS	Just Me 就是我							5			6		7																					
	HD+DJ	Knight's Cloak 騎士斗篷					4		5	BTC				7								14													
	DD+HD	Laughing Butterflies 微笑蝴蝶			3		4				AC																								
	DD+HD	Liberation / Deception 解放/欺瞞	1	2	3							6																							
	DD+NS	Life Direction 生命方向							5						DT																				
	DD+HD	Light of My Eye 眼中光芒		2			4	ICH				6																							
	製作者群	花精名稱/身體脈輪~更高脈輪	1	2	3	3BC	4	ICH	5	BTC	AC	6	BP	7	DT	8	9	10	11	12	13	14	15	16	17	18	19	20	21	22	23	24	25	26	CB

製作者群	花精名稱 / 身體脈輪~更高脈輪	1	2	3	3BC	4	ICH	5	BTC	AC	6	BP	7	DT	8	9	10	11	12	13	14	15	16	17	18	19	20	21	22	23	24	25	26	CB
DD+HD	Mercutio 墨古修			3							6		7	DT																				
DD	Messenger of the Heart 心的使者					4		5				BP																						
DD+NS	Narnia Sphagnum Moss 苔蘚精素						ICH				6	BP																						
DD(+ABB)	Necklace of Beauty 美麗頸鍊					4	ICH	5																										
DD+HD	New Vitality 新活力	1	2					5																										
	Party Time 歡樂時光						ICH						7																					
	Positive Flow 正向之流			3				5						DT																				
DD+HD	Positive Outcome 正向成果									AC			7	DT																				
DD+HD	Protective Presence 保護現前			3		4				AC																								
DD+HD	Purity of Heart 心的淨化			3		4	ICH																											
DD+HD	Pushing Back the Night 推走黑夜	1						5					7																					
DD	Redemption Dream 清償之夢						ICH			AC			7																					
DD+HD	Releasing Karmic Patterns 釋放業力模式						ICH				6		7																					
DD+HD	Renewing Life 更新生命					4		5				BP							12															
DD+HD	Rising to Call of Beauty 回應美之召喚			3						AC				DT							14													
	Sacral Regulator 神聖椎底調節		2						BTC																									
DD+HD	Sacral Release 神聖椎底釋放		2			4					6																							
DD+HD	Secret Wisdom 奧秘智慧					4	ICH				6						10																	
DD+HD	Serene Overview 寧靜之觀					4					6		7	DT	8					13														
DD+HD	Serendipity 意外珍賣		2					5			6																							
DD+HD	Settling with a Smile 微笑放鬆	1								AC				DT																				
DD+NS	Shadow Facing 面對陰影	1						5				BP																						
DD+ABB	Shadow Warrior 陰影戰士	1		3							6																						CB
	Shiva's Crown 濕婆之冠											BP	7																					
DD+HD	Shiva's Trident 濕婆三叉戟									AC		BP	7							13														
	Sleep of Peace 安穩之眠						ICH				6																							
DD+HD	Songline 歌之徑							5			6																							CB
	Soul Shield 靈魂盾牌	1							BTC				7																					
DD+ABB	Source of Life 生命源頭		2				ICH						7																					
	Spirit of Life 生命之靈	1	2										7																					
DD+ABB	Spirit of the Higher Heart 更高心之靈					4				AC				DT																				
	Temple of Light 光的聖殿					4	ICH					BP																						
	Temple of Light (5) 光的聖殿(5)					4	ICH			AC																								
DD+HD	Thoracic Alignment 挺胸調整	1								AC				DT																				
HD+DJ	Totem 動物圖騰							5		AC	6		7						12															
DD+NS	Unconditional Snuggles 無條件擁抱	1				4	ICH																											
DD+HD	Unicorn 獨角獸					4				AC			7																					CB
DD(+PT)	Unveiling Affection 打開愛					4	ICH							DT																				
DD+ABB	Vital Core 活力核心	1	2	3																														
	Vital Lift 活力提升		2							AC			7																					
DD+HD	Walking Earth's Rhythm 大地頻行					4						BP		DT							13													
DD	White Beauty 純白之美					4						BP	7																					
DD+HD	Winged Gold 黃金翼						ICH			AC			7																					
DD+HD	Wisdom of Compassion 慈悲智慧					4	ICH						7																					
製作者群	花精名稱 / 身體脈輪~更高脈輪	1	2	3	3BC	4	ICH	5	BTC	AC	6	BP	7	DT	8	9	10	11	12	13	14	15	16	17	18	19	20	21	22	23	24	25	26	CB

蘭花花精使用與反應

(台灣中心整理)

使用原則

* 建議使用原液。
* 15ml 滴瓶參考瓶身標示 2~9 滴數，每天 1~2 次，滴於舌下或滴入飲水杯，個別特殊用法請參考 244 頁至 251 頁的表格說明。
* 30ml 噴瓶建議局部外用噴 1~3 下。
* 50ml 或 100ml 含精油的空間噴霧瓶可噴於周遭空間，頻率不限。
* 也可將蘭花花精加入乳霜，或在浴缸中滴入 20 滴使用。
* 花精糖球為特訂品，請洽總代理商。

花卡使用

* 將花卡散開來，選擇最吸引自己的花卡。
* 輕輕將卡片一張看過一張，有固定的節奏，有如「視覺肌力測試」一張張讓個案挑選。
* 運用靈擺來挑選卡片。
* 使用肌力測試來確認您所挑選出來的卡片
* 您也可以使用 O 環或 TEK 肌力測試來選花。
* 每天就只是從盒子中挑出一張卡片。
* 使用花卡可短暫感受花精能量，可將花卡放在脈輪位置並躺下幾秒鐘，讓蘭花能量透過花卡而傳遞。

陰影反應

人類心靈之中有著很特別強力的陰影，這樣的陰影會改變靈魂的旅程或影響肌力測試結果，療癒過程最開始需先認出這些陰影，停止陰影，以免扭曲了花精療癒的效果。

對此，您可考慮運用陰影戰士花精（Shadow Warrior）可平衡陰影與光明，停止陰影負面作用並釐清內在視野，另外您也可以使用大地頻行花精（Walking to the Earth's Rhythm）來處理陰影影響。

第二類反應

當人使用了適合的花精而感覺比較舒服時，我們稱之為「第一類反應」，而因為蘭花花精更常運作於潛意識，使用蘭花花精時可能會立即感覺到不舒服，這是蘭花花精將隱藏的議題帶到意識層面的現象，我們稱為「第二類反應」。

若您關注到使用後身心有任何微小不適反應，可先視為「第二類反應」，此時只要同滴數與同種的花精再使用一次，就可解除隱藏議題浮現時的不適。有時候第二類反應是與過往或過去世有關，最好能在使用花精後，給自己一些安靜時間來注意蘭花花精的影響。

蘭花花精
列表

Active Serenity

活 躍 安 穩

溶解頭腦緊張的清晰思維

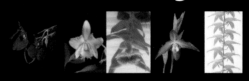

花 語

這個複方花精主要運作於「心智體中心」，對憂慮與疲累的狀態很有效，可以融解禁錮在頭腦和 Alta 脈輪（位於後腦）的緊張，我們就能體驗到頭腦的舒壓感。也能幫助人更有批判性的思考和決策，最後是讓頂輪有清晰思維又能開啟活力十足的心智，極度適合在生命的過度期使用此花。

花精故事

這個花精與另一個複方 —— 快樂解脫花精（Happy Relief）的成分幾乎一樣，但這個花精多加上寧靜之觀花精（Serene Overview），可強力地帶來沉靜的特質。

當你感到情緒低落，別摻水，直接先用這個花精，兩分鐘後再用幾滴快樂解脫花精（Happy Relief）。

先後使用順序非常重要，因為這個花精的沉靜特質會抵消開心的效果，所以最好是用快樂解脫花精來快樂收尾啦！

複方：
Serene Overview, Angelic Canopy, Core of Being, Clearing the Way/Self Belief, Shiva's Trident

Andean Fire
安地斯之火

重建勇氣與生命目的

花 語

即使被身旁的痛苦所壓倒，即使面對著深刻的肉身危險與挑戰，此花能協助今生與前世遭受折磨或經歷大災難的受害者。

這是處理苦難所導致恐懼的重要花精，讓我們能夠體驗到「基督的慈悲」。幫助任何年齡的人重獲勇氣，這個勇氣就是靈魂的本質。

花精故事

我們在幾世輪迴裡所面對的考驗與挑戰常常會留下印記，危機經驗越深刻，對生命的影響就越大，這種影響甚至會生生世世輪轉仍持續不滅。除非療癒了這些深層的記憶，不然靈魂原有的勇氣以及決心會變得黯淡無光。這個花精幫助我們重拾靈魂本來的勇氣，這股無所畏懼的能量像是海風動能，讓我們揚帆追尋生命的目標。

海瑟在冥想中看見她來到滿目瘡痍的地方，接下來她就站在耶穌基督的十字架之下，她摸了地上的耶穌寶血，然後再把那寶血抹在心上。這個舉動帶給她強烈的轉變，之後她再度回到那滿目瘡痍之處，而更能夠保持住自己來面對一切，進而幫助其他人。

單 方 學 名：*Phragmipedium* Andean Fire 鬍拉密鞋蘭，是暗紅美洲兜蘭（*Phrag. besseae*）與林氏美洲兜蘭（*Phrag. lindleyanum*）的混種。

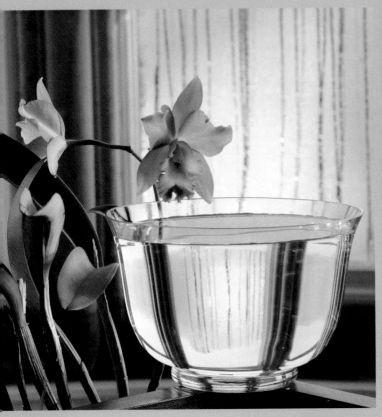
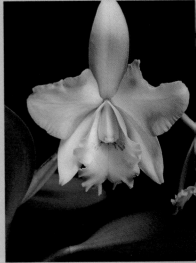
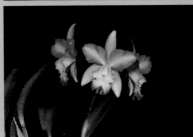

天使保護傘氣場空間噴霧

這是一個讓人欣喜又沉靜的噴霧，提供給氣場潔淨、辦公室與居家環境負面能量的清理。這個噴霧也給予受困靈魂的安慰，呵護那些悲慟、喪志與失去希望的花友。對救難犬或浪犬頗為有用。對於空間清理與氣場潔淨也有效。

這是我們全球最通用的氣場噴霧，我自己也很常用，能夠滋養精神，同時緩和來自氣場的壓力。通常我在教學的場地中會一天噴用 2 次，有助於移除人在體驗花精後於空間中所累積的「能量殘渣」，在場的人馬上就能夠感受到這個花精噴霧的好處。

內含奧圖玫瑰精油的藍瓶噴霧對心輪有更大的影響，而含有柑橘系精油的黃瓶則可帶給空間清新感。對焦慮或消沉也有幫助，請朝頭頂噴用，讓花精霧氣慢慢飄盪下來可達到最佳效果。（參考 226 頁）

 單方學名：*Laeliocattleya* Angel Love 。這株「蕾麗嘉德麗雅蘭」－天使之愛（*Laeliocattleya*）是在溫暖環境中生長，是中南美洲的兩種蘭屬為基底的雜交育種。

嘉德麗雅蘭屬（*Cattleya*）包含近乎 50 多種蘭科植物，而蕾麗蘭屬（*Laelia*）則大約包含有二十多種的蘭植物。隸屬蕾麗嘉德麗雅蘭的雜交育種在這一百二十年間培育出千百種。大部份的蕾麗嘉德麗雅蘭如她們父母種一樣，有著驚人的美麗。

Angelic Canopy
天使保護傘

受困靈魂的撫慰

這個花精是受困靈魂的撫慰。若在危急時刻只能選一個花精，天使保護傘花精是有明顯效果的首選，可呵護悲慟、喪志與絕望的我們，舒緩面對威脅時要「對抗還是逃跑」的緊繃，藉著調整對應的生命價值，來增加安全感，「一切都會在恩典中達成」。
這個花精也非常適用於空間與氣場淨化和清理水晶。

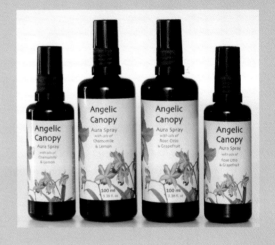

這個花精是 2001 年九一一事件後那個禮拜所製作的，來幫助這個可怕災難所引發的強烈絕望感與靈魂的深沉創傷。當時同一時間許多蘭花剛好都在開花，海瑟注意到這株蘭花並不會像其他花朵、會隨人類的那股靈魂重創而「黯然失色」。
製作花精時海瑟見到一位穿著與蘭花同樣粉色的雪紡紗長袍女子，她托著從盛開蘭花中分泌出來的一缽香甜花蜜，在我們之間漫步，將花蜜灑入我

們的氣場中還說到：「這是給愁苦生靈的止痛劑」。
這一直是蘭花系列中最普遍、帶著美好意念的花精，讓我們安心確信生命中的良善。你也可以用噴霧瓶局部噴灑在身上，會將體內脈輪的負面能量推出去，也因此這個花精能夠清理水晶的能量，只要把晶石放入一碗水中加入 3 滴花精即可。
這個花精對沮喪、焦慮、低落等情緒極度有效，也可以幫助身為父母的挑戰。

Air Element
風 元 素

減輕負擔與振奮人心

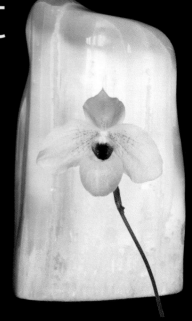

花 語

傳統中醫認為只有金、木、水、火、土的五種元素,當你的狀況顯示需要用到木元素(Wood Element),那風元素就可以當作是在五行循環之中非常好用的輔助型精素。

這是一個振奮人心的花精,能夠減輕負荷。可以配合緊急舒緩花精(Immediate Relief),帶給靈魂喜樂,先使用緊急紓緩花精幾分鐘過後再用這個花精。

單方學名:
*Paph. Lynleigh Koopowitz &
Selenite* 芭菲爾鞋蘭與透石膏

Achord
錨 定 精 素

擴展脈輪冥想

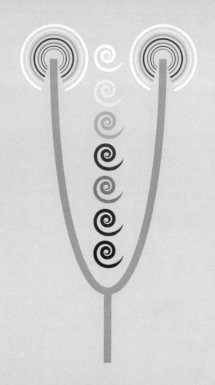

花 語

錨定精素是由安卓醫師所製作,用一組特製的七個音叉,與七個脈輪調成相同音頻。可增強脈輪,並修正其中的干擾。拿來擴展脈輪的冥想功效很實用,能夠修正脈輪的旋轉方向。這個精素與蘭花花精結合很好,也已搭配在一些複方花精中。

Amethyst
紫 水 晶

清理負面與專注

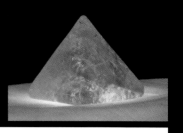

清理負面的能量，也會當作一些其他
花精的增強劑。紫水晶有淨化與鎮靜
的效果，幫助我們集中注意力，同時
帶來達成目標所需的精力，尤其是靈
性或照顧大自然的目標。

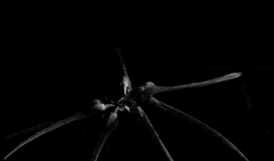

Base Regulator
調 節 根 基

駕馭過多的性慾

單方學名：
*Bulbophyllum
gracillimum* 豆蘭

花 語

這個花精對骨盆能量母體有強大的影
響，能夠在眼睛與頭頂周圍帶來意識擴
張。這個花精可轉化骨盆區能量到更高
的中心。對性慾太強烈的人頗有效用。
一旦處理了過剩的陽剛能量，人就能表
露出溫柔的親密感。

花精故事

這是很有力量並能在不同層面運作的花
精，尤其對骨盆中心與頂輪有深層的影
響，可在骨盆區塊內創造如逆電流般的
能量，掌控過盛的性能量。對肝臟能

量溫度降低也有很好的效果。使用這個
花精可以駕馭陽性的性能量，感受到一
種與自身性慾有關而且美好深層的細緻
感，同時在擴張意識中又能鞏固我們與
更高靈性的連結。這個花精對太強烈
的性慾非常實用，能切實地澆熄過多
的性衝動，調整到更健康的程度，讓人
不再因此受苦。一位男性花友描述到自
己性慾驅動力的降低是一場「戲劇性的
轉折、毫無痛苦、充滿感恩」的經驗。
這個花精的能量轉化是從骨盆區塊到更
高核心，這是快速的意識擴張經驗：頭
部往所有方向（主要是從兩側）輻射出
來，就像這株蘭花盛開時開向四面八方
的模樣。

釋放核心花精（Core Release）與這個花
精是用同一種蘭花製作的。這株蘭花的
生理構造值得注意，此花與約一百二十
度排列的美麗頸鍊花精（Necklace of
Beauty）、推走黑夜花精（Pushing Back
the Night）有家族淵源，但這株纖細豆
蘭卻是以三百六十度的花朵展開，製作
時間超過十六小時。

Behold the Silence

注視靜默

深刻的靜謐有益冥想

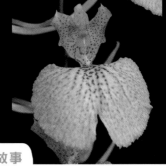

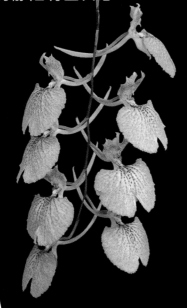

花精故事

這個花精的簡介寫起來很有挑戰，也許還會讓讀者感到迷惑。靈視者彼得想說的是這個蘭花擁有超凡的靈性深度，不是一般人所經驗過的時間或「線性的」實像，這個花精用人類不容易理解的方式帶來靈魂的深層療癒。

若我們能夠鳥瞰時間，視時間是一條蜿蜒的河流，就能了解靈魂的未來、與當下和過去都是同樣真實的。安地斯之火花精（Andean Fire）也跟這個花精有類似的效果，但是處理不同的關注點與面向。

使用這個花精時，首先你會經驗到的是單純內在靜謐的美好品質，但與奧秘智慧花精（Secret Wisdom）的無聲沉靜又有差異，這個花精的靜謐是流暢、溫和與深層的律動感。這株蘭花的意識演化狀態極高，在我們的花精課程中屬於最後才會試用到的花精，人們需要慢慢適應這株蘭花想要分享的極高與精細的能量。

花 語

引導我們向一條通往宇宙存有的深處靜默之路，邀請我們進入與未來的嶄新關係。這種深度的內在靜默，讓未來更處於當下，也讓已過的過去不再執著。過往的行為或業力溶解了，留下的是不受阻礙的運行。

滴入 4 滴在小水杯中，或滴入口中含著約十五秒，讓上顎吸收並進入頂輪。此花對於冥想、靈視探索都很好，也適用於各種儀式，或感應大自然的神聖時刻。

單方學名：
Comparetia macroplectron 冑花蘭，是哥倫比亞霧林裡的原生種。

Being in Grace

恩典之中

情緒清理

單方學名：*Ascocenda Princess Mikasa* 三笠宮公主千代蘭，是萬代蘭屬（*Vandaceous*）的混種，性喜溫暖與光線充足的地方。

花語

這是一株有著巨大花瓣且顏色鮮豔的紫色蘭花，花的顏色就是這個花精運行的中心。這個花精能清理我們舊有情緒的殘渣，這些渣滓被「掃入意識頭腦的地毯下」。療癒過程會深入腦內的情緒中樞，也能釋放腎經的緊張。除了淨化功能，也能幫助我們踏進與生俱來的尊貴、健康美與熱情洋溢的靈魂中。

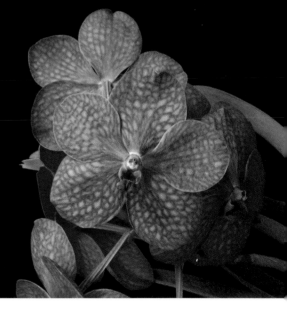

花精故事

這是兼具花藥與促進精素的花精。海瑟在使用冥想中，清楚描述這個花精作為促進精素的品質：她見到自己坐在君主的寶座上，身穿跟這株蘭花同樣顏色的一襲紫袍，一切都很沉靜、堂皇莊嚴與美好。

若你正坐在掃入有殘留過往情緒的「心靈地毯」上方的話，首次使用時可能會覺得這個地毯被掀開、人會意識覺察到隱藏在內心的過去感受，這個當下的覺察會讓人不舒服。最簡潔的處理方法就是幾分鐘後請再使用幾滴同樣的花精，這個方法總能帶來即刻的紓緩，就像情緒從心靈與氣場的層面被清理出來一樣。花精先要人覺察到所需清出的情緒，讓下一步的療癒過程有所可能。

大部分的人只會經歷到促進精素美好的一面，倘若此人需要用到花藥功能時，這個花精就是個強力的工具，十位花友中不到一位可能需要完成以上這些步驟。

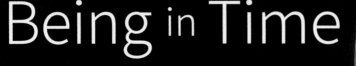

Being in Time
時間之中
處於當地的時區之內

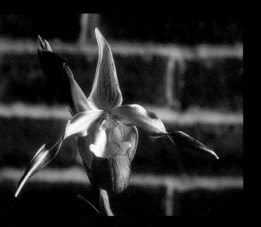

花精故事

當花精母酊完成時,一位嬌小穿著馬褲的花仙子指著蘭花向海瑟説:「這一株真的很特別!」我們知道這個花精對現代人生活是最實用的一種。對長途飛行後調整當地時區有顯著的幫助,另一方面也能幫助生理時鐘扭曲的人,使之能與自然循環重新校準。面對各種電磁波輻射的轟炸而讓體內自然節奏混亂時,這也是一個能夠幫助人對抗這類破壞的花精之一。

這個花精對於太多事情要做、但時間太少的人也頗有幫助,可以在一天的時光之流中帶入優雅的感覺。若你得突然準備搭機出國,請把這個花精收進行李,能讓你在降落後的整個旅程更加輕鬆。

花語

這個花精以自然週期調合身體的以太週期,幫助那些不甘願完全投胎在「此時此地」的靈魂。讓身體進入三度時間中,療癒師就能帶著個案安住在下半身。當我們有太多事要做、或太少時間可用的時候,花精可校準這股幫助管理時間的能量。

對時差很有用,不管旅行的路途與方向有多遙遠,都能使身體立即協調,並與當地的時區整合。

單方學名:
Phragmipedium Ainsworthii 髯拉密鞋蘭,是最早所育出的混種之一,可追溯至 1897 年。這是 *Phra. longifolium var. roezlii* 與 *Phragmipedium Sedenii* 的配種。

Being Present

處在當下

長途旅行的身心抵達

 複方：
Walking to the Earth's Rhythm, Being in Time

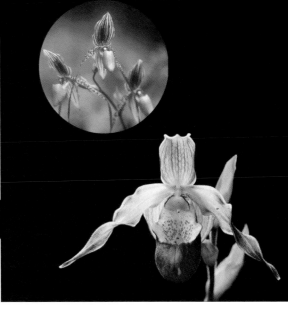

花語

幫助人無論身在何處都能活在當下，用於長程旅行非常有效，協助身心的各個部份全然「抵達」目的地。複方含有時間之中花精能將身體週期和諧地帶入新時區的大自然週期，所以對付時差很好用。對交談困難議題的兩方也有所幫助。

處在當下氣場空間噴霧

這個花精幫助我們調整長程飛行後的時差。為了讓效果更好，也可同用這款滴瓶、或單方的時間之中花精（Being in Time）的滴瓶。

不論是搭乘飛機、轎車、火車或輪船的長短旅程，這個花精可幫助我們完全回到當下。當人在旅途中變得有點「心靈拉扯」時，這個噴霧能立即處理這種狀況。同樣地也會對療程初期階段有所幫助，讓個案全然地處在當下，不會受到來時路上的分心影響。當個案全然地處於當下，療癒師的工作也會更深入與有效；這個噴霧當然也能幫助療癒師自己在服務個案時能處在當下。

我曾經體驗過這個噴霧的最有力經驗，是我從英格蘭開往德國的十小時的高速公路車程後，當終於抵達朋友家我就立刻使用這個噴霧，也震懾其效果。在高速公路上馳騁一百公里後，我知道自己心靈某些部分被「拉歪了」。噴了之後，覺得自己四散的能量就回到身體此刻空間的當下，就像釣到一條大魚後的極力收桿。請讓噴霧從身上飄散，只需一秒就覺得自己更回到核心、平衡與溫柔的落地了。

花 語

這個美麗的花精可幫助我們重新與靈魂藍圖和靈性本源連結，這是很能夠反映我們本質的花精。就像從底部觀看的清澈藍色湖水，見到光線穿透至最深處，我們向上看到了自己的本源。

此花清除我們在低階脈輪不想要的負面印記，讓心靈的通道開啟，把我們的注意力轉向靈魂遺忘的面向。這個過程會擾亂潛意識的意識元素，偶而會引發盛怒，卻是要提醒靈魂在生命旅程上有被遺忘或有所抵抗的義務。這種憤怒是必要的反應，最好不要干預，過幾天就會消除的。憤怒最終會為自身帶來與本源更親近的深層渴望，去履行靈魂在今生轉世的目標。

藍色天使花精可喚起靈魂深處的遺忘，讓人更向前。另外還可參考：回家花精（Coming Home）接受我們存在的確信感。清償之夢花精（Redemption Dream）攸關神聖契約的本性。濕婆之冠花精（Shiva's Crown）可幫助我們了解身體的靈魂之旅。啟示花精（Revelation）協助人看到改變與生命之旅並向前走。

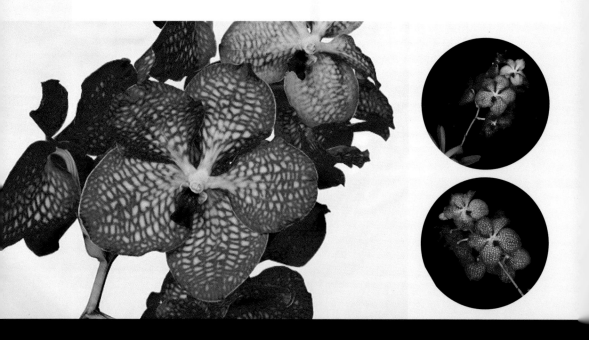

Blue Angel
藍 色 天 使

看見今生轉世的本源

 單方學名：
Vanda Gomalco's Blue Magic 萬代蘭

花精故事

這個花精的作用能夠持續好幾週，一位使用者回饋她在用了母酊三週後還會出現一些強大的夢境，其中一個夢的關鍵人物是一位亙古倖活但沉睡的藍色人魚，他已經覺醒，用著新長出的雙腿與作夢者一同行走。她清楚地看到這個花精在夢中讓靈魂的古代元素覺醒，讓我們成為更加完整與本來的自己，在生命旅程中能夠前進。這個引人入勝的夢境如下：

我出門要去一間百貨公司美食街吃午餐，為了要到百貨公司必須走過一座跨越河流的橋樑，我看到許多不良少年正在偷竊橋上人們的錢。我開始走過橋樑，被穿著全身黑的少年包圍，那群人大概有十位小伙子。他們試著要讓我停下來，拉著我的皮包想要偷走，我抵抗逃走後仍發現錢包被偷了。接著我走回辦公室打電話通報信用卡公司，然後去橋另一端河畔旁的綠色茶館，那裡有一位年長的日本女士為我端上一杯茶，我告訴她錢包在橋上被偷走了，因此覺得很沮喪。

這位女士和我一起分享甜點，她要我等一下，然後她打開面向河流的窗戶，窗戶外有一個小窗臺，我的錢包就在小窗臺上。她將錢包拿給我，錢包變得髒兮兮但錢跟信用卡都沒人動過。我很驚訝並且往河中看去，看到有一條大嘴巴的大藍魚，只有一半魚身在河裡，我想是這條魚從河裡把錢包撿起來的，而後這條魚潛入水中將裝有甜點的蓋子給我，我發現那就是日本女士和我分享過的甜點的蓋子！

我問他：「你為什麼要這麼做？」

他回答：「因為我愛你。」

我再問他一次：「你為什麼要這麼做？」

他再次回答：「因為我愛你。」

Blue Bell
藍鐘花

輕盈自在進入精靈領域

id="2"
單方學名：
Hyacinthoides non-scripta

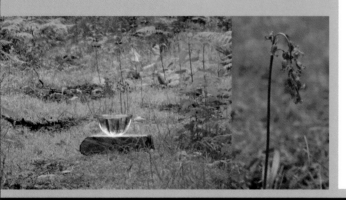

花語

蘇格蘭森林的春天有藍鐘花盛開，洋溢著其他時節都不會出現的強烈又溫柔的魔幻感。這個花精看似有如閘口的作用，打開我們的感知，通往精靈與仙子的領域。

花精作用於第 1、2、4 脈輪，以全身舒展開來的安寧，帶給我們整體的祥和與輕盈感，正如我們站在數以千計的藍鐘花叢間，會有潔淨與變得輕盈自在的感覺。

Boundless Peace
無 限 平 靜

溫柔且放鬆的沉靜

單方學名：
Anguloa virginalis 純潔鬱金香蘭，是祕魯山中涼爽霧林區內的原生種，此花的葉面極大，需時常澆水。

花語

請想像半透明的水母舞著觸手在水中游動，如同香檳色泡泡流到表面，經驗著浮力、自由和安樂的飄浮感。這個花精可減輕過多心力的工作而引起頭腦的壓力。還可以開啟意識，讓我們做著活躍與豐富的夢。使空間感變得溫潤，邊界柔美。需要平衡過度陽性氣質的男性也可使用。

花精故事

這個花精屬於極度陰性的花精，對夢階段有影響。我與海瑟在傍晚時一起完成母酊，當晚後睡覺時我發現整晚都在作夢，這就是為什們我們沒有提供母酊的原因，因為稀釋後的花精市售瓶強度才剛好可用來鬆開一日所累積的壓力。

這個花精也是文雅藝伎花精（Gentle Geisha）、溫柔好眠花精（Gentle Sleep）與安穩之眠花精（Sleep of Peace）的成分之一。當男性花友需要滋養陰性面向時，這個花精也可幫助他們平衡陽性能量。

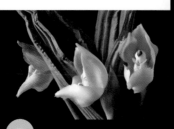

Carnival
狂歡嘉年華

身體的感官光彩

單方學名：
Laeliocattleya hybrid 嘉德麗雅蘭混種（巴西）。這株蘭花花賣給我的時候，當時標名為 *Laelia crispa*，就如在蘭花界常所見的，供應商搞錯了，這個蘭花尚待確認是哪種薔麗嘉德麗雅蘭混種。

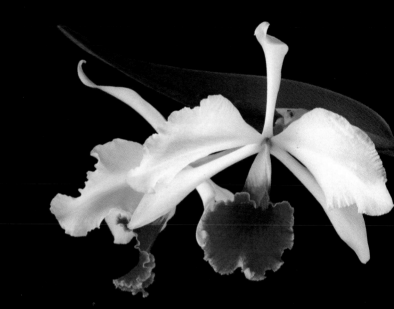

花語

這是有巨大花瓣的蘭花，花精富有韻律與熱情的感受，帶給整個身體表面有乳白色的以太體光輝。對用腦過度且距離肉身太遠的人頗適用，讓我們回家後能與忙碌一天的壓力拉出距離，記得享受這個奇妙的身體。

花精故事

當清教徒方式是壓抑身體，造就了「靈、肉」間的人工分割時，這個花精是要提醒我們－在靈性旅程中學習與身體和感官和諧又喜樂的生活，享受生命。這個花精帶來療癒，讓肉身展現喜悅的健康之舞，特別有助於喚醒皮膚這個萬物存有精細表層的感官。

加入在美容或身體乳液的效果非常好。

這個花精加上微笑蝴蝶花精（Laughing Butterflies）就是歡樂時光複方（Party Time）。

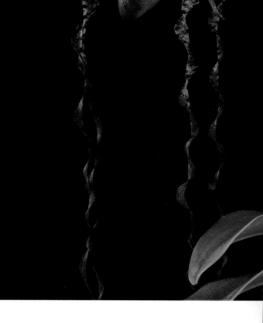

當我們療癒了心靈隱藏起來的主要創傷，當我們設法解決骨盆區 DPS 狀態（Dead-Pelvis Syndrome）還有古老與近來的心痛，一旦這些過去的重大創傷被療癒了還會怎麼樣呢？

多數花精都是用於療癒負面狀態、與希望我們能夠成為更健康或更完整有關。倘若我們的狀況已經療癒了，也超越了「成為（Becoming）」的需求階段、進入「存在（Being）」的特質時，這個花精與療癒情況無關，是要邀請你經歷這種深層與強力的存在狀態。這個花精對於那些已致力療癒各種創傷的人很有用，不論用的是哪種療癒法。

這個蘭花代表的是多年來我們製作花精的巔峰（在英文書 2010 年出版時算起來，這個蘭花生長了十四年）。這是非常有力量且美麗的花精，邀請我們去體驗心靈的深度。

單方學名：
Paphiopedilum sanderianum
芭菲爾鞋蘭

一位回饋者寫出她用了母酊的冥想經驗:「我感到非常寧靜、平和與臣服。我感覺到一股力量遍佈脖子、後腦和肩膀,然後漫步到整個頭與雙耳。我感覺到百會的擴張和刺痛,並不在頂輪。雙手非常刺痛卻又溫暖。整個冥想過程中我都保持這樣的狀態,整個上半身和軀幹像氣球般充氣著,有一道白光從頂輪沿著中軸過來,然後白光變成一個錐形的螺旋,在頂輪是比較大的螺旋,然後沿著螺旋向上在錐體頂點時變得越小,螺旋以等速運動,似乎在我的頭上延伸到非常遙遠之處。

之後一頭豹出現在我的左側,我走向並且擁抱牠,手臂環抱住豹的脖子並且讓我的臉放在牠身上。之後我爬到背上並且抱住牠,然後一起大步離開,我能聞到豹還感到牠的有力肌肉,感覺到我與豹有非常緊密的連結,牠是我很親的朋友或是伙伴。牠帶著我們進入到像是現在金字塔的白色螺旋中,隨後我們就消失了。接著我望向目光的左側,有著白色、黃色、紫色一再重複地的波動直至冥想結束。

這次的蘭花冥想讓我的感官如同在假死狀態的暫停。我不想移動、說話或是從椅子起身,只想坐著凝視那個空間,我不累就只是想處於臨在(BE),聽力也變得非常敏銳。我從椅子上站起來,開始走向桌子並拿起東西想要開車回家,但最終我就只是站立盯著,感覺自己沉浸在感恩中,在緩慢變化的那個空間中,有種難以抵抗的感恩之情讓人潸然淚下」。

我對這個花精的冥想也有相似之處:整個軀幹感覺強而有力,強壯而挺立,力量錨定在第 2 脈輪。我注意到作用在軀幹的前半部分,胸部像穿著軍裝般擴張、變得大而強壯,直直地延伸脊椎和頸部,感受到寧靜卻巨大的勇氣。

花精好像是想要向上伸展我的前額脈輪到約二至三英尺高之處,一股強大一再地往上、往上、往上的專注力,同時也面向前方。這種校準如同火焰一般動靜共存,火焰高漲到靈性的鳥瞰視點。如果一個人可以停留在蘭花要邀請我們進入的這個空間中,小我就會消融消失,一個人將會完整具足。

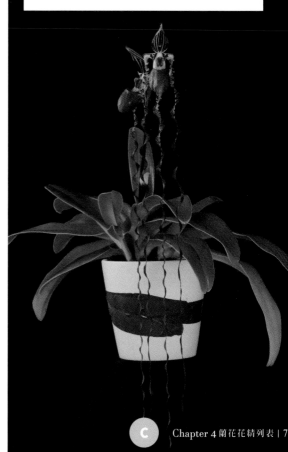

Celestial Siren
天 空 美 人 鳥

深度冥想以及靜謐之感

花 語

當我們使用這個花精時，幾乎都會出現明顯的姿態變化：頭部向前傾，有一種能量回撤再穿越頭部的感覺，從臉部劃一個弧形，通過大腦，然後退到後腦上方。隨之是深刻與持久的寂靜存在感，思想中的負面火焰被掐滅了，就像小蠟燭的燭光，被燭花剪弄熄一般。這是高我召喚著靈魂回溯靈魂最深以及最高潛力的氛圍，使我們抵達內在之美的涅槃，又能保持安穩、落地且安住核心。

蘭花系列中有幾個花精非常適合在冥想時使用：意識之冠花精（Crown of Consciousness）、奧秘智慧花精（Secret Wisdom）、注視靜默花精（Behold the Silence）、推走黑夜花精（Pushing Back the Night）、內在旅程守護者花精（Guardian of the Inner Journey）、慈悲智慧花精（Wisdom of Compassion）、寧靜

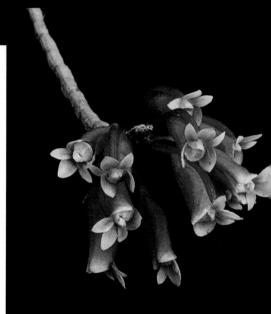

之觀花精（Serene Overview）。這個花精也是其中一種，能夠邀請深層的內在寂靜。

若體內活力低落或是堵塞時可使用活力核心花精（Vital Core），因為肉體需要低階脈輪有和諧運作的能量，靈魂更高超的內在旅程才能完全展現。

單方學名：

Dendrobium lawesii 石斛蘭。這個蘭花來自東南亞，花的型態引起我們注目－有著細長的假球莖從分枝垂下來，根支持著分枝，花朝著地面開，頂端纖細的花蜜細管（蜜腺）反過來朝向空中。

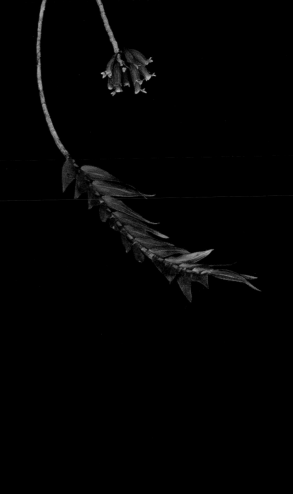

花精故事

安卓醫師在 2009 年 11 月拜訪集亞島
開設 TEK 肌力測試工作坊時，這株蘭
花引起他的注意，這株是我從德國帶回
來的石斛蘭。石斛蘭大多有從樹枝向上
長出長長的假球莖，但又往下吊垂著。
這株石斛蘭原生於巴布亞新幾內亞，花
朵朝著地面開，但纖細的花蜜管（蜜
腺）則是反過來長，花的顏色有相當大
的變異－由橙到紅或到粉色皆有。

使用這個花精的冥想經驗反映出以下
的姿勢－頭部向前傾，但有一種動能
往回撤並穿越臉部，然後再通過頭頂
後方。一旦經過這樣內外姿態的轉變，
沉靜感就會降臨，這種靜謐既深刻又
豐富，我們可以停留其中好幾個小時
甚至好幾天。

花精製好的隔天午後，我在打盹中夢見
到一位身穿長袍的僧侶坐在一池靜靜湖
畔旁冥想，太陽的金光從天上流淌下
來，遍灑在僧人與湖面上，這幅意象傳
達出這個花精的教導。

Celestial Triangle
天 空 三 角

頭頂氣場與新的意識

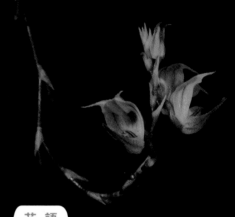

花精故事

這個花精的第一個動作是在骨盆（在第 2 和第 3 脈輪），隨後會影響眉心輪，然後移動越來越高進入身體上方的脈輪。安卓醫師說這個花精在脈輪中作用的位置，比之前任何蘭花花精都要高，甚至高於推走黑夜花精（Pushing Back the Night）。這個花精能幫助一個人顯化出更高的靈性能量，帶來喜悦跟輕盈，這個細緻的蘭花可讓我們與所有的存有與生命有更深連結。

單方學名：
Scaphosepalum bicristatum 碗萼蘭，來自瓜多爾，是小巧精緻的蘭花。

花 語

從幾何學來看，也許不曾有如此令我們喜愛的花了。這株植物的穗狀花序組成三角形，能量上也有從骨盆、頭部與頭上方三角的序列，可帶來安穩、溫和、清晰與心中的輕盈感。

當這種運行流向頭部以上的時候，另一個幾何圖形展開，就是所謂的環形圓（torus），這是健康氣場的基本樣貌，脈輪也是如此（環形圓在數學上被稱為甜甜圈形狀）。這個花精幫助我們發展能量，往頭頂上流動的環形圓氣場，不過首先要讓花精照亮了心才行。

一位回饋者説她在使用這個花精冥想時看到了觀音顯形，觀音告訴她，這個蘭花的特質就是要帶來「新的意識」，她接著問觀音，該如何面對卡在舊意識的我們呢？觀音簡單回應説「把愛送出去給他們，那麼新的意識與心念就會創造出新的氣息並流入我們，去散播愛！」

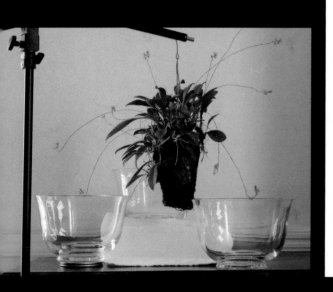

C

天空三重奏是特殊用法之一（參考 243頁），是我們與人性的連結，這是一個非常直接又立即的層面。三個花精依序促進我們能量場的重新調整，讓人們能夠更好地與「人類網路」連線，這是全球層級相互連結的共同意識，一位顧客回饋曾說這是「真正的以太網」。

寧靜之冠花精（Crown of Serenity）創造出能量基底，天空三角花精（Celestial Triangle）進一步在架構上發揮，讓人建立更高脈輪的活力，有更深刻精細的內在連結並帶入更多的能量活動。真實連結花精（True Connections）對身體影響比較小，卻保留更高脈輪的效用，幫助我們連結到人性「心靈網絡」，讓我們不論相距多遠都能夠彼此相連。

我們的建議是一次使用一種花精，一天使用一次，睡前或冥想都可以，建議的使用順序為：

天空三重奏使用法

Day 1.	寧靜之冠花精 Crown of Serenity	8 滴
Day 2.	天空三角花精 Celestial Triangle	8 滴
Day 3.	真實連結花精 True Connections	9 滴
Day 4.	寧靜之冠花精 Crown of Serenity	8 滴
Day 5.	天空三角花精 Celestial Triangle	8 滴
Day 6.	真實連結花精 True Connections	9 滴

請重覆這個過程 63 天或 21 天。

讓我們能接到人類靈性網絡的能量結構方法，主要是頭頂上方的脈輪。儘管以上每種花精都可以單獨使用，但跟著順序先使用前面二種花精的人，就能感受到真實連結花精的最豐沛效果。

Celestial Defender
天空防禦

深度冥想的保護與思緒清理

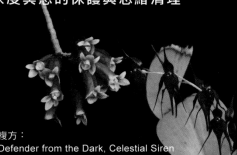

複方：
Defender from the Dark, Celestial Siren

花語

這個花精像是內在溫柔的召喚，要我們經驗神性。但是在這種深度冥想的經驗、投身超越之旅的時候，我們的核心可能會有保護不周的風險。所以這個複方可一邊看守著我們，一邊讓防護空間出現，加強天空美人鳥花精（Celestial Siren）的功效。從比較世俗的層面來看，使用花精讓人思緒有被清理的感覺。

Centre Renewal

核心更新

內在喜悅與恢復生命舞動

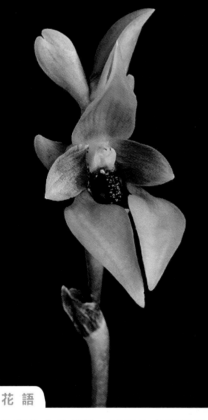

花語

恢復生命的舞動，這是內在喜悅的行動。這個花精作用在很多層次，能量上可支持消化議題，也可療癒或發展第 3 脈輪的能量結構，並透過腹部的脈輪群連結到大宇宙。

 單方學名：*Bulbophyllum carunculatum* 豆蘭

花精故事

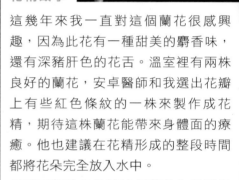

這幾年來我一直對這個蘭花很感興趣，因為此花有一種甜美的麝香味，還有深豬肝色的花舌。溫室裡有兩株良好的蘭花，安卓醫師和我選出花瓣上有些紅色條紋的一株來製作成花精，期待這株蘭花能帶來身體面的療癒。他也建議在花精形成的整段時間都將花朵完全放入水中。

母酊冥想的經驗讓這個蘭花作用變得明晰，有三個不同的作用層面：一個是支持肝臟，膽囊和胰腺消化器官的能量，但我們在此無法多談論這方面的描述。另一個層次是淨化、充滿活力、歡欣的舞動。第三個層面是能連結到太陽神經叢上方的能量中心，透過此處來發射能量（通常會與較高的脈輪相連）。

一位回饋者就經歷到他的太陽神經叢向整個宇宙開放，並與宇宙的巨大整體相連著。通過這種方式，花精帶來整個人的更新與來自更巨大整體存在連結的能量。這個花精經驗看似很宏大，但除非你決定要與這個花精合作才會發展到這種深度，多數的使用經驗只是快樂和充滿活力。

C

Child's Play

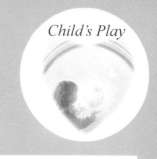

Child's Play

孩戲精素

存在的喜悅與臣服宇宙

花語

這個精素以輕鬆的專注力與行動代替頭腦，帶來沉靜之感，我們的心靈與理智會重新發現純然存在的喜悅。知道自己盡力了，對未知不解也無妨，本來就會這樣。孩戲精素幫助我們經歷宇宙巨大的神秘並完全臣服。

花精故事

這個精素是由英格蘭的蘿斯·提欽納製成，這是她在「心之光花精」系列的其中一個。蘿斯在 2009 年因為健康因素停止製造與販售，但因為這個精素是安卓醫師多年工作中不可或缺的精素，所以他買下母酊，由蘭花花精中心的我們協助裝瓶，好讓此精素可繼續供應販售。這款並非花精而是意念精素（Intentional essences），因擁有光亮與純真的特質，安卓醫師發現這個精素對 TEK 肌力測試別具強效。

Clarity of Spirit

心靈清晰

專注高我連結

 單方學名：*Phragmipedium Eumelia Arias & Spectrolite / Labradorite* 鬍拉密鞋蘭與光譜石

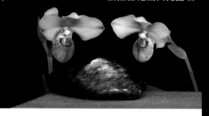

花語

這個花精是由兩株混種蘭花與美好明亮的光譜石製成。這兩株蘭花在溫室相鄰好幾個月，要擺在一起他們的能量才能聚焦。光譜石的出現可深層強化蘭花。這個花精能深刻且輕快地作用，以獨特的方式驅散靈魂的陰影能量。作用始於體內的第 4 脈輪，第 4 脈輪是被稱為能量中心群「下部反射系列」的一部份。花精在邁向第 3 脈輪之前，會像大船下錨一般定在海底輪，卻不在此脈輪中作用。到了第 3 脈輪時能量會分裂為兩個漩渦，繞過心臟電磁場幫浦出來的能量環形圓紋曲面、揚升越過第 21 脈輪，朝向永恆，超越群星。在那至高的時空裡，兩個漩渦再度融合變為一漩渦，再降落到心輪，帶來了心理與情緒的清晰，並專注在與高我的連結。

Clarity of Connection
連結清晰

連結本性並踏上靈魂旅程

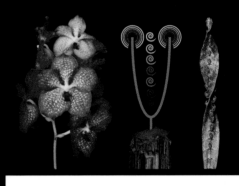

花語

這個複方製成的緣由是要理解我們在生理、能量、神性的連結本性，以及加強這些潛在途徑，讓我們踏上靈魂旅程與進化的需求。

安卓醫師對此複方該有的功效與協助的認知是－在第 1 脈輪的層次能夠繫住我們的「心靈」，接下來藉由透過頂輪與百會、還有夢點以上的空間出現的兩道意識之流，揚升至更高的意識和宇宙中。錨定精素（Achord）可以穩定所

有脈輪，藍色天使花精（Blue Angel）移除在「星空大門」內可能帶來的不當反應阻礙與渣滓。

複方：
Blue Angel, Spiral of Light, Achord

Clearing & Releasing
清理與釋放

加強版的空間清理

複方：
Angelic Canopy, Heaven's Gate,
Pushing Back the Night

花語

不論是對空間或是氣場，我們有時候必須處理深深禁錮於內在的挑戰能量。這個複方是加強版的空間清理噴霧，即使我們面臨非常黑暗的能量，此花精仍能夠淨化辦公室或居家環境。

花精可解除疑慮、將正面與強烈的光明帶入空間中。若某人體內的能量需要淨化或有任何藥物濫用時，就可以使用幾滴。

我們剛開始以為天使保護傘噴霧
（Angelic Canopy）可包辦所有淨化
空間的需求，但當有人需要帶入光明、
也要更深入特別是業力方面的能量
時，我們就再加上幾種單方來配成這
個複方，讓觸及的影響範圍更高，並
且校正到層次較高的能量，再加上天
使保護傘花精。這個複方是強力的能
量清潔劑，讓心靈與靈魂可以迎新除
舊大掃除。

若有些人沈溺在所謂的娛樂性用藥中，
或有用藥習慣，這個花精可進入較弱的
氣場，將低層次能量從氣場中除去，
接著還可使用靈魂盾牌花精（Soul
Shield）來強化並幫助修補氣場。

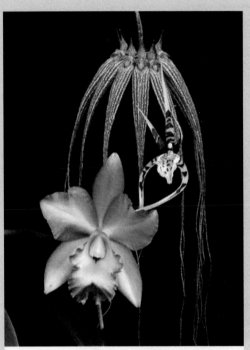

清理與釋放氣場空間噴霧

這個噴霧與天使保護傘噴霧的對比關
係，前者是特級強效漂白劑，後者是
一般漂白劑。當我們有面臨業力的挑
戰情況時，這個噴霧就是最強力的清
理與淨化組合，可幫助清理氣場或一
整棟建築。你可以在一日工作後、為
了準備第二天的學習或工作時，噴用
於教室或辦公室中來清理空間。療癒
師在前一位個案結束時，可使用天使
保護傘噴霧來迎接下一位個案。但一
日過後、或是前一位個案狀況特別不
佳時，請使用這個噴霧，就不會讓個
案得面對前一位個案的「能量殘渣」。
風水老師也發現這個噴霧對挑戰的空
間會有好的轉變。家長不妨常噴用在
青春期孩子的房間中，不管各位面臨
的挑戰是什麼，這個噴霧都會對我們
有所幫助。

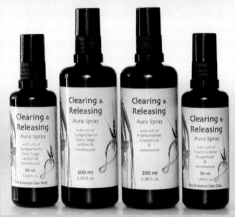

Clear Mind
澄明心智

心靈上的澄靜與清晰

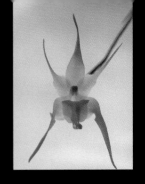

單方學名：
Aeranthes grandiflora 大花擬風蘭，是馬達加斯加的原生種，製作時加上綠寶石。

花語

淨化或安穩心智，提供認知跟省思的澄清，可緩和中腦的心智緊張，這是讓「頭腦休息」的花精。想像一顆白色晶潔寶石的澄澈，或像無雲冷冽的沉靜冬夜，一輪圓月映照在平靜的湖面上，讓你的靈魂聆聽內在的靜謐。

花精故事

這個花精與心智體有關，主要運作於 Ajana 中心、百會穴與頂輪。花精是在清澈、沉靜、冷冽的月圓之夜完成，製作的水缽裡放了一個綠寶石。這株蘭花的能量在晚上十分活躍，夜裡會釋出如奶油糖的芳香，白天卻不會有這種味道。當你需要沉思或讀書時，這個花精可讓腦袋安靜下來。還有花友曾經在一級方程賽車中使用這個花精。

Clearing The Way / Self Belief
清理道路 / 相信自己

勝任計畫與目標的自信

單方學名：*Phrag. Don Wimbur* 鬍拉密鞋蘭是 *Phrag. basseae* 的第二代混種。*Phrag. basseae* 是父母株之一，透過這株暗紅美洲兜蘭，強烈的陽性特質因此傳入這個花精之中。*Phragmipedium longifolium* 與 *Phrag. basseae* 混種所產出的 *Phragmipedium Eric Young*，再次與 *Phrag. basseae* 混種，就會產出這株 *Phrag. Don Wimbur*。

花精故事

這個花精對任何受苦於缺乏自信，不相信自身內在資源成就的人頗有效，屬於溫和的陽性能量。多年來我們看到許多人因此受惠，只要使用幾滴就有明顯影響，所以我通常會拿這個花精給懷疑花精是否真的會有效的人。

花語

增強對自己內外靈性資源的信念，提升朝計畫與目標邁進的能力。這是很美妙讓人「能夠勝任」的花精，幫助我們放鬆第 8 脈輪的緊張，這是源自太過要求完美、控制生命所有事情的緊張。

Coming Home
回家花精

放鬆愉悅的落地

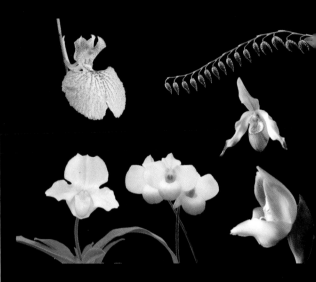

花語

這是撫慰人心、放鬆愉悅,並讓我們落地的複方花精,把能量帶進身體最根本的第 1、2、3 脈輪還有心輪。此花精也傳達存有的輕鬆自在,清理第 1 與第 2 脈輪不再需要的印記,增加眼界的清晰度。

我們的研究首次發現這個花精能進入「靈氣」所使用的通道。花精適用於冥想後感到些微頭昏眼花的時候,能夠幫助我們溫柔落地。

 複方:
Behold the Silence, Boundless Peace, Mercutio, Purity of Heart, Renewing Life, Unconditional Snuggles

Compassionate Heart
慈悲之心

 單方學名:
Doritaenopsis Rong Guan Mary 朵麗蝶蘭

對所有生物慈悲的內在療癒者

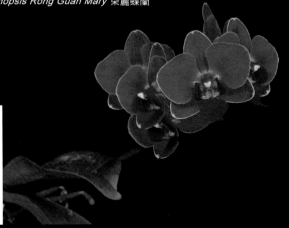

花語

這個花精可填補療癒更高之心花精(Healing the Higher Heart)慈悲智慧花精(Wisdom of Compassion),讓我們直接經歷內心,進入更深層對所有生物的慈悲,喚醒內在的療癒者。

Crown of Serenity

寧靜之冠

釋放過度專注，更深層的夢境

花 語

安穩並清楚自己的意向，這個花精邀請
我們進入更高的內在能量校正，並減輕
卡在第 8 脈輪的壓力，釋放過度專注
的心智能量。這個花精對已熟知與使用
其他蘭花花精的人有很大的好處。

使用這個花精後的重要影響，首先是在
睡眠上，能舒緩緊繃，讓我們有更深層
的夢境階段或無夢睡眠。這個花精能幫
助人們讀書學習，或更深層地協助靈性
進化，轉化精細的能量型態，讓更高的
能量可被展現。

單方學名：*Bulbophyllum eberhardtii* 豆
蘭，在綻放的穗狀花序末端有一連串的花
朵。與推走黑夜花精（Pushing Back the
Night）和美麗頸鍊花精（Necklace of
Beauty）是同一屬，都是東南亞原生種。

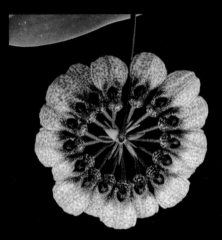

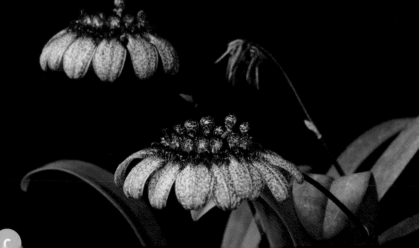

Core of Being

安 在 核 心

內在既沉靜又堅強的校正

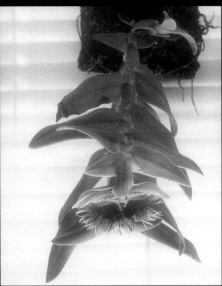

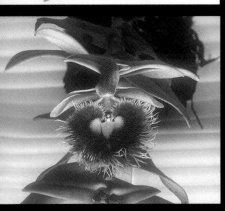

單方學名：*Nanodes medusae* 是厄瓜多爾霧林區的原生種。

花 語

這是很重要可用來重新校對靈性主軸的花精，進入我們的因果體。因果體是「靈性白光」，是脈輪系統的根源，溫和且深層地運作著，展現在核心軸線上，是直徑很小的一束光，流動的方向與脊椎平行，並且就剛好位在脊椎之前。

這個花精幫忙我們校正與更高脈輪一致。更高脈輪組成因果體的光之軸，創造周邊因果體與天體的氣場層，讓以太體、星光體與理性體能非常和諧地共處。

花精故事

這株蘭花的能量既安定人心又鞏固力量，在探索這株蘭花之前，彼得曾跟我說他不覺得有任何一種花精能夠觸及到因果體，但當彼得真的見到這株蘭花能夠直達因果體，並間接幫助我們校正所有的脈輪。這個花精是向內的運行，若再加入濃咖啡花精（Double Espresso）就能製作出另一種複方：活力提升花精（Vital Lift），有抑制擴張陽性能量的效果。

這個花精適合整天因被指派工作而疲累或壓力大的人，不論早晚或任何時間都可以使用。

Core Release
釋 放 核 心

直覺的擴張

花 語

這個花精能加強直覺層面，以及周遭
三百六十度的全方位意識，對骨盆中
心、頭部、第三眼、頂輪皆有重大影響。
使用這個花精會創造一種美好的感覺－
我們與身旁所有的能量連結，這是具有
深層能量的花精。可與肝經共振。

單方學名：*Bulbophyllum gracillimum* 豆蘭，
屬於附生植物，在泰國、緬甸、馬來西亞、所
羅門群島等潮濕的低地皆可發現芳蹤。植物學
記載是 1897 年首次出現。

花精故事

這株蘭花做成了兩種相關又明顯不同
的花精，花精能量差別很大。調節根
基花精（Base Regulator）在暗紅色
花瓣隱藏白色和黃色生殖部位時製作
的，但釋放核心花精是在開花十八個
小時之後製作，盛開的花朵已完全發
展成形，花期維持差不多三到四天。
這個花精對骨盆區的振動有重大的影
響，但不會抑制性衝動的生命力，可
增強性核心的敏感度，保護整個骨盆
區的元素，這是其他花精上沒有的特
質。透過第 3 脈輪和 Ajana 中心運作，
帶來成事的動力，使人得心應手，更
能提高直覺力。

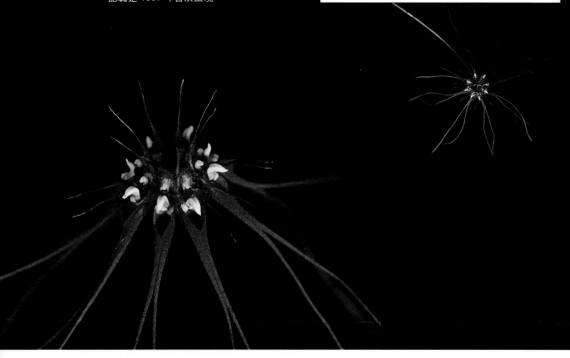

Crown of Consciousness
意 識 之 冠
存在之心的冥想

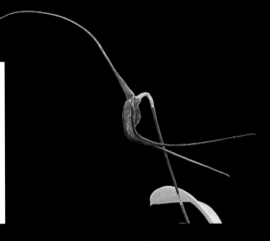

花 語

這是個極度重要的花精,可以讓整個頂
輪有完整經驗。此花希望迎接你回到
「記錄大廳」。這是一個內在的空間,
我們能夠在這裡找到活生生的上帝之
語、創造的智慧,並臣服與超越內在與
外在,有耐心、學習並適應接近神秘之
心。這是意識之光,是聖殿中的聖殿。

花精故事

我與海瑟在 2002 年第一次製作這個花
精時,我們在房間內的這段時間裡,海
瑟看到指導靈在對著這株蘭俯首行禮。
後來我邀請靈視者彼得閱讀這株蘭花
能量時,他迴避了好幾個月都不動
工,我問他為什麼要這麼久才行動,
他說因為他感到害怕,我很訝異為何
一株蘭花會讓他懼怕?他回答因為這
就像被要求閱讀達賴喇嘛的能量一
樣。花朵會現出神聖能量,全世界都
知道這株蘭花正在盛開。當時我們剛
出版了蘭花花精卡,慶祝有如一場婚
禮一般,意識之冠花精(Crown of

Consciousness)是新娘,而靈魂舞
者花精(Soul Dancer)是伴郎。
一位顧客的經驗分享到:「我有非常
棒的兩次冥想經驗,一次在泰國、一
次在蘇格蘭,我覺得這個花精就如其
名,冥想中見到的都是跳脫人類意識
與覺知的範圍,超越了我所有的經驗,
一切的發生讓人感到自己太幸運了」。

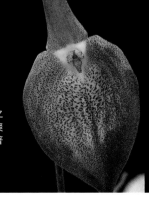

 單方學名:*Masdevallia reginae* 三尖瓣蘭,名字意思是這個蘭花屬之
「后」。在我看來也確實如此。此花是附生植物,原生於祕魯境內涼爽
的霧林中。能親見此花綻放頗為壯觀,兩端間多達十四朵花盛開,有著
奇異的模式與色澤。至今發現超過六百多種。

Crystal Element
水晶元素
心靈的慷慨與豐盛

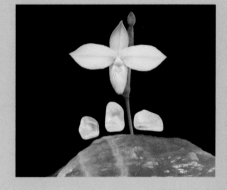

讓人願意接受來自心靈的慷慨與豐盛，
加強太陽神經叢。

單方學名：*Phragmepedium besseae flavum* & Citrine 鬍拉密鞋蘭與黃水晶

Defender from the Dark
防禦黑暗
全球性的挑戰，反抗高層次黑暗能量

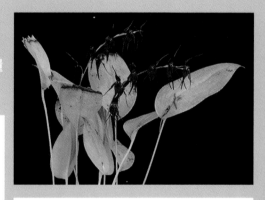

花 語

為了回應全球性的挑戰能量，這個蘭
花在 2010 年 10 月初呼喚要求被製成
花精。植物學名帶有「方正軸」的意
思，蘭花的穗花狀有如帶著一小群密
集陣排的士兵。我在某晚因為此花而
有個重覆的夢境，夢中有幾百個精靈
肩上扛著弓箭準備好要戰鬥，就像這
個蘭花的外觀，也讓人想到托爾金魔
戒小說中的意象。

這個蘭花的意義是，當人了解黑暗、
那就再也不是黑暗，而是深度的慈愛，
而不是天真地僅受到黑暗力量架式的
威脅。

美式足球格言常說到：「最佳的防禦
就是進攻」。這個花精堅定地抵抗來
自高層次的黑暗力量。

這個花精的另一個特別之處，就是製
出時我們就清楚知道花想要與其他花
精搭配，而不是單槍匹馬上陣。此花
想要搭配成一組的「防禦保護系列」，
讓需要的人可以調整到最佳的保護狀
態（保護組請參考 242 頁）。

單方學名：*Pleurothallis phalangifera* 擬肋蘭，生長於厄瓜多爾的雲霧森
林，花朵有兩種顏色。花精採用的不是淡腐色的花，而是深紫色的花。

Defend & Protect
防禦與保護

複方：Defender from the Dark, Protective Presence

避開惡意影響，強而有力的靈性鎧甲保護

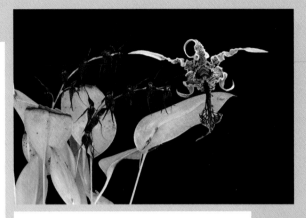

花語

防禦黑暗花精（Defender from the Dark）與保護現前花精（Protective Presence）有頗高的同質性，這兩種蘭花都展現出強烈的專注，可避開惡意的影響。

保護現前花精（Protective Presence）最鮮明的特質，跟悠久且象徵意味濃厚的中國歷代守護聖靈、或西藏繪畫中的「怒目金剛」有共同特色。這個花精能讓上述的能量臻至完美且發揮功效。

當我們要面對外在負面的人、事、物時，這是一個強力的複方，能夠給予靈性鎧甲般的保護。這個花精協助我們重新為自己的決斷力補充能量，隨著對自己真正價值的更深意識，就能在生命崎嶇的道路上邁進。

Defend Protect & Purify
防禦、保護與淨化

星光體的低層次淨化

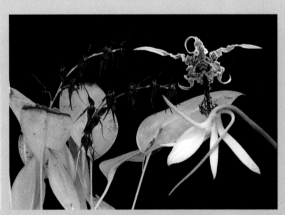

花語

這個複方可幫助我們淨化已經附著在星光體上低層次人、事、物，特別是 2010 年 8 月之後當防禦黑暗花精（Defender from the Dark）製造出來的期間，這個複方可局部地噴用或舌下使用。

複方：Joyous Purification, Defender from the Dark, Protective Presence

Defender of the Light
光之防禦

第三眼覺醒的保護傘

 複方：
Defender from the Dark,
Violacea Veritas

花語

紫色真理花精（Violacea Vertias）對於增加第三眼的強大影響力與擴張十分有用，但很可能會讓人暴露於干擾心靈的負面能量刺探下。紫色真理花精（Violacea Vertias）讓人在某種保護傘下，促使來自花精的轉化經驗出現。使用此花精時，我們很可能會注意到第三眼明顯地有覺醒與強烈的轉變感。

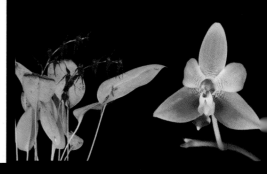

Defender of the Source
本源防禦

性能量與神聖薦骨的守護

 複　方：Defender from the Dark, Source of Life

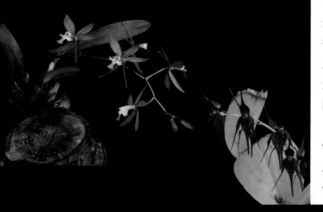

花語

生命源頭花精（Source of Life）是很有深度的花精，可喚醒第 2 脈輪之美，幫助我們表達自己真正的性能量本性。當性能量有其黑暗的一面，因此生命源頭花精與防禦黑暗花精（Defender from the Dark）合為一體可帶來幫助，守護神聖薦骨的區塊，以對抗黑暗能量的介入，這個複方就像通往靈魂大門的守衛。

Direct Vision
直接靈視
喚醒第三眼

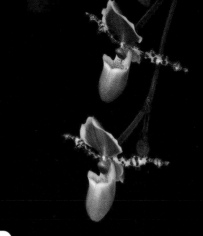

花精故事

這個花精跟新活力花精（New Vitality）是用同一種蘭花，但這個花精早了六個月，兩朵花盛開時是朝著同一個方向，可知開花方向不同也會讓花精特質有所差異。海瑟、娜塔莉和我使用母酊後一起冥想，我們都有力量十足的第三眼經驗，讓母酊稀釋成市售瓶可以減緩強度。海瑟在這個花精冥想中多了一位新的指導靈，那是一位肅穆舉止的美洲原住民。

請將這個花精看作是打開靈視的祈請，能夠喚醒眉心輪，不可草率使用而是誠敬地善用。

花語

帶來威力十足的第三眼經驗，對靈視探索很有用，提供有力的能量強度。請小心使用這個花精，可用於冥想練習。

單方學名：*Paphiopedilum liemianum* 芭菲爾鞋蘭，原生於北蘇門答臘的石灰岩山坡上，屬「相繼開花」的植物，單一的穗狀花序能夠不斷開 花長達十八個月之久，每朵花的花期可持續約六週。蘭花中央的假雄蕊蓋，隱藏住此花 的主要生殖器。

Double Espresso
濃咖啡
急需要能量關頭時的推一把

複方： New Vitality, Unicorn, Clearing the Way/Self Belief, Shiva's Trident

花語

這個花精適用於需要能量推一把的時候，就像一杯很濃的爪哇咖啡，不能每天用也不要經常用，但可用於急需外加能量的緊要關頭時。

花精故事

這個花精與人蔘不無相同，但請謹慎使用。可用於運動競賽上為運動員補充精力，這個花精用在選手訓練上是挺好的，根據身體狀況還可替換為活力提升花精（Vital Lift）來訓練選手。

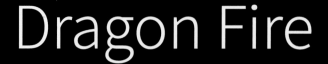

Dragon Fire
龍 之 火

熱火般與勇氣的轉化能量

花 語

這個花精帶給我們勇氣以及擁抱生命中
靈魂轉化的能量,也與安地斯之火花精
(Andean Fire)有關聯。安地斯之火
花精主要作用在療癒,特別是療癒遠古
的創傷面。龍之火花精是促進精素,並
非主攻療癒用途。

使用這個花精不該是為了療癒過往的創
傷,而是為了把身心健全的人帶到靈性
旅程的另一個階段。為了讓他們能夠擁
有熱火與勇氣,從靈魂內在引發出深層
的改變。

熟悉我們工作的人知道我們通常很少有煽動的命名，但 2014 年為什麼會選用龍來為兩個新花精命名呢？

在 2009 年時我有機會買到一株經常讀到資料的拖鞋蘭 *Phragmipedium China Dragon*，這是 *Phrag besseae* 的異株授粉株（用來製作活力核心花精 Vital Core 的紅色種）和 *Phrag. Grande* 長花瓣的異株交叉授粉。

這株蘭花每三年開一次花。在 2014 年 2 月情人節前後開出了兩朵花，花朵看起來比 2012 年盛開的模樣更有活力更為"鮮活"。但因溫室中的蟲吃掉了第二個花苞，所以我拿掉第二個花苞，然後將蘭花帶進屋裡。在接下來的幾週，我感到非常有活力，就用剩下的一朵花做成花精。之後我才將花的照片寄給安卓醫師，雖然他不太相信我的描述，但有些蘭花只能在實體遇到時才能聽到，這次對我來說很明顯是一個不同凡響的開花狀態，使用的是新浸入法來製作。

使用母酊時，我發現這個花精明顯地與火元素花精（Fire Element）有關，可體驗到一種內在強烈火焰著燒般的能量，周圍的空氣也合而為一的揚升。我們經過測試後決定再加入當月早些用在火元素花精的三個「火石」，來幫助扎根這個花精的強大能量，也能增強火面向，並確保使用者的陰影面不會被這個花精帶出。

在此分享一個關於花期的重要插曲：通常這種長瓣拖鞋蘭的花期可持續約四十至四十五天，我從來沒有見過任何拖鞋蘭可以開花超過五十天，但是這株蘭花卻持續開花了九十九天。對任何拖鞋蘭來說，這株肯定是蘭花界的世界紀錄，那幾週我持續拍照紀錄這株蘭花，拍攝時擺放當天報紙在蘭花背後來驗證日期。無論如何，這株蘭花確實具體表現出令人意想不到的能量。

這裏有個實際的回饋，關於幾名原本一直拒絕去學校的青少年，使用後突然開始去參與學業。我很高興知道這個深刻的花精也能帶來簡單與明顯的好處。而此花在更深層次上還可帶來勇氣，擁抱生命中的靈性轉化力量。

這個花精也與安地斯之火花精（Andean Fire）有關，安地斯之火花精屬於花藥，可療癒古老的創傷。龍之火花精則是一種促進精素，不是用來療癒過去創傷，而是要將良善帶到靈性之旅的另一層面。擁有火元素和勇氣，可讓靈魂內在帶出深刻的改變。

單方學名：
Phragmipedium China Dragon 鬍拉密鞋蘭，在開花的第七十七天配上火蛋白石以及薔薇輝石所製成

Dragon Mask
龍 面 具

更高層次的自由與喜悦

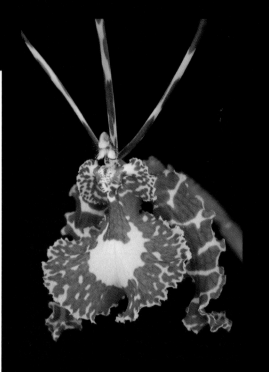

花精故事

我在 2014 年 6 月的英格蘭蘭展上買
了這株蘭花，多年前我曾經從 SSK 那
邊聽過這種蘭花，SSK 還用了這個品
種的父母之一製作過花精。這株蘭花
來到溫室的七月下旬開出一朵鮮艷的
新花朵，我很明顯地感覺到蘭花呼喚
要一個全新的花精。

長穗狀花序是這個蘭花能量交流的關

單方學名：*Psychopsis Kalihi* 蛾形文心
蘭，是連續花穗，長出了一公尺長的綻放
花穗，如果有妥善照顧，可以繼續開出一
個接一個的花朵長達十五年。有蘭花家族
中連續綻放最長的花期。

鍵特徵之一，植物的基部代表第 1 和
第 3 脈輪，可以引人進入更高層次的
冥想空間、卻又不會太過集中專注。

Energy Matrix Protection

能量母體保護

清理電磁波污染與能量母體支持

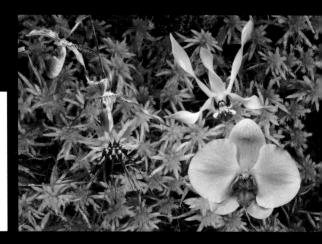

花語

這個複方的製作是要回應日本 2011 年地震和海嘯後令人擔憂的情況。主要目標是協助細胞層面,能夠創建體內健康的能量母體保護與支持,也會對現代的各種電磁波污染有所助益(僅此款加入海鹽)。

花精故事

日本在 2011 年的 311 大地震後有著非常令人擔憂的處境,而促使我們創造出這個複方。首先加入的是苔蘚精素(Narnia Sphagnum Moss), 這個精素是使用英格蘭一座神奇森林中的苔蘚製成,苔蘚有著非常強烈的生命活力與健康的細胞成長特徵,可幫助於細胞記住健康的藍圖,是至今在這個主題上最強大的精素。

我們相信這個複方能夠在以太層面維護本體,從內部保護本體免受任何低等級核能輻射的影響,例如:當時東京雖然面對非立即的健康威脅,但十年內可能還是會有攝入身體的輻射影響,放射科醫生告訴我們一旦攝入輻射,是不可能在物理面真正的淨化核能同位素。這個複方是我們大膽而冒險的嘗試。

複方:
Light of My Eye, Core Release, Moon Child, Wisdom of Compassion,
Narnia Sphagnum Moss, little sea salt

Earth Element
土元素

扎根與穩定帶入核心、土象能量

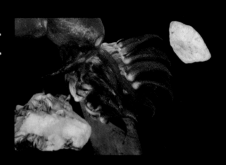

花語

這個花幫助我們在深層冥想後更加扎根落地,可以與核心更新花精(Central Renewal)一起使用,將穩定性帶入核心。生理時鐘失調時就需要使用此花精。可以滋養五行中的土象能量。

 單方學名:
Bulbo. spiesii, Aquamarine & South Downs Chalk 豆蘭、海藍寶石、英格蘭南方丘陵白堊岩一同作成。

花精故事

這個花精是用陰影降落花精(Shadow Descent)的蘭花與兩種礦石所製成,其中一個礦石是我們從巴基斯坦找來的海水藍寶,另一個是製作團隊的海瑟寄給我的白堊石,這塊白堊石來自英格蘭南唐斯(South Downs)的一座峭壁。我們將兩塊礦石放到水晶缽中,讓礦物質的精素和蘭花花精結合起來一起製作,帶我們回到穩定性。這裡有個有趣的心得,當人通過占星分析在星盤顯示出土能量缺乏的時候,使用這個元素花精可能會對此人有頗大的幫助。

Emerald
綠寶石

打開與刺激心智、洞察力與專注

花語

這個精素有著如此清澈和美妙的能量,所以我們決定單獨製作出精素。這個精素能喚醒、點亮並淨化心靈,打開更高層的能量,清理眉心輪與頂輪、刺激心智和記憶、發展洞察力和反照,不只是喚醒也安穩心輪,也可培養和諧與專注的心智。

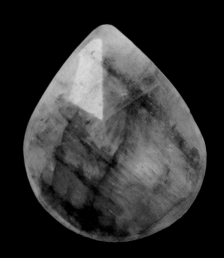

Eye of the Tiger
老虎之眼

強力專注、堅韌與樂觀

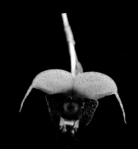

花語

單方學名：
Scaphosepalum anchoriferum 碗萼蘭

這是有強烈能量的陽性花精，可從兩種不同的方式經驗到其中的箇中滋味：一是會帶來力量，強烈專注在太陽神經叢、心輪與 Ajana 中心；另一種會帶來喜悅跟樂觀的經驗。無論是哪一方面，此花都會帶來心的堅韌，並且更新每天的目標。

這個花精激勵人們去面對身體脈輪隱藏的議題，也激勵我們面對來自外部的挑戰，花精運作會進入到更高脈輪的領域。

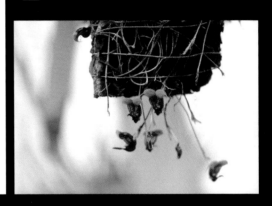

Fire Element
火元素

單方學名： *Bulbo. saltatorium*, Fire Opal & Rhodonite 豆蘭、火蛋白石與薔薇輝石

移除業力的印記及渣滓，火象能量

花 語

火元素是一個美好又有力量的清理型花精，對於移除業力印記及渣滓非常實用，在其他移除業力的努力皆不足的情況下可使用此花精。可以滋養五行中的火象能量，用過這個花精後可以考慮接著使用龍之火花精（Dragon Fire）。

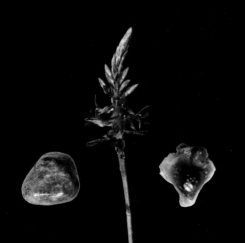

Fire of Life
生 命 之 火

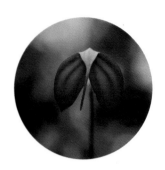

復甦的生命意志

這個陽性力量可幫助最高宇宙能量化身進入意識，讓能量流動在核心，提供靈魂之旅的勇氣和目標。

觀察這朵蘭花盛開的模樣，那些感到壓抑、壓迫或無法表達自己的人們，會很明顯地受到這個蘭花的強烈吸引。

這個花精可吸入新生命，進入衰弱的命門穴火焰中，因此可增強人做決定的意志力，與最高的宇宙目標更緊密相連，提供恢復生機的機會，去完成人最深的靈性使命。

花精故事

這個花精是陰陽組合裡的陽性花精，花朵形狀讓人聯想到男性生殖器。讓微弱的命門之火注入生命，可以增強個人意志，做出跟神性能量一致的決定，也讓決定契合在真實使命的道路上。

 單方學名：
Masdevallia ignea 三尖瓣蘭，陸生植物，在哥倫比亞海拔3000公尺的霧林區可發現芳蹤。

命門位於下背處在第 2 與第 3 腰椎骨之間，中醫稱作這個穴位為命運之門。此處把持我們所有對生命的潛能。命門含有生命的最初火花，這個火花會擴張而出，給予身體器官或通道力量。命門是陰陽能量結合之處，當陰陽協調時就可聯合駕馭亢達里尼能量，使之由脊椎往上提，並與宇宙能量連結。

命門之火是我們進化過程裡的「燃料」。命門若是虛弱或熄滅，女與男（陰陽）之間就會有分隔，會引發身體不適、疾病與限制個人的信念系統。

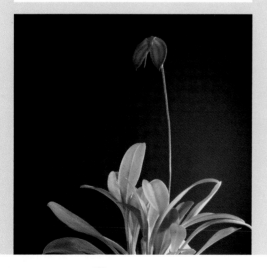

Furnace of Life

生 命 之 爐

重燃內在之焰

單方學名：
Masdevallia veitchiana 三尖瓣蘭，在陸面或者岩石表面生長的植物，需要全日照，原產於海拔 2300 公尺至 3900 公尺高的秘魯山區。

花 語

這個花精幫助我們清理視野鏡頭的迷濛，讓真理在任何情境裡輕鬆地展現出來。 這股陰性能量的目的是要神性之光進入意識中顯化，讓我們能夠覺察到自己的宇宙目標。

對於陰性特質遭受威脅與壓抑的人，最好頭幾天先使用美麗頸鍊花精（Necklace of Beauty），然後這個花精才能更加準備好進入脈輪系統。

花精故事

這個花精是對照組中的陰性花精，蘭花看起來像女性生殖器。讓我們能夠以真理與清晰的思維看待自己所處的情況與生命抉擇。這個花精引領我們進入內在的平靜聖堂，親近神聖有如身處子宮中，領受滋養的深刻感受。

生命之火花精（Fire of Life）與生命之爐花精（Furnace of Life）都含有黃金精素（Gold 24K）。

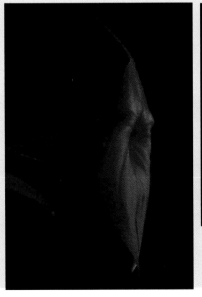

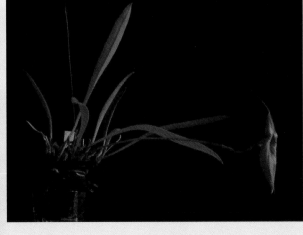

Fruits of Love

愛 的 果 實

具體化自己的最高潛能

這個蘭花在花苞發展期就有很不同的特質，花苞看起來像是成熟了，但仍會闔上好幾周後才開花，花的期望神情就像孕婦一樣，花朵朝地面綻放，有溫和細緻的香味。

此花精可強烈影響海底輪和第 2 脈輪，也會影響到心輪，可抵達頂輪與上方。概念上適用懷孕滋養階段，照明生產過程。

這個花精以讚揚的方式與靈魂淨化花精（Purity of Soul）一同運作，可幫助與生產有關的第 2 脈輪，清理更深層的能量通道。帶來更高層次的光，那些光來自靈魂支幹的頂端，因此可以完全具體化自己的最高潛能。

我在 2008 年時買到這個蘭花，2010 年開花時就展現其不同之處。2011 年 9 月底約有二十六人來到集亞島參加安卓醫師的 TEK 肌力測試工作坊（安卓醫師不單只與蘭花花精一起工作，但蘭花花精是他主要使用的花精）。課程開始時，溫室盛開中的這株蘭花就大聲向安卓醫師呼喚要製成花精，我們討論後兩人都有同樣感覺，因此這個花精就在 10 月 1 日週六課程中同時在另一個房間製作。

花精製作完成後，安卓醫師讓學員使用幾滴母酊一起冥想，一位學員形容這場冥想是如此深刻和美妙，足以「改變她的生活」，還說這是「最深層次的重生」，她聽到蘭花對自己說：「這是我們生產的果實」。

這個花精當時被視為是骨盆三組合的其中一個，另外兩個是月亮小孩花精（Moon Child）與愛的秘密花精（Love's Secret）。

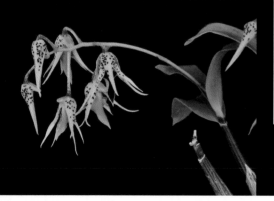

安卓醫師在 TEK 肌力測試工作，大部份都在探索所謂的骨盆區的 DPS 狀態（ Dead Pelvis Syndrome ）。因為現代社會的壓力和緊張，還有許多不同的原因，骨盆區域的能量通路關閉了。安卓醫師發現蘭花花精對於療癒和修正這種身體內的以太路徑很有幫助。

單方學名：
Dendrobium alexandrae 石斛蘭，生長於新幾內亞低地森林裡最高的樹幹上，比多數的蘭花耐得住更多的日照。

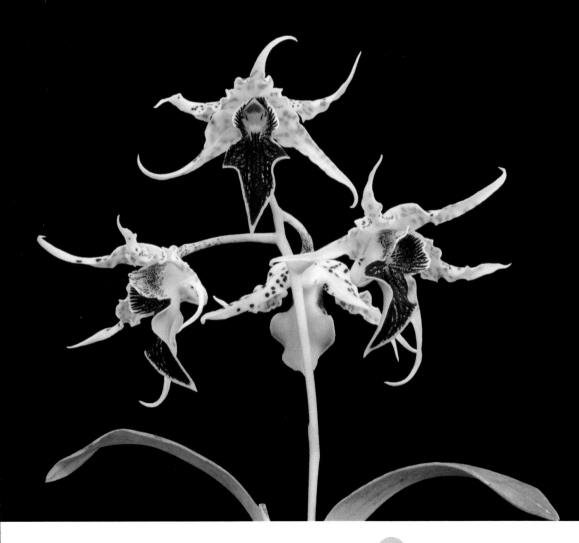

Fruits of Courage
勇氣果實
靈魂深刻的潛力勇氣的發揮

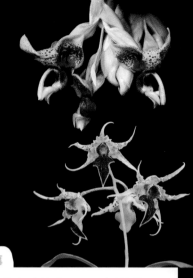

花 語

這個複方幫助我們發揮靈魂最深刻的潛力勇氣，活化一系列軀幹部位的能量點，這些能量點滋養並增強星光體／心靈的相關區塊，進而促進星光體的心靈力量。此花精在心輪、眉心輪、第3脈輪核心、以及第2脈輪的根基皆有作用，會帶來力量與靜謐的尊貴感。引導第2脈輪的氣往上走，把氣的熱情和力量帶入心輪，並增加第6脈輪的洞察力。

花精故事

南非前總統曼德拉在2013年逝世了，我在他離世的那個週日使用了這個複方花精，當晚就做了幾個關於曼德拉的夢，清楚表現出這個複方帶有的力量、勇氣與尊嚴，也反映著曼德拉在他一生中所體現的同樣特質。這是一個可愛又強力的花精，可推薦給所有人。

複方：
Fruits of Love, Voice of Courage

Gentle Geisha
文雅藝伎
一日將盡的放鬆與鎮靜

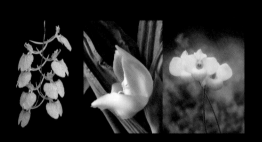

花 語

能量上與濃咖啡花精（Double Espresso）幾乎是相反的。這個複方非常適合在一日將盡放鬆時，讓過度活躍的思緒鎮靜下來，非常溫柔、優雅地帶領我們回到自己的身體。

想像自己的頭埋入柔軟的絲質墊子裡，了解將各種責任與顧慮與必須的擔憂放在一旁是完全妥當的。就像是喝一杯茶來舒壓，請允許這個花精的能量如此撫慰與滋養自己。

複方：
Behold the Silence, Purity of Heart,
Boundless Peace

Gentle Sleep

溫柔好眠

紓壓放鬆的睡眠

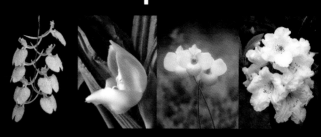

花語

睡不好已成了當今英國多數人的問題，用此複方可幫助我們有更深層與放鬆的睡眠。

這個複方是文雅藝伎花精（Gentle Geisha）的加強版，加入了在阿克莫花園所製作的白色杜鵑花花精，進而製作出了這個深層穩定人心、舒壓放鬆、靜謐平和的複方。

複　方：Behold the Silence, Purity of Heart, Boundless Peace, Rhododendron griffithianum

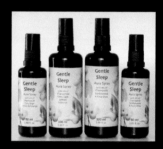

溫柔好眠氣場空間噴霧

近年來要人們一覺到天明變成難事，有太多因素會造成失眠，這個花精加入了最可以鎮靜人心與讓人放鬆的三個蘭花單方：心的淨化花精（Purity of Heart）、注視靜默花精（Behold the Silence）、無限平靜（Boundless peace），並又加上白杜鵑花精（Rhododendron griffithianum）。

一天中的緊繃感讓我們無法放鬆，這個噴霧可幫助溶解這種不適，你可以睡前20分鐘在頭頂噴一噴，或用空間噴霧噴在臥室中。旅行時也可以使用這種噴霧，有助於改變或穩定旅館房間的能量

（旅行時還可以在早上與午後使用處在當下噴霧Being Present來克服時差）。

孩童或喜愛奧圖玫瑰香味的成人可能會受到藍瓶噴霧的吸引。

你也可以考慮用靈魂盾牌花精（Soul Shield）的滴瓶或噴霧，幫助於解決遍布電塔所帶來的挑戰（關於TETRA電塔的波頻解說請參考212頁），這種強烈的電磁波刺激，會阻礙好幾百萬英國人的一夜好眠。可以在白天使用靈魂盾牌花精（Soul Shield），晚上使用溫柔好眠花精來達到最佳效果。

Golden Radiance

金黃煥發

與你的內在之光一起發亮

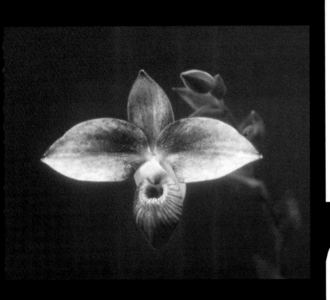

單方學名：
Phragmipedium St. Ouen 鬍拉密鞋蘭，是 *Phragmipedium Hanne Popow* 與 *Phragmipedium besseae* 的混種，是由澤西島的艾瑞克楊基金會於 1966 年所註冊。

覺察到自己內在之光的散發，實在的落地，這個花精榮耀著靈性道路。打開喉輪，並且連結內在智慧源頭，展現出心輪內在聖堂（inner chamber of the heart chakra）中的金色之光。當內在殿堂開啟，這個「光」就能提升到喉輪。

這個花精非藥用，而是用於發展每天的靈性視野，也是最普用的花精。

這是我與海瑟共同製作的第一個花精，海瑟在過程中對蘭花深深崇敬、她有著那份天生能製作花精的手法，讓人看得賞心悅目也美好得令人想參與其中。這個花精幫助我們連結到內在光芒，並從負面能量中轉移開來。

雖然打開愛花精（Unveiling Affection）是這個混種蘭花的父母種，但兩個花精作用非常不同卻都與「心」有關。這個花精幫助我們接通內心的深泉，全面轉變我們所視、所感的見解，能在人際關係中貢獻美好與喜悅。這個花精就像「心靈的空氣清新劑」，能夠照亮你的一天。

Guardian of the Inner Journey

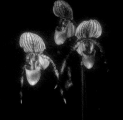

內在旅程守護者

向內看，向內啟程

這個花精帶來勇氣，讓我們看到阻礙靈性道路進步的陰影和恐懼，這是很深沉思考能量的花精，可增強冥想練習。

單方學名：*Paph. Helvetia* 芭菲爾鞋蘭，是 *Paph. chamberlainianum* 和 *Paph. philippinense* 的混種。

Gold 24K

黃金精素

純粹的靈性與本源連結

花語

黃金象徵靈性層次的純粹，代表與所有存有本源的連結。這個能量促進我們在內在之旅時可讓美麗由內而生。這個精素是來自古埃及生命之符安卡（Ankh），陰陽神性皆在其中可平衡我們的能量體，讓心輪有強烈感受，加入蘭花花精中有錨定作用。

花精故事

許多這個屬所製成的花精都挺嚴肅的，但都比不上可對應到各種人事物的這個花精，有時候我們是該更嚴肅看待靈性道路的此問題：「自己是否一直忽視什麼呢？」

對某些人來說，使用這個花精來冥想可能效果太強，會讓他們覺得無法落地，因此我們建議想與此花精合作的人，手邊也可備有大地頻行花精（Walking to the Earth's Rhythm），大地頻行花精是緊接著內在旅程守護者花精之後製成的。我的圓點靈視也清楚表示這兩個花精可一起工作。

冥想開始時請先使用這個花精，結尾再用大地頻行花精，能夠讓我們落地，也能夠消弭此花精帶給內心的強烈感。就像飛機起降的順序，後者落地的技巧更為重要。

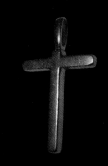

Happy Relief
快樂解脫

複 方：Angelic Canopy, Core of Being, Clearing the Way/Self Belief, Shiva's Trident

快樂、溫和的生命力，緩和痛苦

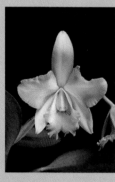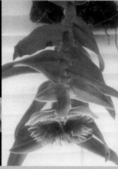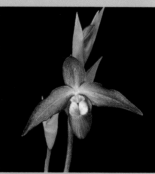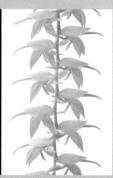

花 語

這個複方帶來快樂、溫和仍強力的生命力，但不是太強烈的活力。此花精擁有靜謐喜悅、同時清理心智與情緒的緊張和壓力的驚人效果。

百會開啟，讓頭腦有向上提升感（百會在頂輪後兩指寬距離。在中國傳統中是重要的針灸經絡）。當人受到大挑戰的情況時，這個花精能夠緩和痛苦。

花精故事

剛搭配出這個複方時，我們驚訝地發現幾乎每一位試用者的嘴角都會帶著微笑。我們的驚喜，是因為四個單方並沒有這樣的特質。這是清楚且正面的實例，來證明我們所認為混合花精並非只是中性作用的觀點：單方花精的總和，與個別的單方花精是有所不同的。

快樂解脫花精（Happy Relief）可推薦給情緒低落的花友，但請先使用活耀安穩花精（Active Serenity）為佳。

Hara to Heart
推 腹 至 心

更上層樓之前先要扎根落地

花語

對不願投胎化為肉身的人們很有幫助，能將能量往下帶到第 2 脈輪，再往上穿過太陽神經叢進入心輪，消除對衝的情緒結，並具體化這一生的目的。

這個花精注入鑽石般的光圈，顯示出更高脈輪的運作。請注意在十分鐘內使用此花精二到三次，會有最好的效果，然後等到一到三天後再重複使用或只要使用一次即可。

花精故事

這個花精有助於能量健康流動並通過脈輪。當第 2 脈輪（生殖輪）與心輪之間斷開了，生活就會浮現各式各樣的問題，這個花精幫助第 2 脈輪往上走、經過第 3 脈輪（意志力與行動力的中心）再進入心輪和諧流動。我們要在下三脈輪能夠「扎根落地」，不然自己所創造出來的困境會阻斷我們的靈性道路。

靈視者彼得看到一旦下三脈輪能有健康的能量流動時，這個花精就會移向另一組更高的三個脈輪－第 8、第 9 與第 10 脈輪。琳達的肌力測試也確認彼得多年的所見為真。與各位分享一個有趣練習，請在靜坐時使用這個花精，感覺花精透過層層脈輪往上移動，看能帶你到多高。這是一個重要的花精，幫助你打好靈性道路的地基。

單方學名：
Bulbophyllum lobbii 豆蘭，廣佈於東南亞，從北印度到菲律賓皆有其芳蹤。此花香味宜人，可製成上等香水。這株蘭花的唇瓣很容易隨風搖曳，此類附生植物有若干的變種。

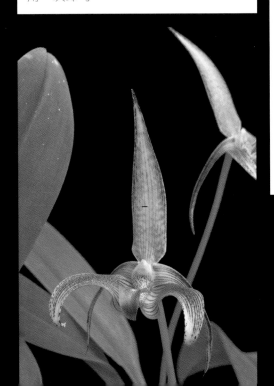

Healing the Hidden
療 癒 所 藏

舒緩悲傷與眼淚

真正的靈性能量不是架構好的,而是用前後來回的方式來清理氣場,人就有更多的內在空間讓星光體歸位。

就能量層來說,這個花精先是在外層的氣場作用,然後來到內在核心,接著再往頭部走。如果你在流淚,此花精會減緩你的悲慟。

複方:
Andean Fire, Angelic Canopy,
Liberation/Deception

這個複方的三個單方花精就像一個團隊般齊心協力,這不只是三種混合而已,我們從未見過這種組合,讓人使用時有如三個花精各就位,輪番讓人因各自的需求,在使用當下就能體驗到最適合自己的順序。娜塔莉解開這個謎團,這是因為這個複方所配入的安地斯之火花精(Andean Fire),所引出這項不凡特質的原因,帶來深刻的目標感。

最早的花精名稱為 Heyoka(美洲原住民神話中的神聖小丑,常有在悲傷時笑,開心時哭的相反動作)如果你隱藏眼淚,此花精是要提醒你仍帶著痛苦跟悲傷,到底為什麼要緊抓著不放呢?

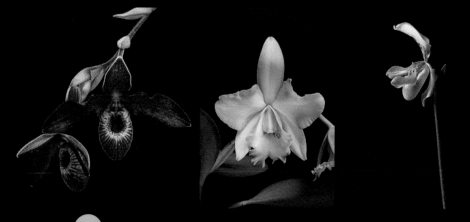

Healing the Higher Heart
療癒更高之心

擁有健康心輪的關鍵

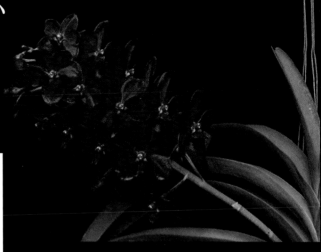

花語

這個蘭花製作出兩個花精，一個是蘭花本身製作的更高心之靈花精（Spirit of the Higher Heart）。另一個是加入黃金精素（Gold 24K）來增強能量運作的此花精。

更高心脈輪是淺青綠色，主要功用是釋放心輪的情緒阻塞（不是業力就是近期所造成的），這個花精以心的靈性聖堂為中心、扎根於第 3 脈輪與海底輪，然後進到更高心輪來療癒。

單方學名：*Vascostylis Roll on Red* 千代蘭，是萬代蘭的混種，於 2004 年註冊於澳洲布萊頓苗圃。
這株是 *Vascostylis Crownfo* x Red Gem 與 *Ascocenda Peggy Foo.* 的混種，因為花有又大又長且有力的根部，所以通常都不帶莖皮來栽種，而是掛起來生長。

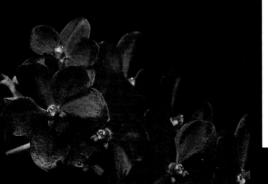

花精故事

這個花精是我與安卓醫師一起製作的花精，更早於陰影戰士花精（Shadow Warrior）。當安卓醫師踏入溫室的剎那就被這株蘭花震懾住，他馬上明白這株蘭花是可以製成協助「更高心輪」的花精。更高心輪位於心輪上方，其一功能就是幫助維持心輪的健康，當人的更高心輪不再健壯，那麼整個心輪的系統便會卡在不健康的模式裡。

初次使用這個花精的時候，會覺得一陣短短的哀傷浪濤席捲而來，貫穿心房再往外而去，這種感覺就像更高心輪重回崗位一樣。這個花精（簡稱為 HHH）與更高心之靈花精（Spirit of the Higher Heart）是同樣的花，不同的是這個花精再加了 5 滴的黃金精素（Gold 24K）。建議你先使用這個花精，再使用更高心之靈花精。

Heart of Light

光 之 心

移除情緒的鎧甲，帶來洞見

單方學名：*Phragmipedium Grouville* 鬍拉密鞋蘭，屬第二代的混種，是 *Phragmipedium Hanne Popow* 與 *Phrag. Eric Young* 的混種。而深紅色的 *Phrag. besseae* 則是一、二代的祖奶奶。*Phrag. Grouville* 在 1996 年澤西島的艾瑞克楊基金會正式註冊。

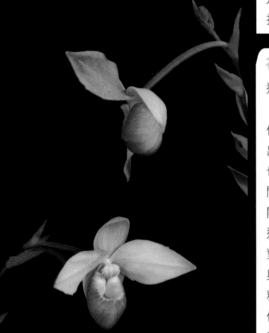

花 語

這個花精給人們情感的自由，特別讓我們的情緒體重新出發，離開過往的防衛舊模式，進入與宇宙連結，體驗無止盡的能量流動。

此花可快速讓我們放下心中的情緒武裝，開闊胸腔，讓心輪能夠延伸並重新連結氣場的核心軸。接著第 12 脈輪會喚醒記憶，那是我們獨特的靈性開端以進入時空的延續，然後第 15 脈輪也會打開到神聖幾何起源的「宇宙秩序」。

花精故事

這個花精與心的使者花精（Messenger of Heart）是同一品種但不是同一株植物。同一品種卻能製出截然不同的花精，這個過程對我們也是很好的學習，兩個花精出品的時間相隔數年之久，從中可看見兩者的關聯，但也有重大的差別。

這株蘭花的兩枝穗狀花序上的花是面對面的，製作過程中因有娜塔莉的參與，帶出了更高脈輪的作用。這個花精有助從心輪移除阻塞，適合在心的使者花精之後再使用。這個花精不求掌聲也不花俏，幫助我們扎實地通往內心的更高知識。

Heaven's Gate
天堂門

內在神殿的靈性合一

當我們啟程找到內在神秘之堡的入口時，就可保衛愛的交流，這也是唯一可運用於六個主要區塊的蘭花花精，包括有身體、性、心、心智、保護與靈性的層面。當每個方面都完成，內在神殿也就圓滿了。靈魂會在愛裡面移動，通往終極的靈性合一。

單方學名：*Brassia Rex* 蜘蛛蘭，是中南美原產，Brassia 屬的第一交配種。
這個蘭花是 2010 年 6 月，我在彼得伯勒國際蘭花展中，向一位德國蘭農所購買的。我在這之前並沒有養過 *Brassia* 屬的蘭花。這個花是養在軟木上，有三個美麗的花穗。蘭花似乎很適應我設置的溫室環境，因為到了 2011 年長出了八個花穗，而每支花穗都有十到十六朵花。

花精故事

這株蘭花在英國舉行皇家婚禮三天後開花而製作，是可以引導內在旅程的關鍵花精之一，其他擁有類似關鍵的花精還有：夜魂花精（Night Soul）、月亮小孩花精（Moon Child）、愛的秘密花精（Love' Secret）、羽翼使者花精（Wingéd Messenger）、靈魂淨化花精（Purity of Soul）。
若你在考慮要用哪個蘭花花精時，可從這些「關鍵花精」中選一種來用會很有效果，若依照順序使用的話，可以發揮其他花精的潛在效果。

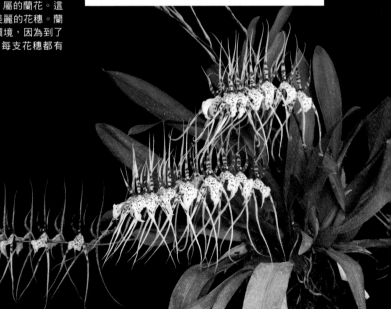

Heart Time
心的時間
協助心的節奏與穩定

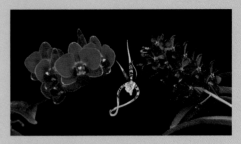

花語

這個複方可協助心的節奏不穩定或過於快速的人。

複方：
Compassionate Heart、Spirit of Healing
Heart, Heaven Gate

Higher Courage
更高勇氣
恢復原生的力量和勇氣

花語

這個花精能夠治癒並且打開心輪，因此能夠恢復我們原生的力量和勇氣，能量上可以與安地斯之火花精（Andean Fire ）一同使用。若是要解決前世創傷，您可以頭幾天先使用安地斯之火花精，接下來再用這個花精，會把療癒帶到氣場結構的更高層次。

單方學名：*Phragmipedium besseae* 鬍拉密鞋蘭，來自秘魯。

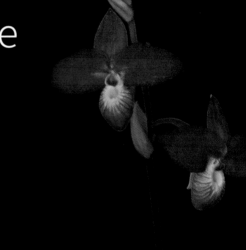

這個花精的作用延伸至第 7、9、11、12、14、15、16、18、19、**20**、**21**、**22**、23、26、27、28、**29** 脈輪（尤其是黑粗體字脈輪，在品管測試結果中有非常強烈的反應）。

這個花精特別選在白天製作，而同樣品種但選在晚上製作就會變成活力核心花精（Vital Core）。

Highest Reflection

至 高 反 照

清理負面與心結，提升更高脈輪

複方：
Dragon Mask, Spiral of Light,
Black Tourmaline, Ruby, Rising
Flame

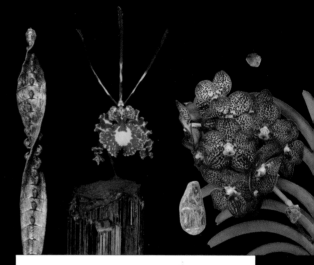

花 語

這個複方運作由第 3 脈輪開始，清理這裡有關的小我，然後進展到第 25 脈輪，這裏是自己的最高反照。包含的花精有：龍面具花精（Dragon Mask）可讓脈輪運作在第 1、3、5、7、9、14、19、21、27 脈輪，在海底輪可協助落地，但在第 2 脈輪效用不多，而後又會在第 3 脈輪來穩定核心然後往上。加入光之螺旋花精（Spiral of Light）和黑電氣石。黑電氣石是古老的魔術石，可保護免於邪惡咒語，

現在仍被作為護身符，讓負面能量或毀滅力量離開也可抵抗輻射和環境污染。常用於清理負面思考與內在心結，進而轉為正面與有用的能量。

這個複方花精帶入以上的特質，也對更高脈輪有很強的提升。 揚升火焰花精（Rising Flame）是光之螺旋花精（Spiral of Light）的下一個階段，也是這個新複方的主要配方，人會感覺到在第 2 與第 3 脈輪有暖意並來到心輪。

Hive of Heaven

天堂巢

像瓶刷般清理的更新氛圍

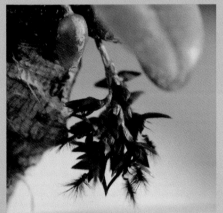

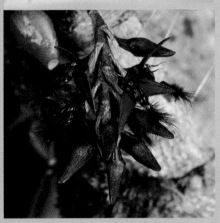

單方學名：*Bulbophyllum saltatorium* 豆蘭，是廣泛生長在迦納、薩伊與剛果等地中非的低地森林。辨別方法之一是花沒有香味。

豆蘭有超過一千兩百種幾乎都在東南亞，是地理分布最集中最廣的蘭科種。不只在非洲，南美也可見，是我們的系列有很多重要花精的種類。

這個來自非洲中部的迷你豆蘭，像蜜蜂進入蜂巢的形狀。這是絕對陽性的花精，作用開始於頭部，像光進入並延伸到腦的不同部位，移動時繼續延伸和清理。接著往下移動到頸部（經過喉輪），延伸進入胸腔和心輪，有點像瓶刷般清理一切。心輪也帶著更新的氛圍而開啟。當此花往下邁入第 1 和第 2 脈輪，可以帶來心之所向的氣息。喚起激發生命力，連結心的渴望不再分離。

花精故事

當製作花精方法無誤的話，蘭花的大小與花精效果通常是無關的。這株超級迷你的蘭花，樣子就像是進入蜂巢的蜜蜂，花的實際尺寸甚至比蜜蜂還小。開花的時侯，剛好愛爾蘭的獸醫朋友喬·卡瓦納（Joe Cavaner）來訪，他覺得這株蘭花非常特別，於是我拍了幾張蘭花照片給安卓醫師鑑定，他回覆有感受到這株蘭花的特別之處。

我們製作花精的時機，常常都是像這樣因朋友而來的靈感，雖然這幾位朋友不像我每天去溫室裡澆水照顧，他們卻經常容易感受到何時是適合製作花精的時機，對我們公司來説，這些同事或朋友都是重要貢獻的一份子。

Immediate Relief

緊急舒緩

深層驚恐的靈性支持

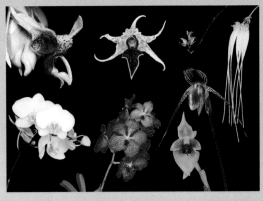

花 語

這個複方結合了八種蘭花花精,在高度壓力與緊急狀況很有用,能處理心靈最深處的驚恐,並給予靈性上的支持。

在創傷或一般壓力極大的情況下,我們很可能會失去與靈魂或心靈更高層面的連結。這個複方能夠緩解驚嚇,讓我們與內在最崇高的靈性校正重新連結。

複方:
Blue Angel, Celestial Triangle, Centre Renewal, Fruits of Love, Night Soul, Silver Ghost, Voice of Courage , White Beauty

Inner Peace

內在平靜

真正的平靜

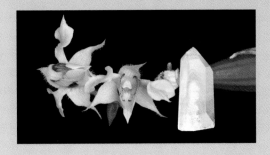

單方學名:
Dendrobium eximium & PhantomQuartz
石斛蘭與幽靈水晶

花 語

這個花精為我們準備好經驗真正的平靜,也是抵達最高靈性旅程階段人們所熟知的─「超越所有理解的平靜」。這個蘭花對我們來說是非凡無比的禮物,可視為新的能量群組,也是蘭花們最終極的天賦展現。

花精故事

我在 2013 年買到這株蘭花,等到一年半後的 2015 年他才第一次開花。 花苞是蘭花家族中最毛茸茸的花苞,但花苞打開後會看到花朵的臉,開花後就不會注意到毛的部分。這是一個非常美妙的花精,當一個人在情緒與心理上受到攻擊,這個花精可以很快地療癒創傷的感受。

Internal Cleansing
內 部 清 理

更健康的消化系統

有助於身體內在的清理，實實在在不停地工作也不求掌聲，清除一小包一小包剩菜的以太體渣滓。這個花精作用於喉嚨、胃、大腸與肝的能量通道上，可幫助清除有害能量。

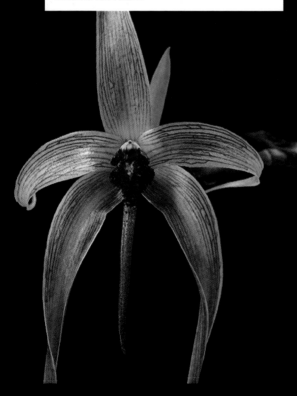

這是唯一因為眾人好奇而製作的花精。當我在蘭展看到盛開中的這盆蘭花，其他蘭花是香味宜人（多數蘭花鮮少或幾乎沒有香味），而這株蘭花的「授粉策略」卻非常不同 - 花的味道跟糞便一樣臭，才能吸引麗蠅前來，這個花精顯然可特別作用在大腸，但當時我並沒有看透。

海瑟與彼得的靈視中都見到一位高個子與手指細長的植物精靈，他在五臟六腑中翻找著，海瑟對他說：「這可吃力不討好」，那位精靈回答說：「也許吧，但總是有人要做呀！」

這個花精攸關從肝臟以下至大腸的範圍，有助於維持消化系統的健康機能，當然還有更高的目的。因為這個花精的能量特質太特別，花精還要求我們當他跟其他花精一同存放的時候，希望瓶身外要多包一層鋁箔。

單方學名：
Bulbophyllum echinolabium 豆蘭，印尼蘇拉威西島的原生種，在豆蘭中擁有最碩大的單一花朵，花朵兩端最大可達三十八公分。這株蘭花常常在溫室中盛開，來訪者一踏進溫室便因為氣味知道此花的存在。

Joyous Purification
喜悦淨化

重拾海底輪的潔淨

這個花精淨化男性與女性的海底輪，讓男性開始了解性的純潔與天真。我們通常以為淨化是痛苦或艱辛的過程，但這個花精的運作結果卻是一種喜悅的經驗。

透過在白色以太之光的自然揚升，重建女性海底輪的本性天真，進而幫助性受虐的議題。這個光的運作很有效率也大有成果，讓我們可以療癒一直以來卡在海底輪的潛意識。

單方學名：*Jumellea major* 風蘭，原生於馬達加斯加的北方，在低地森林至 1500 公尺高的海拔處可發現其芳蹤，粗估有六十幾種花，全都生長於馬達加斯加、附近的葛摩群島（Comoro Islands）、馬斯克林群島（Mascarene Islands），還有另外兩種生長在非洲本島上。

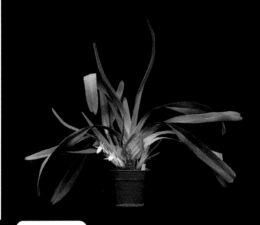

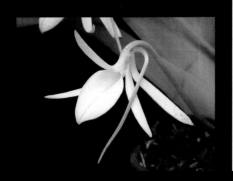

花精故事

這個蘭花對彼得來說整個形體都頗有意義，純白的花朵從植物底部成形，表示著花精會攸關第 1、第 2 脈輪的淨化作用。整株蘭花看起來像在跳舞，讓我們聯想到花名提到的「喜悦」，以及此花精可促進的能量流動。

花精會在丹田（會陰之點）上作用，可協助受性侵的心理療程，藉著釋放海底輪內舊有的傷痛與情緒殘渣，這個花精幫助我們重新連結與自己更深刻的生命目標，也能協助神聖調節花精（Base Regulator）。

Just Me
就是我
做自己就好

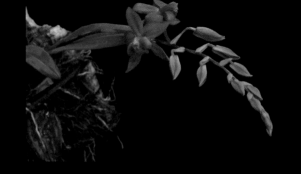

花語

慶賀自己獨特的個性吧！不要被人們的投射和期待所影響。接受自己的限制、但別把限制視為負面的自我認同，而是把限制當成在一生旅途中的成長，這個世界需要更多有個性的我們。這個花精對感覺沒有被愛過、或覺得被誤會的孩童有很好的效果。

單方學名：*Cochlioda noezliana* 殼唇蘭，是北祕魯霧林區的原生種。此花為附生植物，有時候也在巖石表面生長，約在 2000 至 3500 公尺高處可發現其芳蹤。

花精故事

當娜塔莉第一眼見到這株蘭花時她就立刻被吸引住，這一向是個好兆頭，表示蘭花以超越意識覺察的層面與她對話，訴說花朵如何以不凡的特質來幫助她與其他人。

若我們無法符合社會所謂「正常」的規範與期待時，人可能會覺得孤單，或是群體的情緒很難接收這樣的人時，這個花精幫助我們接受這樣的自己，在不能與團體共處時仍然自在，畢竟誰會想讓自己跟工廠量產成品一樣呢！

Just Center
就是核心
星盤之雨的保護傘協助

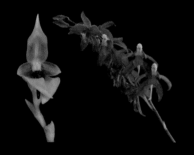

花語

這個複方的誕生是為了處理厄運與強大的星宿命盤的影響，在侵擾到我們福祉時提供協助。這個花精讓人們意識到內在的價值感，幫助我們不只是被動承受外在負面的影響。就像一把撐起來屏蔽「星盤雨的傘」，可協助我們更優雅地處理看不見的影響。

複方：
Just Me, Centre Renewal

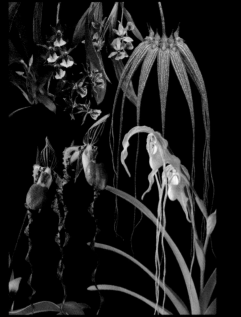

花精故事

某個週日晚上、安卓醫師和我談到製成靈魂悲傷釋放花精（Soul's Grief Release）的蘭花時，他提到一直想有種四種蘭花的組合，但他還不知道是什麼樣的組合。我只先感覺到其中兩種會是：奧秘智慧花精（Secret Wisdom），因為一週前我有過相關的強烈夢境；另一個則是推走黑夜花精（Pushing Back the Night）。

其他兩個花精隨後也來到身邊，我們就進入實驗複方組合的時期，其中一個花精是在裝瓶室中宣布花的意願。真實連結花精（True Connections）與慶典花精（Celebration）也是如此加入這個複方，有趣的是這四種蘭花裡就有三個是系列中花瓣最長的蘭花。通過這樣非常有趣的過程，很有趣的複方應運而生。

花語

這個複方可釋放禁錮在靈魂裡過往能量騷亂的印記，這些印記阻礙人們在生命旅程中的前進。通常我們可能無法有意識地覺察到這些印記影響到身體與情緒的病徵。因為這些病徵都囚禁在心靈深處，所以通常無法靠一般例行的療程解決。

如果我們感覺到業力的「骷髏」正在心靈櫃中嘎嘎作響，情緒的挑戰也隨之出現，此時這個花精多半能夠幫上忙。

複方：
Celebration, Pushing Back The Night, Secret Wisdom, True Connections

Knight's Cloak

騎士斗篷

主要用於防禦的花精

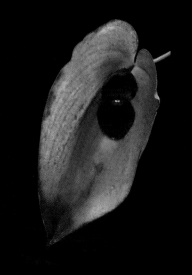

花精故事

這個蘭花的大葉子隱蔽著花朵，深紫色的花帶著小到肉眼看不見的金色。蘿斯有一次拜訪中心時，她讓我們員工多明尼克注意到這株蘭花，隨後多明尼克就與海瑟共同製作出這個花精。

這個花精主要用於心靈防禦，多明尼克在花精冥想中看到自己走過險惡的黑色烈焰，一件深色斗篷將他包住，保護他不被黑焰發現。海瑟則是看到自己像早期的火槍手，跳上馬背在黑夜裡奔馳，也是包裹一件深色的斗篷讓她隱形。

當我們打電話給靈視者彼得，他對這個花精的見解就是：「這個花精有種難以具體但特殊的斗篷特質」，然後要我記下來這個花精能夠特別防護喉輪背面，因為喉輪背面是承受「靈性攻擊」首當其衝的地方，特別是女性喉輪背面會比男性更弱。

花語

在黑暗的時刻要謹慎遮蓋內在之光，避免引起負面力量的注意，這樣便可以讓我們好好地帶著內在真理的知識。

這個花精提供防衛功能，讓我們保持隱蔽免於可能的威脅，並帶來一種隱形與無敵力量之感，是複方靈魂盾牌花精（Soul Shield）的配方之一。

 單方學名：*Pleurothallis gargantua* 肋柄蘭，是厄瓜多爾的原生種，在高山的霧林區可見其芳蹤。肋柄蘭有超過六百種。

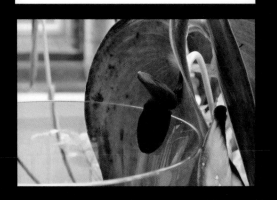

Knowing

了解

幫助讀書吸收，打開通道

複方：
Crown of Consciousness, Hive of Heaven,
Amethyst & Phantom Quartz

花 語

給各種年齡的學生，在讀書時幫助吸收、打開心靈通道來接收並儲存訊息。最好是每天早上使用這個花精，傍晚再用調整記憶花精（Memory Enhancer），這是互相支持的理想搭配。

花精更深層的理解是對靈魂本性的領會，特別是此複方有意識之冠花精（Crown of Consciousness），這是深層智慧與理解的花精。這個複方帶來類似美麗頸鍊花精（Necklace of Beauty）的能量轉變。

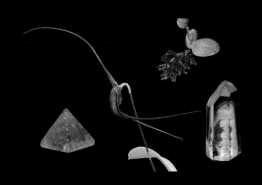

Kuan Yin Fluorite

觀音螢石

淨化與更新的慈悲神聖能量

花 語

從第 3 脈輪一直往上作用於心臟與頭部，還進一步更高到第 21 脈輪，有淨化與更新的作用，也能幫助人們調和陰陽能量。這個精素具有螢石療癒的特質，同時也包含觀音菩薩所激發的慈悲心，與神聖陰性能量連結。

花精故事

1999 年時我買下這個奇妙的觀音雕像，祂從螢石中雕出，不知道我為什麼就只是買回來。多年來祂一直靜靜地矗立在花精中心的架子上，在 2014 年才要求被製作成精素。是因為活力之光複方（Vital Light）的原因才製作出來。

Laughing Butterflies
微笑蝴蝶
滿溢玩興的喜悅共舞

花語

充滿玩興、寬大為懷，花精的能量有如彌勒佛的捧腹大笑，讓你以一種旋風般的方式，輕鬆又流暢地讓麻煩拋諸腦後。這個花精對容易過於嚴肅看待自己或卡在情緒裡的人有很好效果。

這個花精就像好萊塢老牌明星金潔·羅傑斯（Ginger Rogers）和弗雷德·阿斯泰爾（Fred Astaire）在彼此懷抱中旋轉共舞，舞進太陽神經叢。這個花精可幫助眉心輪、喉輪與雙眼的能量。

花精故事

在海瑟的花精冥想中，她看到自己沿著河床漫步，突然有蝴蝶從她口中飛出，就像這株蘭花同顏色的蝴蝶，一隻比一隻大的飛出。我們平時對冥想這種事頗為嚴肅，所以心靈就以這種象徵向嚴肅腦袋的意識傳達幽默，蝴蝶可真是個完美的意象呀！這個花精有助於放鬆，讓我們能享受生命之舞，歡慶無論內在或外在的陰陽旋轉力。

單方學名：
Laelia anceps 蕾麗雅蘭，原生於墨西哥與瓜地馬拉的附生植物，在冬天開花，穗狀花序可達一米長。

Liberation/Deception
解放／欺瞞
認可接納與發展洞察力

單方學名：
Paphiopedilum gratixianum 芭菲爾鞋蘭，原生於越南與寮國，此花生長在枯枝落葉層，其根蔓延於腐葉之下。

花語

我們如何藉以投射出想要、但卻不是真正需要的事來愚弄自己？什麼是真正的解放？在政治性的表達裡能找到解放嗎？亦或靠吸毒還是催眠舞蹈？在內心旅程中，我們如何欺騙自己是在尋求自由？我們在哪裡能找到如佛陀般的安坐？

這個花精運作於兩個主要層次，在明顯的層次上、能提供忍耐與向上的力量，幫助淨化、增強與保護氣場，也可以協助開啟新的冒險。更細微的層次是關於認可並接納內在的美好，發展所需的洞察力，揭開我們以自由之名來欺騙自己之事。

也許我們應該為這個花精再想個不同的名字才是，但解放／欺瞞（Liberation/Deception）已經是挺精準的描述，卻也讓這個花精很難推薦給其他人，因為沒有人想要知道自己欺騙了自己，但這是人性的一部份。雖然人們知道如何思考，但本質上並不擅長思考，人們傾向對自己的理念與信仰有絕對的高評價，但這些評價卻會反過來曲解批判的思考。

彼得在閱讀花精時，他將這株蘭花放在面前，卻讀到令他困惑的意象：一座白石雕佛像，頭上竟然戴黃綠紅的嘻哈雷鬼帽，然後他看到切·格瓦拉（Che Guevara）和其他一兩位革命家。彼得最後明白説到：「啊！這個花是關於我們以自由之名來欺騙自己的吧。」然後蘭花回應他：「現在你懂了」。也就是説，當我們給某種理念或信仰超乎標準的好評價，思路清晰反而會變得困難，因為理念應該要受到檢視與討論。若我們認為自己找到「唯一真理之路」，就會曲解相關的其他想法，這個花精是心智精煉過程的自省。

有一位個案在肌力測試時顯示她極需這個花精，這點讓我頗訝異但稍後也明白了，這是因為有機食品在這位個案的生命中很重要，她花盡心力堅持要尋覓到有機食品，讓生活中與她親近的人都不太好受，因為她的堅持已超過適當程度了！但是要對這樣的人解釋為何我認為她需要這個花精並不容易，她會回嘴説給她用這個花精簡直大錯特錯，還會備受冒犯。所以我的建議是，就直接把這個花精拿給你覺得需要的人用，讓花精去起作用吧，別試著解釋太多。

當我們情緒低落時，會在想法與感覺之間創造出一種負向循環，這個花精可打破循環，讓人有更清晰的視角，看到自己緊握不放的信仰。牛津大學的哲學家布拉德雷（F.H. Bradley）曾經寫過：「如果我們要思考，有時應試著是恰當地去想」，我相信花精會同意這個説法。

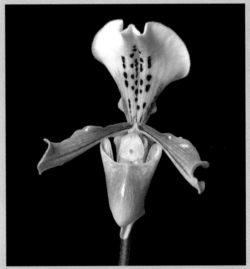

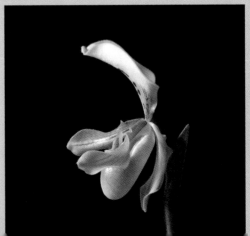

Life Direction (Lanata)
生命方向

往後退一步來看清前面方向

花精故事

來自南美洲霧林的碗萼蘭家族約有 50 多個蘭花,我們只取其中 2 種來製作成蘭花花精,還有許多花種尚未探索過。娜塔莉在溫室初見這株蘭花的那晚,她就夢見自己步行穿越沙漠,不知該往哪裡走也不知要朝哪個方向,她一轉身面前就是這株蘭花「看著」她,花朵在夢中比現實更為巨大。第二天聽聞這個夢境時,對我來說是很明顯的意思-夢的意思就是要我們將之製作成花精。

這個花精助我們找尋生命方向,花的形狀頗有意思,看起來跟弓箭相似。請試想引弓正對準目標要射出時,這種意象就說明花精的許多事了,不是與射箭有關,而是拉弓瞄準目標的當下。

生理層面上可以協助高度敏感的人,當這樣的人處在大都會環境中面對著感官超載,這個花精可幫助此人將神經從城市中那種無時無刻的刺激中拉回。我曾聽過一位住在倫敦的療癒師就將這個花精當作「救命法寶」的例子。

花語

請想像弓弦的樣子,弓是得先確立箭頭飛行的方向,藉此對照我們的生命,也得在內在深處往後退一步來看清目標與人生方向。當手拉回來接觸心和胸口,讓自己處於核心以確保最好的目標與方向。這個花精也可以活化心輪和喉輪。

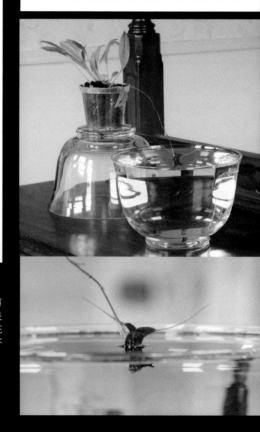

單方學名:*Scaphosepalum swertifolium* 碗萼蘭,原於海拔 750 公尺至 2300 公尺以上,是哥倫比亞與厄瓜多爾霧林區的附生型植物。花的穗狀花序會一個接著一個地綻放,花朵差不多二英吋寬。

Life Cycle Renewal
更新生命循環
專為面臨因應挑戰的女性所製作

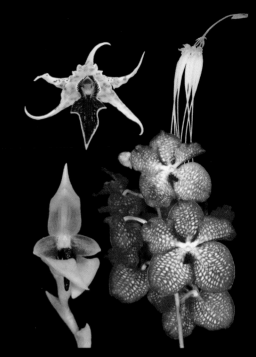

花語

這是一個專為女性製作的複方花精，特別為了年過五十的女性所調配，但仍然能協助各個年齡層的女性在陰性能量所面臨的挑戰。

這個花精可與回家花精（Coming Home）搭配使用：白天用更新生命循環花精（Life Cycle Renewal），晚上用回家花精（Coming Home）可穩定靈魂的效果。

複方：Silver Ghost, Centre Renewal, Fruits of Love, Blue Angel

Light of the Soul
靈魂之光
超越行星影響的了解

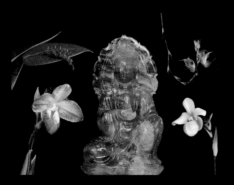

花語

這個花精能讓人接近心並讓靈魂超越，讓心輪對靈魂的過去有所理解，不會受到星盤影響所限制。

若此生的所有行為是被上天模式所形塑，行星特質與遇見的人與互動有著不必要的挑戰時，這個複方可以帶來心的了解與提升，進入到超越時間與空間的心靈領域。藉此我們可以加速往前進，更完整地與靈魂的深層目的一致。

複方：
Kuan Yin Fluorite, Seeds from time, Unconditional Love, Celestial Triangle

Light of My Eye
眼中光芒
幫助我們看得更清楚

花精故事

這個花精是由我和海瑟一起製作，緣起是我們的朋友大衛與他的女兒格萊塔來訪花精中心的因緣。當我們在花精冥想時，海瑟見到自己在地底的一間房間，跟著隧道中的一道光束前行，她覺得這個花精能給予更多的力量與堅持，讓她能繼續在隧道中朝著光芒之旅。

安卓醫師做了更多研究：這個花精的作用可增強視覺皮層的能量，打開第三眼與 Ajana 點，讓我們見到光上之光（神性之光）。這個花精在另一方面也有獨特功效，可將以太之光導入眼球，能讓人立即感覺到清晰感增加，讓眼睛更能受到物質世界細節的吸引。也能幫助人看到氣場中的連結與分離，這點與陰影戰士花精（Shadow Warrior）的作用很像，但是此花精有更多對細節的清明感，因為有來自更高脈輪、主要是從第 14 脈輪的知識。

花 語

青蛙望著星空，偉大神靈以傾洩的天堂之光來回應牠，而青蛙能實在地看到星光，並以視網膜逐一記錄這些光子。這樣花精如實地幫助我們「看破遮障」，即使在冬季的黑暗中，這個花精也能幫忙將光芒帶入我們眼中（另外可參考墨古修花精 Mercutio 與微笑蝴蝶花精 Laughing butterflies）。

美洲原住民文化的老鷹代表著偉大神靈的力量，老鷹是敏捷的、飛行能力受到認可，也是靈性力量的模範。小青蛙則是充滿星光的能量，從浮水葉片上跳入水中的生命與世界。

單方學名：*Paph. Memoria Richard Ong* 芭菲爾鞋蘭，是 *Paphiopedilum Memoria Richard Ong* 與 *Paph. Michael Koopowitz* 和 *Paph. lowii* 的混種，於 2001 年由紐約布魯克林的王傑森（Jason Ong）所註冊。

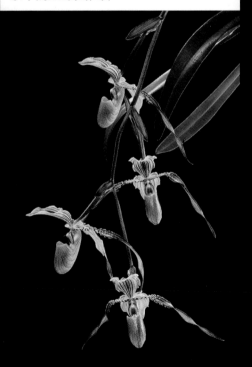

Light Relief
輕盈減壓
午休、長期或慢性壓力的放鬆

花語

非常適合在午睡或午休小憩使用（但又不會影響晚上睡眠狀況），或是用於長期與慢性壓力下的放鬆休息，讓我們停下努力生存的反應，可釋放疲勞，就像「拔起插頭」免得我們過度使用力量，可以直接處理疲勞。

若是急速或緊急狀況的放鬆，比較適合的是緊急紓緩花精（Immediate Relief），這個複方則是要處理慢性或是長期壓力。

複方：
Dragon Mask, Rising Against the Dark, Rising Flame, Spiral of Light, Thymic Heart, Amethyst, Gold 24K, 總共放入有 52 滴的母酊。

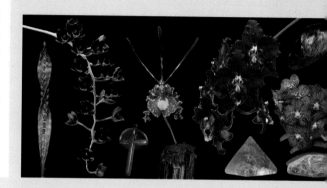

Love Beyond Love
超越之愛
值得被愛的內在小孩

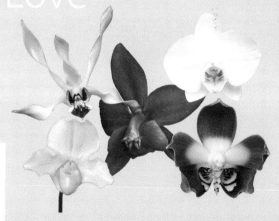

花語

這個複方很適合在母親子宮裡感覺不到愛的孩童或成人。在當時的環境中，能量或情緒的影響受到挑戰，人所接收到的潛在信息就是自己不被需要，也不被母親所愛。這個花精是用來幫助解決這種嵌入心靈的印記，並幫助內在小孩了解到自己被愛也值得被愛。

複方：
Just Me, Love's Secret, Moon Child, Unconditional Snuggles & White Beauty

Love's Gift
愛的禮物
心與神性的直接連結

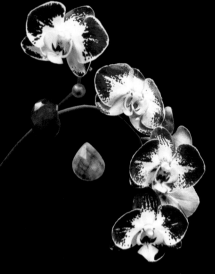

花語

一旦我們的心學了這個花精的課題，就準備好打開去接受愛的精細高頻振動。多數人去教堂、寺廟或清真寺中所追尋的就是心與神性的直接連結。如果我們能夠在忙亂生活中有時間與此花的贈禮一起深層冥想，這個花精便能實現你與神性的連結。

 單方學名：*Doritaenopsis Juihbao Fairy*, Emerald, Sapphire & Black pearl 朵麗蝶蘭、綠寶石與黑珍珠

Love's Secret
愛的秘密
伴侶的親密關係

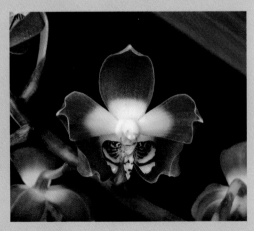

花語

這個花精代表男性和女性生殖系統根源的相互連結，能夠幫助於淨化（和活躍）性衝動，讓一個人對性能量有健康的表達，使得骨盆區域充滿能量，喉輪也會受到激發。

這個花精可幫助增進愛情與伴侶間浪漫關係的接受力，幫助你提升，讓自身的美與優雅被看見，表現出真實的內外之美。

單方學名：*Neomoorea irrorata*，來自巴拿馬和哥倫比亞叢林低地，有刺激性的味道，有如女性「發情」的味道，是這個屬的唯一種。唯一種是如何出現在自然界裡仍是一個謎，可能是生長在板層擠壓的地域中，將種子的授粉媒介者給抹去了，也許曾經有類似的姊妹細胞但也已經滅亡了。

製作新花精對我來說總有一種驚喜和喜悅，但是我們並不是期待而是等待蘭花們的召喚。就像這一株迷人的蘭花，她在巴拿馬和哥倫比亞被發現、也是該屬中的唯一成員。

我很幸運從英國一位好蘭農手中買到種苗，她在原本溫室中長得太大了，因而透過友人引介來到此地。我從網路交流得知這株蘭花若從幼苗開始種植是很困難的。蘭花在抵達後一年長出兩支很漂亮的花穗，一支有十二朵花，另一支有十五朵花。這個花精需要在黎明和黃昏之間製作，當晚我聽到蘭花傳達出她是「非常古老的存在」。

一位女性在使用花精冥想時，她收到以下這段美的意境：「她是愛的女神阿芙蘿黛蒂，看到自己在森林中，在有如水晶般散發著五光十色、光芒透明的水池中沐浴，接著水池變成漏斗般的形狀，並轉變成女性的骨盤。然後她感到卵巢有刺痛，恥骨上方有強烈的活躍感，那是一種整體的擴張感，並且超越自我設限的感覺」。

另外一個回報也有深刻與美好的體驗：它慢慢向我顯示，愛是平穩的，愛不可怕，愛不是意志的力量，愛無法給予方向。它就是它，只會引導我走向最適合我的人與地方。愛不是自私，愛不是害怕，愛並非控制。在內心深處，我知道愛不是這些事情，但這就是為什麼我總在關係與性的方面感覺很糟，這就是為什麼我感到寂寞，因為我無法在內心找到這種特殊的愛－兩個人之間浪漫愛的能力。

現在自己稍微開始真正意識到了，我感到非常平靜。但不確定自己發生了什麼事情，內在出現的是：「站起來展現自我，展現你真正有愛的美麗，內心和外在都是美麗的，表現出美麗與優雅」。這是一種非常強大又安靜的感受，雖然不是我所期待的，我原本期待是突然出現的煙火。我因自己從未體驗過浪漫而感到非常難過，但也看到永無止境的惡性循環終於結束了。最終我能如釋重負，還收到了一些奇妙的徵兆。

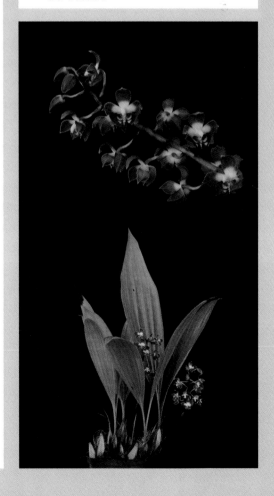

Mercurio

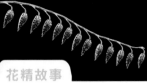

墨古修

享受文字之舞

墨古修是羅密歐與茱麗葉劇中了不起的角色，其特徵是沉著自信、幽默風趣與妙語如珠。這個花對太過嚴肅看待自己與事情的人很有效，也對被罷凌的學生很好。

讓我們能退一步，縱觀整齣戲的全貌，就像一齣戲的導演看著角色和對話的互動。這個花精也讓我們享受文字與意義的流動，帶給雙眼白色之光，可推薦給那些大量閱讀的人們。

花精故事

這個花精對學校裡缺乏自信的小孩，以及受到口語威脅、言語霸凌或面對更糟情況的人很有幫助。在上述的狀況中，中醫所提到的肺經會因為「要對抗還是逃跑」的反射，加上混合恐懼而凍結了。校園中的這種情況會抑制孩童的語言發展，這個花精幫助肺經能量的解凍，讓喉輪能夠發揮作用。我與安卓醫師合作時發現系列中有十個花精想要配入黃金精素（Gold 24K）成為促進精素的層次，這個花精也是其中一個。

單方學名：*Pleurothallis restrepioides* 擬肋蘭，原生於哥倫比亞、厄瓜多爾、祕魯等國霧林區的附生、陸生植物。1836 年，偉大的植物學家約翰・林德利（John Lindley）開始在倫敦切爾西藥草園授課時有記述到這個品種。

Memory Enhancer

調整記憶

清晰思維、記憶與心智資訊處理

複方：
Liberation/Deception, Moon Child, Positive Outcome & Serene Overview

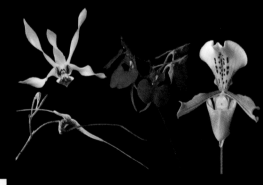

這四種蘭花都有增強心智過程的清晰思維與保有資訊的功效，把四種花結合在一起，更能夠在心智層面上幫助學生、與老化有關的記憶問題、或是記憶失能的狀況，花精會就心智過程進行調整。

此複方能增強頭腦的儲存與資訊處理，並把初級儲存容量轉到更深層的儲存區域，就能釋放出可利用的心智容量。

Metal Element
金元素

影響骨盆區與更高脈輪

單方學名：*Cycnodes Wine Delight* &
Skutterudite 天鵝蘭、方鈷礦

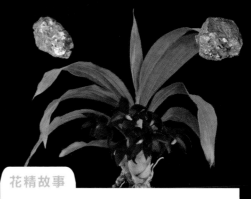

花語

這是強力的精素，對第 27 脈輪之上
的更高脈輪都有影響，也對於骨盆區
DPS 狀 態（dead-pelvis syndrome）
和第 4 脈輪有用。

花精故事

我大約是 2009 年時第一次見到這株蘭
花，當時對此花印象並不深刻，隨後
與安卓醫師討論有哪些深色蘭花適合
金元素的時候，我才想到了這株蘭花，
之後將花的照片傳給安卓醫師看，他
立刻就知道這就是我們該用的蘭花。
經過臺灣總代理的幫助下，我在 2015
年 6 月的英格蘭蘭展上買到了這株很
好的蘭花，9 月時就迎接到盛開的花
朵。這個花精是七元素中最後一個 製
作出來的。 一方面在能量上可幫助骨
盆區，也有助於肝與膽的經絡暢通，
並清除根深蒂固的憤怒。另一方面可
抵達更高脈輪。這個花精非常強大又
同時能夠平靜人心。

Meditation
靜心冥想

靈魂之旅的更深冥想

花語

通暢脈輪，從第 1 到第 14 脈輪、再
從第 14 到 21 脈輪，甚至可抵達到第
24 脈輪，那是人類靈魂與神性的整
合之處。這複方是為了靈魂之旅能有
更深靜心冥想的目的而搭配。

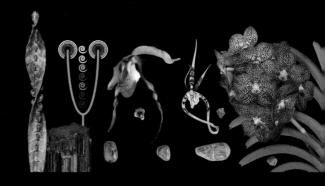

複方：
Spiral of Light, Achord, Dragon Fire, Heaven's Gate, Rising Flame

Messenger of the Heart

心的使者

讓你的感覺發聲

單方學名：*Phragmipedium Grouville* 鬍拉密鞋蘭，屬第二代的混種，是 *Phrag. Hanne Popow* 與 *Phrag. Eric Young* 的混種。深紅色的 *Phrag. besseae* 則是一、二代的「祖奶奶」。
1981 年所發現的 *Phrag. besseae* 引發了雨後春筍的絕妙蘭花配種活動。1996 年 *Phrag. Grouville* 在澤西島的艾瑞克楊基金會正式註冊。

花精故事

這個花精剛好在打開愛花精（Unveiling Affection）完成的 7 個月後誕生。當彼得再次拜訪花精中心時，我用了幾滴這個花精並請彼得以靈視檢查，他見到一位使者騎著白馬在我的心輪內馳騁。

一位顧客在使用這個花精當晚終於能與男友促膝長談，聊一聊幾個月以來她一直擱置的事情，這個花精可幫助我們因心有所感而發聲。

花語

這個花讓我們的心發聲，交流自己的感受，而不用恐懼說出真心話的後果。幫助我們更深刻覺察到心中所珍視的東西。

請想像你如身騎白馬的信差，在想變得更誠懇與真實渴望的激勵下，飛奔於心靈道路上。

Necklace of Beauty

美麗頸鍊

經歷內在之美

單方學名：*Bulbophyllum longiflorum* 豆蘭。豆蘭有一千兩百多種，是分佈最廣的，在非洲熱帶地區與馬達加斯加，整個東南亞，甚至在澳洲都有其芳蹤。此花為附生植物，在海拔 1000 公尺高的森林中生長。

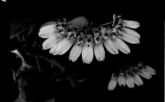

花語

這個花精會為高於心輪與低於喉輪的區塊帶來一種細緻、美麗與愛的能量，讓我們能感覺到意氣昂揚、被疼愛與和平，榮耀內在之美與自己真實存在的光芒。

透過此花精，讓小我和陰影面撤出對我們的掌控，這是準備往內在之旅更深入邁進的重要一步，所以靈魂可以繼續朝向光的旅程前行。這個花精替我們開門，讓我們能更完全經驗到生命之靈花精（Spirit of Life）的高層意識。

花精故事

使用這個花精的母酊冥想時，我感覺到頸部下方有明顯的項鍊圍繞，那是精緻美好、深情與和平的能量，扇形般在胸口上展開。若你受到罪惡感與羞恥感等隱藏議題的掌控，最好在使用這個花精之前，先用幾天的清償之夢花精（Redemption Dream）。

Moon Child
月亮小孩

移除子宮妨礙幸福的能量印記

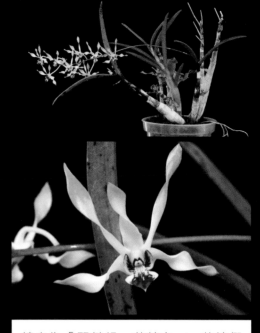

花語

我們在子宮中的九個月中可以有很多細微或非細微的能量印記，這個花精與骨盆能量群密切有關，能夠移除這些妨礙健康、幸福與靈性旅程的印記。

花精故事

我的太太艾瑪在 2011 年 2 月溫室裡看到這株蘭花開了花，她提醒我應該要告訴安卓醫師，我就拍了十幾株正在開花的蘭花照片傳給安卓醫師，但沒說哪一株蘭花引起太太的興趣。之後安卓醫師來電説：「就是那個花瓣有點兒捲的蘭花可以做成花精，此花有一些特別的訊息要給我們」。花精製作好之後，我聽見蘭花對我説：「現在，我終於能開始工作了！」我對這個蘭花堅持不懈的精神很感興趣。

這個花精的能量就像一個搜查破壞點的團隊，首先從腰部開始、接著全面地移除身體系統的負面能量。這個花精身為「關鍵組」花精之一，花精們等待彼此出來組成團隊，於是花兒們在幾個月間紛紛被製作出來 (請參考天堂門花精 Heaven's Gate 的説明 115 頁)。令人意想不到的是這個花精非常快就配成另外兩個複方，這是因為一位女士的來信詢問想知道哪些蘭花花精可以給她七歲的養子，雖然有些特定的花精適合這個男孩，但我看到男孩的多種挑戰行為，很可能與十幾歲的生母不想養育他有關。我反思一定有很多人身處在母親的子宮時是「不被想要的」，我們也搭配出複方花精來處理這個主題。

單方學名：*Dendrobium Miva Plum* 石斛蘭，是 1995 年由米雪爾·范雪羅特（Michelle Vachelott）所登錄的多世代交配種。我的種苗是在 2009 年向孔爾特·路德維希（Gunther Ludwig）所購買。石斛蘭是蘭科中最大的兩種屬之一，有一千兩百種以上，發現於東南亞。

Narnia Sphagnum Moss Essence

納尼亞苔蘚精素

往下推動能量，大自然的意識閘口

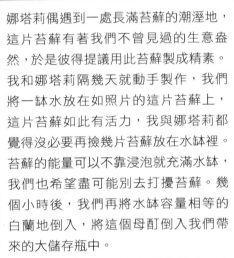

花語

這個精素作用在
（1）喚醒腳底的脈輪
（2）帶來眼中之光
（3）溫和能量喚出快樂
（4）強烈向下的能量。
懷孕後期不建議使用，但可幫助分娩過程，特別是過了預產期的人。

花精故事

世上頂果僅存的神奇場域有多重要？我們多容易失去那些地方？
曾經在英格蘭有一座絕妙的森林，離我們公司舊址有一英哩的距離。森林約 10 英畝大，稱作哈區灌木森林（Hatch Copse）。一世紀前這座森林裡種滿橡樹，當地人都覺得這裡很特別，外地人卻不容易看出這裏有罕見人跡的森林。這座森林受到大自然的精靈所厚愛，祂們覺得這裡是聖域，是個在人類世界中祂們能夠感到像自己的地方，這是一個被人類忽視而遺世獨立的森林。
某日海瑟、娜塔莉、彼得與我來到這座森林散步，在探索森林各個角落時，

娜塔莉偶遇到一處長滿苔蘚的潮溼地，這片苔蘚有著我們不曾見過的生意盎然，於是彼得提議用此苔蘚製成精素。我和娜塔莉隔幾天就動手製作，我們將一缽水放在如照片的這片苔蘚上，這片苔蘚如此有活力，我與娜塔莉都覺得沒必要再撿幾片苔蘚放在水缽裡。苔蘚的能量可以不靠浸泡就充滿水缽，我們也希望盡可能別去打擾苔蘚。幾個小時後，我們再將水缽容量相等的白蘭地倒入，將這個母酊倒入我們帶來的大儲存瓶中。
當 SSK 與彼得來到中心看我們時，這座森林也是他們最喜歡去的地方，他們在那裏可以看到許多大自然的精靈，然而就算沒有靈視力的人也可以感到這座森林的非凡魔力，然後彼得就開始稱這座森林為納尼亞（Narnia），當此精素製作完成時，我們決定命名為納尼亞苔蘚精素。
幾年後，伐木公司無視大自然與這片森林而進行開發，我們也失去了這座森林的特殊魔力。幾世紀以來這種事在整個歐洲與世界各地不斷重演。阿凡達電影（Avatar）與 1992 年的最後

的雨林動畫（Fern Gully），都是以這種悲傷的事為腳本。人類若想活下來，我們就必須學習與大自然發展出新的關係。雖然這座森林的魔法已死，但森林的部分特殊特質仍然可以從苔蘚精素中找到。

這個精素有幾個層面的作用－在身體、情緒與靈性上，此精素有著讓人覺醒的特質，使用後會像品嚐到「幾滴陽光」一樣，特別是在雙眼與腳底的感覺。這是一個讓人快樂的精素，溫柔地令人開心。

這個精素也有帶著強力往下推動的能量，讓助產士可用於過預產期的狀態。也能協助到身體的細胞層次，看到苔蘚本身細胞的生命力就會知道（照片是製作精素當天所拍攝）。苔蘚通常也被用於喜歡潮濕蘭花的介質，特別是原生於霧林區的蘭花，所以將苔蘚精素收錄在蘭花花精組合也是合情合理的。

此外，過去幾年我們也發現苔蘚精素可作為意識閘口，幫助人們去看見、或與大自然神靈界的深刻連結，有些案例經驗令人頗驚訝也很強烈，這不僅是苔蘚本身，更是那座神奇森林的精素。我們可以多重受益於這個精素，但確實苔蘚精素希望傳達的一個重要面向，那就是要人性能尊敬並認出另一層次的世界 - 和諧共處的神靈與大自然。人們還有太多要學習的，與大自然之美的關係，人們需要有智慧的方式來面對。

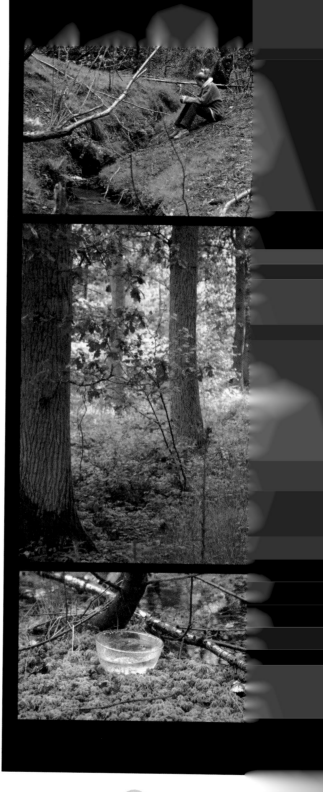

New Vitality
新活力

快速提升你的精力

花語

這株被製作成花精的花,會以連續盛開的穗狀花序,清楚地表明其耐力的天賦,花期可維持一年甚至以上的時間。這個花精在長期倦怠和消耗的狀況中供給活力,能夠快速提升精力,幫助我們度過難關。

單方學名:
Paphiopedilum liemianum 芭菲爾鞋蘭,只有在北蘇門答臘的森林裡才會發現其芳蹤,生長在岩石上,也會生長在溪谷內的樹根上。

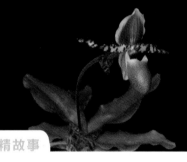

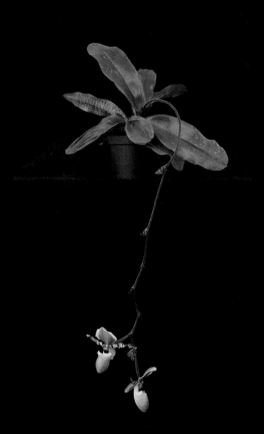

花精故事

這個花精以驚喜的方式現身,我們在同年六個月前才用同株蘭花製成了直接靈視花精(Direct Vision)。彼得來訪時,我將這株盛開的蘭花給彼得看,他開始閱讀眼前蘭花的能量特質,發現顯然跟之前製作的直接靈視花精是不同的能量。因為開花方向不同,而帶來另一種的花精,這樣的差異也讓我們上了一課。

這株蘭花幫助人們改善耐力,反應出單一穗狀花序能夠開花長達十八個月甚至更久的花期特性,花朵會一個接一個、一個接一個隨之綻放,彼得說到:「這個蘭花中央的假雄蕊蓋中,是有個小又精力充沛的發電機呢!」

Night Soul
夜魂

療癒最黑暗的經驗

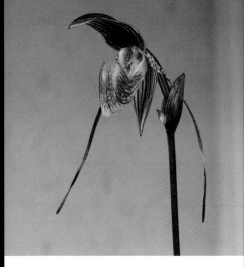

這是幫助我們在黑暗時期的有力花精,可療癒靈魂最黑暗的經驗。當我們經驗到內在或外在的蹂躪時,深層的印記會留在心靈深處。 這個花精是發號施令之靈,能夠療癒深刻的創傷,協助我們再度完整。無論世上的經驗帶來何種挑戰,請記得自己是靈魂的主宰。

這個花精需要在夜晚製作、黎明時分結束。這並不是一個使用後會輕盈舒暢的花精,而是能去幫助經歷過人間最痛苦創傷的人們,一位療癒師建議可用來幫助大屠殺或種族滅絕的倖存者。 有些回饋報告說看到自己體現出這株蘭花的能量,是飛越遭受戰爭蹂躪之地的 景象,這種飛行神靈是一位倖存者,他不僅倖存而且完好無缺,靈魂的能力仍然在。回饋者還說自己就像一位有 著巨大無比能量的戰士王者。

這個花精也能幫助到性侵受害者,在某次花精課程的一名學員珍娜 (化名) 與大家分享她多年前受害的狀況。上課時 我們都會直接使用市售瓶原液來冥想,珍娜至少有三分之一使用到的花精中都與性侵議題有關,她經驗到非常清晰的療癒冥想,例如:安地斯之火花精(Andean Fire)直接進入她的骨盆區域來療癒深度創傷,幫助她恢復勇氣和決心意志,除此之外還有許多其他花精提供她身心的美好與愛的安慰。

課程的最後一天我們用到了夜魂花精來冥想,珍娜回報當她閉上眼睛冥想時,就身歷其境地回憶起當時遭受強姦的情境,但這一次她能夠將襲擊者從身上甩掉了。這是一次極佳的療癒,她的敘述讓其他幾位學員也感動得熱淚盈眶,在這個花精的幫助下,珍娜正在重新編寫深刻的心靈,向自己肯定她不再是受害者,而是自己靈魂的統帥。

 單方學名:*Paphiopedilum Wössner's Black Wings* 芭菲爾鞋蘭,是第一交配種,2009 年由德國的 法蘭茲·格蘭(Franz Grands) 登錄。我的種苗是在 2009 年秋天在法國的苗圃向尼可拉斯·伯格(Nicholas Bouguard)買的,其父母蘭 *Paph. rothschildianum*,以前被叫做 *Paph. Adductum*,*Paph. Anitum*,兩者都有莊嚴的指揮官的感覺,兩個交配的結果就是與我相遇、充滿力量最威風堂堂的這株蘭花。

Party Time !
歡樂時光
生命感官的享樂

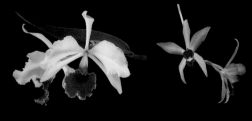

花語

這是生命的感官享樂之舞的慶賀。當許多事都帶著時間表與目的時，請藉著這個花精回想到感官的享受與樂趣的價值。趁你忘記這種價值帶來的喜悅之前，再次跳舞吧！

一位使用者提到這個花精振作她的精神，即使在雨天，她注意到的是教堂鐘聲的美妙，不再是過去一直困擾她的負面情緒與思緒。

複方：
Carnival, Laughing Butterflies

Positive Outcome
正向成果
有助於培養正向的精神狀態

花語

非凡的耐力保持頑強的樂天，有了這株花精，就絕對不會看不清楚任何計劃的目標，就像「撐竿跳選手」會在衝刺至起跳前，預想越過柵欄的畫面一般。此花能讓我們不斷受牽引往前進，了解如何保持正向，堅持直到夢想成真。

單方學名：
Scaphosepalum gibberosum 是哥倫比亞以及厄瓜多爾霧林區的原生種。*Scaphosepalum* 屬內大約四十五種花內，花朵巨大，單一枝穗狀花序，花期可高達五年。

花精故事

這個花精幫助我們維持正向的心智架構，我常說這個花精是系列裡最重要的花精，原因就是此花會影響我們生命中的 每分、每秒、每天、歲歲、年年都要面對的課題：當我們預期某日是悲慘的一 天，試想那天最可能經驗到的會是什 麼？

擁有一個正向的態度並非只是戴上一副見喜不見憂的粉色墨鏡，而是關乎到我們能夠看到身邊各種可能性。在近年的全球經濟危機中，我們太容易因媒體煽動而屈服，使得全體國民精神處在黑霧中。這個花精鼓勵我們要更正面來面對世界，不要向恐懼投降，只要擁有正向的心智狀態，所有的挑戰就會更容易解決，新的機會也會出現。

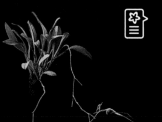

Positive Flow
正向之流（小幸運水）

激勵我們朝成就大事邁進

複方：
Positive Outcome, Pushing Back the Night

這是蘭花花精中的豐盛與富裕主題，結合了正向成果花精（Positive Outcome）所加強的積極心態，還有推走黑夜花精（Pushing Back the Night）往上提升的力量。

這個花精讓心理觀點轉變，配合太陽神經叢的強化，與鞏固雙眉之間的 Ajana 核心，這個核心是能顯化與成就的核心。使用這個花精，我們就會回想如何「成就大事」，花精以立即的效果激勵我們邁向成就。

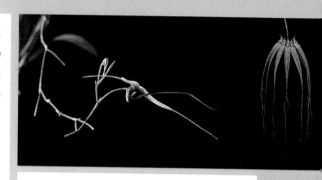

「能夠勝任」的強烈感覺，也有更加正面的態度與想要「成就事情」的能量，當然還有其他的體悟，這個複方給我們許多很棒的迴響。

在不景氣的時候，會有某種「黑霧」落在整個國家的心靈中（在英國也是如此），這種黑霧很大一部份是因為媒體不斷對金融海嘯的報導所造成，因為媒體很容易影響大眾的態度，而這個花精似乎可以讓人們在黑霧上燒出一個直通往藍天的洞，所以人們就能夠帶著活力，不會被普遍社會的不適而阻礙了目標，全力投入自己的方案與計劃。

花精故事

這個複方的誕生是回應日本總代理寺山順子的疑問，她問到蘭花系列中有哪些是能夠協助豐盛與富裕議題的花精。當經濟大蕭條席捲全球時，我時常想到正向成果花精（Positive Outcome）的重要，在金融風暴時可幫助我們維持一個正向架構的思考。

某日在溫室裡時，我想出能否搭配正向成果花精與推走黑夜花精（Pushing Back the Night），因為推走黑夜花精能夠向上觸及到很高的脈輪、對雙眉之間的第三眼中心也有強力的影響，同時可以強化第 3 脈輪。我們試配出這個配方而結果是非常驚人的，馬上浮現出

正如同第三屆的美國總統在二零年代的經濟大蕭條時所說：「我們什麼都不怕，只怕恐懼本身」。這個花精似乎可具體化這個智慧與清晰思維，讓我們珍惜與想要的健全之流能夠順暢。這是一個幫助計劃進行並使之開花結果的絕妙花精。

多年來我體驗過各式各樣美好的氣場噴霧，但關於這個噴霧的回饋報告讓我頗為驚訝。我個人一直比較偏愛滴瓶，總覺得滴瓶比較強效，但是花友們的心得卻顯示這個噴霧跟滴瓶完全一樣強力：為人母多年的一位使用者在用了這個噴霧後，即使在全球不景氣時她仍找到一份好工作，她先生的工作也從資產出售的停業邊緣又回到了正軌。另一位使用者的先生的公司正處在缺乏訂單的危機中，她讓先生噴用後的當天就突然接到一筆大訂單。加拿大的代理商也說在使用噴霧十五分鐘後，幾個月來一直希望合作的大公司就來電告知合作。還有一位演員在一週間天天使用這個噴霧，然後工作就因此定了下來。更有一位使用者在自己與錢包上噴用，最後贏到彩券的大獎的例子呢！

上述只是幾個心得報告，我們自身的經驗也是如此。這個複方在 2009 年 3 月配製出來後，儘管面對全球的金融海嘯，但我們在 2009 年的銷量仍然有很好的成長。聽到相關的故事並感受到這樣的能量，這個噴霧的效果真是讓我開了眼界。就請規律地在家中或辦公室使用這個噴霧，直接噴向自己，讓我們在生活與事業中想要的能量流動吧！

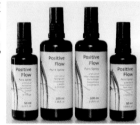

Purity of Heart
心的淨化

減速，慢慢來

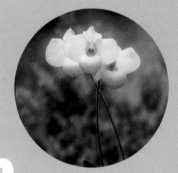

適合給覺得時間不夠而有壓力的人，就像西塔琴般緩慢清楚又空靈的音調，這個花精傳達出「有足夠的時間做完任何事」的理解。有如印度阿育吠陀系統中 Epitomises the Kaffa 典型的人 - 緩慢、不著急，絕不會被迫倉促行事。帶來白色之光到更高心輪、眉心輪和生殖輪，並進入血液中。

單方學名：*Paphiopedilum Armeni White* 芭菲爾鞋蘭，是 *Paph. armeniacum* 與 *Paph. delenatii* 的第一代混種，於 1987 年註冊登記。

這個花精可幫助生活中有太多工作而急忙的人，與大地頻行花精（Walking to the Earth' s Rhythm）很相似。邀請我們去經驗一天中不同的節奏與速度，在內心會聽得見這份邀請。

特別對家長有益，有助於和孩子相處，讓家長更有養育的耐心。當我們為孩子創造出從容不迫的時間，孩子因而感到被愛，我們的心也會打開。

Protective Presence
保護現前
來自神靈界的保鑣

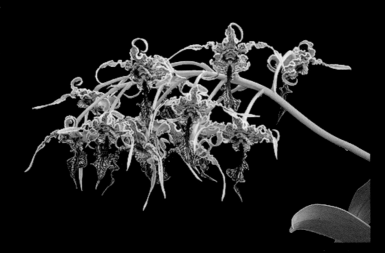

花 語

這個花精對我們在有安全疑慮的地區旅行時很好，對於人生有重大改變的時候也很有用（例如搬家或轉換跑道），帶來銜接感與心靈的保護。此花幫助我們重新連結內在力量。

這個蘭花與藏秘佛教中護法功能的「怒目金剛」頗為相似，其靈性本質的意思是「我走在你的前面」。也讓我們發現到所謂真正的保護，是能夠理解並往內深求存在的真實本性。

花精故事

這是一個獨特的花精，蘭花長得很獨特，原生於巴布亞新幾內亞與周邊島嶼。這株蘭花應該是當地樹幹上常見的植物，我相信巴布亞新幾內亞的原住民戰士一定是參考這個蘭花的風格而轉 成為身體的油彩裝飾。

這株蘭花讓人們想起藏傳佛教圖畫所見的「憤怒神」，這些神像都是踏上靈性道路修行者的守護神，所以花精在能量層面上是提供某種「保鑣感」。製作前其實是多等了幾年，我的靈視圓點才指出適合用這株蘭花來做花精，也許蘭花只是要我們在接近時多帶一些敬重。這個花精是靈魂盾牌複方（Soul Shield）的成份之一。

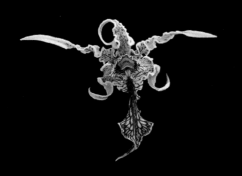

單方學名：*Dendrobium spectabile* 石斛蘭，是附生、石生植物，原生於巴布亞新幾內亞、所羅門群島、萬那杜、布干維爾島的低地森林。

Purity of Soul

靈魂淨化

清理小我模式，神聖儀式使用

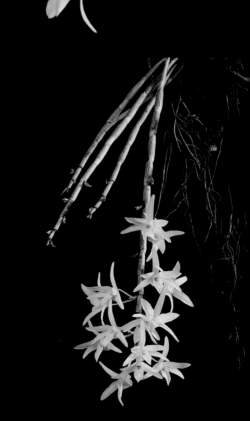

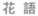

這個花精對靈魂的作用像溫和又深層淨化的雨水。沐浴其中，可清理掉小我中累積的負面看法與信仰。此花幫助我們淨化那些潛意識中歷代保存的負面模式。

這個花精很可愛、安定精神、溫和落地且撫慰人心，帶給我們一種心智上充滿關懷的深層平靜，在冥想、祈禱或是任何神聖的儀式前使用都很好，特別在婚禮儀式前使用也很合適。

這個花有溫和且如夢一般的質地，但也有因情勢需要的堅定，讓我們感覺到和解的召喚，以及喚醒被遺忘靈性。

單方學名：*Dendrobium moniliforme* 白石斛，原生於日本的本州、四國、九州以及琉球群島，但在中國韓國台灣也都看的到。經過了幾百年，石斛蘭的栽培在日本已經被尊崇為一個崇高的藝術了。

主要起因於十五世紀時足利義政將軍對此蘭有很高的評價鑑賞。義政是室町幕府的第八代將軍，他的眾多嗜好中有一項是盆栽，他喜歡使用石斛裝飾盆栽，小的莖葉與小的木本相似。義政將這個想法與周圍的權力者分享，因此讓石斛栽培在富裕家庭變得很重要。

2011年7月剛製作出天堂巢花精（Hive of Heaven）之後，安卓醫師在夢中看到這株陽性極強的小蘭花說他還有一個妹妹，安卓醫師認為這位妹妹可能是另一種豆蘭，但我們一直沒有等到「豆蘭妹妹」出現，反而是在8月初驚喜迎來這株白石斛的盛開。當我寄給安卓醫師這張蘭花照片，他很興奮看到這個「候選花」。

安卓醫師來電提醒這個花精要在白天製作、但不能讓陽光直射到蘭花。我在第二天照辦製作完成，並在使用母酊時有絕妙的冥想，那是如此平靜的覺知，一種心靈的深度寧靜，同時帶有清晰的專注，腦海中反覆迴響著「洗禮」這個字。花朵近乎純白色，帶有一點粉色腮紅，花朵總是成對出現，這個白石斛的概念就是「預備精神婚禮」。

製作時我並不知道這株蘭花在日本有個美麗傳說（沒有先入為主去製作花精是最好的，我們只需單純地注入蘭花的特質），直到母酊劑裝瓶後我才開始研究這個石斛蘭，我很高興知道在日本歷史中有種植蘭花的悠久傳統，白石斛是其中最重要的品種之一，這應該是溫室蘭花們想要送給當時日本書出版的禮物吧！

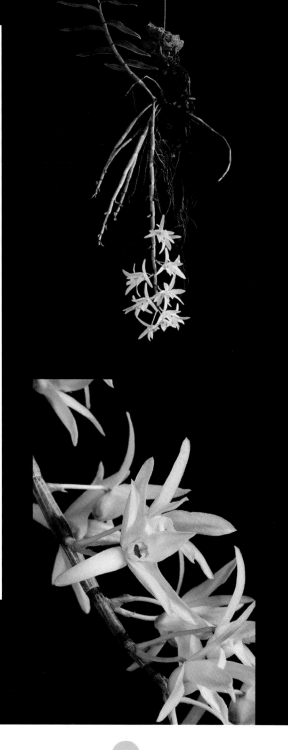

Pushing Back the Night

推走黑夜

建立內在聖殿

單方學名：
Bulb. Elizabeth Ann 'Buckleberry' 豆蘭，是 *Bulbophyllum longissimum* 與 *Bulbophyllum rothschildianum* 的第一代混種。

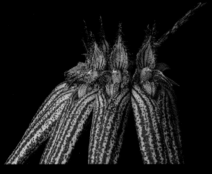

花語

帶來視野與光芒是無法分離，有助提升看法，直至見到生命中的神聖性。這個花精療癒人性的命運，不只協助我們個人的成長，也邀請「未來之光」到來，並「推走黑夜」。

在百會、也就是所謂「中國頂輪」（位於頭頂）的阻礙會被此花精推到氣場之外。這樣一來便可以幫助我們垂直地擴展意識、進到星光層的殿堂，讓微觀影響宏觀。當今是許多負面業力被釋放到這個世界的時候，這個花精顯得特別重要，讓我們的注意力不會從光與靈性目標上轉移開來。

花精故事

這個花精是系列裡最重要的花精之一，這是為了校正到更高靈性的主要花精，保持以太體的健康。舉例來說：當美軍在 2003 年 3 月 19 日開始轟炸巴格達時，那天晚上我變得非常昏沉、幾乎無法站立，狀況還持續到隔天。所以我去電給彼得，他說我的更高脈輪被這場轟炸給「敲歪」了，所以我需要使用這個花精，使用後頭昏腦脹真的馬上平息。因此可知，縱使外在的世界瘋狂，花精能夠幫助我們不至於失去靈性校準。當外面在風雨中，若我們失去內在平衡，也很難幫得上忙。

海瑟在花精冥想中見到她在不同的場景中，每個場景代表人生的四個面向－身體、情緒、心理和靈性上的全然掌控。一旦這些基礎到位了，這個花精就能協助人在更高脈輪中建起一座金黃色的聖殿。這個花精也能夠強化第 3 脈輪的帶狀區域以及第三眼中心。彼得看見這個花精在個人與全球層面都會有作用，給予我們更進一步的力量來處理未來幾年人性自身的黑暗時刻。

雖然這個花精也是許多複方成分之一，我們仍強烈建議你可單獨使用這個花精來冥想，才能直接感受到花精帶來的禮物。

有人會問我蘭花花精的特別之處，雖然有多種的回答方式，但我總是會回到身體上方的脈輪來談：多數非蘭花的花精無法「抵達」頂輪以上的脈輪，這點聽起來可能神秘又抽象，但以蘭花來說是非常清晰的行動。幾年前的花精課程中，有一位學員是美國自然醫學專家，她在課程的第四天說她並不相信身體上方的脈輪，我回覆她不一定要接受這個說法，然後我們用了推走黑夜花精，這是一個能「上達」身形之外的花精，在我們冥想了十分鐘之後，這位學員回應也許她得接受蘭花這個實相了，否則很難解釋她在冥想中的經歷。

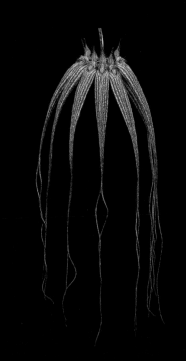

Poseidon's Trumpet
波賽頓曼陀羅花

以有力的漩渦與星星連結

 單方學名：*Pancratium maritimum*，原生於地中海的克里特島。

花 語

這個花的能量以有力的漩渦與星星連結，錨定在心輪，然後透過頂輪往上，創造出與宇宙相連的入口。花的美麗和力量吸引了馬里奧斯·阿格里斯（Marios Argiros）和他的女兒的注意，他們在安卓醫師的指導下做出花精，能與蘭花有好搭配。

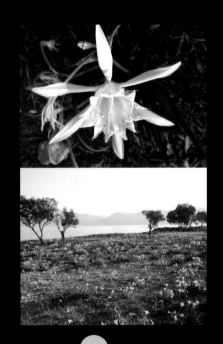

Phantom Quartz
幽靈水晶
內在傾聽與捕夢手

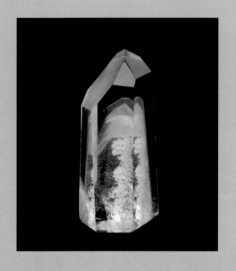

水晶跟黃金一樣是療癒大師,可用於各種情況如冥想和增強內心傾聽。在我們感覺到呆滯時很有用,也可促進和澄清思考過程。

每個水晶都有其特質,幽靈水晶含有萬古時期的結構,可作為捕夢手,特別可透過夢境,讓我們獲得對過去的理解並且向前。

Rising Flame
揚升火焰
溫暖的心與幸福感

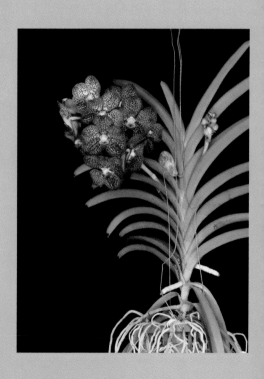

與情感有關的狀態,可支援溫暖的心,帶來愛、喜悅與幸福感。從第 2、3、4 脈輪揚升與療癒,帶來強烈被愛的感覺。需要有伴侶的愛。紅寶石作為這個萬代蘭的催化劑。

單方學名:
Vanda hybrid & Ruby 萬代蘭與紅寶石

Rising Against the Dark
揚升禦黑

趨走負面，讓業力議題溫和浮出

單方學名：
Fredclarkeana After Dark, obsidian
黑珍珠飄唇蘭、黑曜岩

花 語

這個花精製作時間在 2019 年 1 月的血月，帶著月亮的能量。 安卓醫師說到此花精可清理第 1 與第 2 脈輪，但需要使用二到三天才有最深的影響。當你尚未解決某議題而感到焦慮時，特別是無法避開、得去面對的隱藏議題時。這是特別陽性、不是溫和的安慰用花精。

若人不能辨識出靈性道路，就會感到脆弱與恐懼。人的力量是來自所有脈輪的和諧，特別是海底輪、太陽神經叢與心輪。 此花精可在心輪穿透壓抑情緒的表皮，人就能夠安全地處理隱藏議題，讓心有所保護。 當覺得自己被卡住、像在穿過泥漿，或是想哭卻哭不出來、寂寞、似乎沒有人了解自己、想要投入生命卻無法做到，或是想要安穩舒服好睡的人，這個花精都可以協助。

此時是負面能量更為強烈的時候，適合在人的心靈虛弱時使用，趨走任何層次的 負面力量。花精中有加入黑曜岩，可連結人與更高目標與使命，讓人保有希望、信念與信任，也讓深層的業力議題溫和地浮出表面。

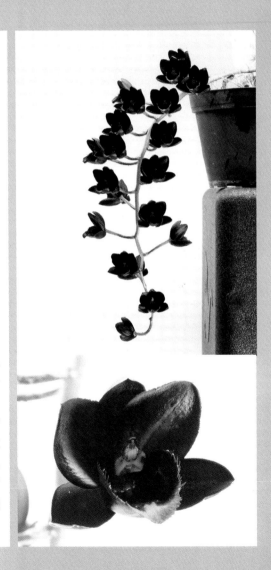

Revelation

啟示（大幸運水）

複方：
Achord, Crown of Serenity, Fruits of Love, Pushing Back The Night, True Connections

社會挑戰的轉化能量

花語

這個複方的前身是正向之流花精(Positive Flow)來回應多年全球經濟衰退的大環境。但是當人只是想吸引豐盛的顯化，卻無以面對時代的挑戰，例如日本在 2011 年遭逢海嘯摧殘後的國家意志消沉，這種經濟不景氣把心理和靈性的挑戰也帶上檯面時，人們會無法突破總體困境而向前邁進。

我們與社會的關係因此需要檢視，當連接人我之間的以太網絡變得黯淡無光。這個花精可以幫助我們開啟並活化以太網絡的通道，能夠以超越自我的言行帶出生命目的清晰感，釋放屈服於社會的巨大挑戰、侷限與壓力。

這個花精更新我們對未來的希望，給予轉變能量和動力，轉變成新的精神狀態，我們能起而行，成就必須成就的一切。

花精故事

更高脈輪的重點是：若我們想要「收聽」到人類的網際網路（這是心靈一部份，在那裡我們彼此能直接交流），那麼更高脈輪就是我們需要去的地方。身體層面上我們看似是不同的存在，而只運作在七個脈輪的花精不會喚醒我們之間的靈性網絡，但如果我們希望療癒社會對個人的直接影響，就需要進入更高脈輪的網絡，在那樣的層次可透過更高脈輪能量的「靈性網絡」，直接療癒到社會面向。

英國正處在 1930 年代以來最嚴重的經濟衰退，我反思到大眾都有被困住的強烈感受，像西班牙、希臘和愛爾蘭在 2008 年後受到的打擊更為嚴重；希臘更是被極右派反移民政治團體的陰霾壟罩，他們用恐懼餵養人民來獲取更多的能量。日本居民不僅要應對全球經濟衰退，更在 2011 年 3 月承受嚴重海嘯的襲擊。整個局勢讓我困擾的是：正向之流花精（Positive Flow）還不夠嗎？，正向之流花精對個人是毫無疑問有益的，多年來我們獲得廣大的正面迴響，但主要是針對個人。倘若個人是處於社會都掙扎的情況下，那麼正向之流花精的效用似乎就會不夠。

所以我覺得有必要再製造出另一個複方來超越這個侷限。我與工作夥伴羅

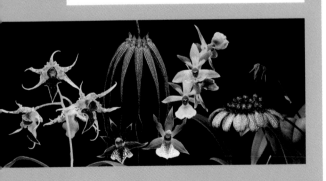

娜討論，她對靈擺很拿手，她先用靈擺找出四個花精，入選的幾種頗為合理，但也有讓我驚喜的，這個名單包括：一定要有的真實連結花精（True Connections）、想也需要的推走黑夜花精（Pushing Back the Night）。而寧靜之冠花精（Crown of Serenity）跟愛的果實花精（Fruit of Love）對我就是頗為有趣的選擇。我們試用這個複方後感覺挺不錯，靜坐二到三分鐘之內雖沒有感覺，但隨著花精作用的不斷堆疊，十分鐘後就變得非常強大。

我再聯繫安卓醫師請他為這個配方調整頻率，他建議需要加上幾滴錨定精素（Achord），這是安卓醫師精心用自然大調的七個音叉對應七個脈輪所製作的精素，本質就是用來調整。果然加入錨定精素後效果很不錯。

以下分享羅娜的花精冥想過程：

我感覺到腳趾頗為刺痛，腳趾間也有感覺，手跟指間也有同樣刺痛感，接著我看到強韌的綠芽在腳趾間向上生長，這是一個需要冥想二十分鐘或甚至更久的花精，花精會分階段起作用，十五分鐘後就讓人活力十足。

接著我看到一卷底片，近距離看了其中兩到三格，其中一格內有些許物品，這些物品象徵著此刻我想像的理想未來：我希望找到一份合適的新工作，並且能搬離集亞島。那一格底片的東西似乎是代表自我所產生的未來和希望，就像我想像自己在某個位置、某個類型的房子裡，自我認為我需要某些東西才會快樂，那也是我不甘願放棄的珍貴夢想。但當我放下這些夢想時，底片變成了不太清晰的純白色正方形，接著我想拿一些符號去填滿這個正方形，想去定義未來的計畫，試著超越自我。但因為外面的噪音讓我分心了，而底片那一格上的正方形就此留白，但我想留白也許最好，因為標記可能會阻止我往前邁進，留白而能使內在自然成長，也更容易影響人生方向。使用花精半小時後我覺得有種「電池耗盡」的感覺，這是因為我不得不放下一些自我造出的夢，自我因此感到不太高興。

這是一個很好的花精，能幫助你創造想要的未來，也希望這個花精有助於顯化你的未來。我認為這個花精適用於當人的目前狀態可能太難改變、停滯不前或過於舒適的時候，或需要更新、復元許多關係或人脈時也可供給動力，幫助人轉移到嶄新且更為進步的狀態。

日本總代理在看了幾個小時的「三一一海嘯兩周年報導」電視節目後，就覺得自己被困在灰色的能量中，所以安卓醫師要她從手上有的花精瓶中先調配出足夠強度的啟示花精，並使用正確的滴數，然後她有以下的回報：

使用一次後立即感到自己被頭部後方的「夢點」吸了過去，深呼吸後不久感覺手臂與胸腔的疼痛散去，之後胸臆兩側的「意志中心」附近感到有一陣刺痛與顫抖，也感受到椎骨被校正與頸部一致的位置。

我們知道每天應該刷牙、洗澡、運動與好好吃飯，但維持健康也與內部能量系統有關。在這個充滿挑戰的時代，就像看晚間新聞會讓能量場有某些後果的例子，此時啟示花精可扮演一個重要的角色，並幫助我們推動計劃。

Redemption Dream
清償之夢

單方學名：*Paphiopedilum spicerianum* 芭菲爾鞋蘭，在印度的東北邊與緬甸的西北方石灰岩坡上可發現其芳蹤。

解決並療癒羞恥與罪惡感

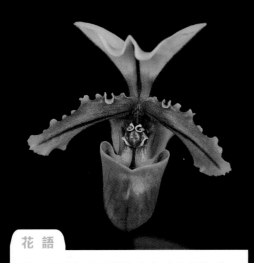

2009 年初冬時我們迎來這株蘭花綻放的一雙穗狀花序，凋謝不久後又孕育出另外一雙花序，這株蘭花罕見的生長方式，有如天界的神靈下凡來大聲敲著我們的心門。

這個花精對作夢有明顯的影響，也會影響到夢中的戲碼。當人使用超過七到十天，藏匿在深處、甚至是前世的羞恥與罪惡感就可能冒出，卻不是用受威脅的方式來解決。當羞恥感與罪惡感壓抑到「更高心的核心」的運作時，這個花精可助於清除這裡的堵塞。這是在冥想中就可帶來深層與沉穩的寧靜款花精，讓人在靈魂旅程中有更深刻與完滿的覺察，這個花精是花藥也可以是促進精素，每個人都適用。

花語

幫助心靈處理深層的自責感和羞愧感，把轉化帶入夢境裡，讓心智有意識或無意識地去解決這些議題。自責感與羞愧感可能會特別阻礙更高心輪的淨化和療癒心輪的能力，而造成心輪的壓抑。心的能量被阻礙時，我們便失去無條件去愛的能力，也失去內在的平和。自責感跟羞愧感是靈性路上的主要障礙。

這個花精會特別透過活化或重新整合夜間的夢，讓古老和深層的議題能夠在心靈劇場放送，以此幫助我們移除這些心中的障礙。

一般在使用美麗頸鍊花精（Necklace of Beauty）之前可先用幾天這個花精，讓此花精先行運作，再使用美麗頸鍊花精。我們也能更完全地感覺到美麗頸鍊花精的細緻能量。

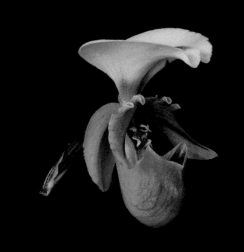

Releasing
Karmic Patterns

釋放業力模式

放下舊有深層的模式以及信念

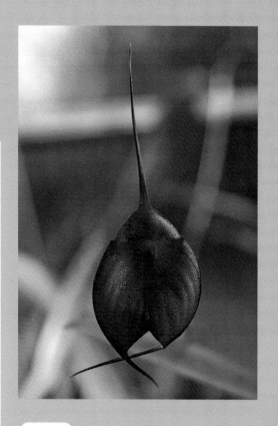

花精故事

製作這個花精是個獨特的經驗,製作後我去電給 SSK 分享經驗,她的回覆是:「你需要再一次把母酊放回那株蘭花下方」,因為 SSK 在電話中聽見神靈界傳來的訊息。海瑟與我對這個建議很吃驚,因為這是沒聽過的步驟,但我們仍然照做了,結果 SSK 是對的。我保留了一些最早的母酊讓彼得去比較,他說再放回蘭花下方第二次的花精,的確明顯地多加了某些特質,他的靈視結果是,這個花精會對第 8 脈輪以及留在前幾世特別沉重或稱為「特別的冥王星模式」有效用。

這個花精並非能夠釋放業力,我相信沒有花精可以釋放業力,而是幫助消融監禁在頂輪區塊上方的業力模式。

單方學名:
Masdevallia Flying Colors 三尖瓣蘭

花語

釋放儲藏在第 8 脈輪的業力模式,當第 8 脈輪顯示靈性知識和靈性力量過往如何遭到誤用時,這個花精可讓我們感覺到以螺旋式旋轉出並進入宇宙,也可能會被往上帶而覺得有些壓迫感。

此花幫助人們掙脫僵化的信念模式、或在第 8 脈輪內把持不放的想法,也能協助我們有智慧地使用並選擇說出口的用語。

Renewing Life
更新生命

把以太的健康帶到細胞的層面

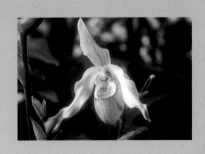

花語

這是溫和且安靜的花精，但有頗精深的力量，可以一次觸及到許多層次。清理第 1、8、10、12 脈輪中細胞層面裡古老而負面的能量模式，恢復我們本來的健康。

海底輪主掌細胞模式，當海底輪與第 10 脈輪（白光之源）以及第 12 脈輪（宇宙合一）等更高層次的脈輪運作相結合，就會讓這個花精在該層次有更強的療癒力。此花加在乳霜中使用非常好。

 單方學名：*Phragmipedium Carol Kanzer* 鬍拉密鞋蘭，是 *Phragmipedium pearcei* 與 *Phragmipedium schlimii* 第一代混種，發現於中南美洲。

花精故事

這株蘭花盛開時，我在溫室裡坐了半小時單單盯著「她」看。這株蘭花是如此純然美麗與靜謐，我想像花朵有如沉靜中的冥想僧侶。

這個花精的作用需要一點解釋，彼得見到這個花精可清理海底輪中古老又負面的能量模式，海底輪專職細胞生長的模式，清理這股古老又負面的能量是有重大含義的，但我們現在還「不被允許」寫下更多細節。此花精在更高脈輪的作用特別能提升上述的清理功能。這是一個非常玄妙的花精，沉靜又能溫柔碰觸我們的心。

Revitalise
恢復活力

清理情緒堵塞與疲憊感

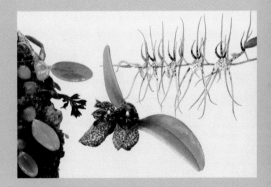

花語

此花精清理不必要且阻礙活力流動的能量印記，對情緒堵塞而引發的疲憊感特別有幫助。

 複方：
Wingéd Messenger, Hive of Heaven & Heaven's Gate

Rising to the Call of Beauty
回應美之召喚

美就是真，真就是美

花精故事

當彼得在靈視這個花精時，一個靈體從蘭花上方慢慢接近彼得向他說明，當今人性處於關鍵的歷史路口，我們可以選擇與大自然進化美的深層脈動和諧共處，還是去追求動植物或人類基因工程的操弄與改造。基改的力量非常誘人，但會讓我們離開自然美，讓人們進入無心卻怪誕的領域。

與花精合作的人需要知道，這個行星有不同的未來願景，這個願景是與美麗大自然禮物的和諧共處，這個蘭花是由兩品種混合後創造出更具優雅外型的蘭花，此花正是人類與自然和諧共處的好例子。很多顧客回報這個花精讓他們開始對風水產生強烈興趣，也帶來喜悅感，幫助肩膀的放鬆。

花 語

這個花精是攸關美麗的調整與認同，還可釋放一天工作之後的肩上壓力。

當現代社會與自然美、內在美拉出了距離，帶來不和諧、扭曲與自我削弱，影響到人們對自然與自己的單純之美。

但究竟什麼是與生俱來的美麗特質呢？從神聖幾何中發現到的均衡、完整、和諧，崇敬力量與數學，當這股美麗成為指引，我們的行動就能遵循自然且和諧的「宇宙法則」，美的力量就能驅走面前的邪惡和醜陋。

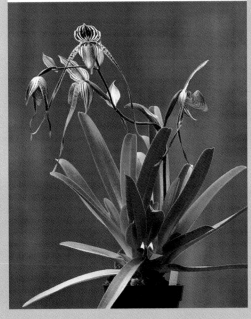

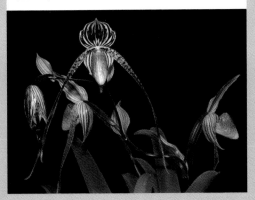

 單方學名：*Paph. Lady Isabel* 芭菲爾鞋蘭，是 *Paph. rothschildianum* 與 *Paph. stonei* 的第一代混種，首次註冊於 1897 年。
美國的拖鞋蘭混種好手傑瑞·費雪向我提到 *Paph. Lady Isabel* 這株花驚人不凡的特質－所有以此花當母種所配出來的蘭花結果都會非常美。

Rhododendron Brocade Plus

錦織杜鵑（粉紅）

溫柔與幸福的喜樂之泉

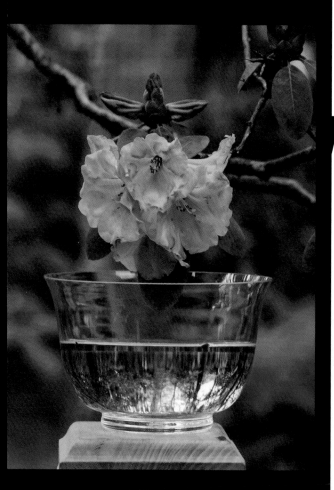

選用成熟且百花盛開的粉紅色混種杜鵑花，此花精重要的特質是精力盎然的喜悅，就像是突然從心中湧出溫柔與幸福的喜樂之泉。

當你感到心情低落或對生命沮喪的時候皆可使用這個花精，會幫助我們更新心中對世界的觀點。

花精故事

阿克莫大宅與花園的前主人很熱衷錦織杜鵑的配種，但常忘記註冊他的成果，這株粉紅錦織杜鵑就沒有登記，所以只能歸納在「錦織類」。花園中有許多盛大開花的粉紅錦織杜鵑灌木，我所選擇的那一棵在僻靜角落，遠離小徑，這是一棵又高又開枝散葉的「開花的樹」，我將水缽放在一張高腳凳上，讓水缽正好在花朵下方。

這個花精像心中的喜樂之泉，能馬上讓我們感到振奮與欣喜，用於婚禮或家族聚會上很好，或是當你只是想為今天帶來一點額外喜悅也很實用。目前我們只販售兩種杜鵑花精，未來也許有更多種。島上花園給我們許多極具吸引力的花朵，期待以後有更深入的探索。

Rhododendron griffithianum

錦織杜鵑（白）

身體需要放鬆

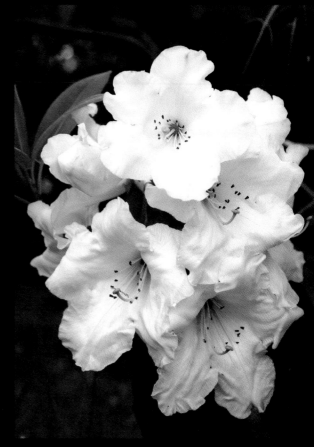

這是原生於喜馬拉雅錫金地區（Skkim）的白色錦織杜鵑的花精，有著驚人的美麗與幾乎純白的花朵。我們發現這個花精能夠鎮靜人心又讓人放鬆，於是給了這個花精「平和冷靜」的綽號。但這不是在面對辦公室堆積如山的工作時所該使用的花精，而是在能量放鬆、沉著靜謐的時候使用才是最佳選擇。

許多顧客是先使用溫柔好眠花精時才邂逅了白杜鵑花精，此花的陰性特質可補足溫柔好眠花精（Gentle Sleep）的其他三個單方。這個花精可有效用於全身按摩，幫助個案快速且深入地放鬆。

花語

在阿克莫花園到處都能找到這種純白色的杜鵑花。這個花精的重要特質是安詳、平和與靜謐，使用幾滴立即就會有感覺。

當你感到壓力很大、疲憊、需要放鬆的時候可使用此花精，例如：適用於一天辛苦工作之後，可滴於緊張的肌肉上，對全身按摩也很好用。

Ruby
紅寶石

處理困住情緒

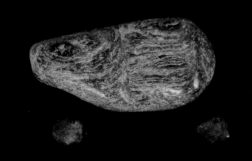

這個精素有更新的力量。當時我先提供某個蘭花照片給安卓醫師,他建議還需要加上紅寶石,等到紅寶石寄達時,能量卻顯示已不需要共同製作,反而只需要單獨的紅寶石精素。我們兩人笑説因蘭花這個媒人,才促成了這個美麗精素的出現。

紅寶石在同類療法中被認可有很好的效果,主要運作在太陽神經叢那些被困住的情緒,也可開啟心輪,連結到頂輪與海底輪,讓我們能夠接觸到自己該往的靈性道路。

Sacral Regulator
神聖椎底調節

骨盆區的幸福與舒適

 複方:
Core Release, Source of Life, Child's Play

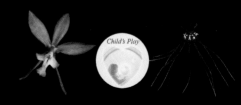

這個複方發揮了所含單方花精的總和,作用於第 1、2、3、6、7 脈輪,與肝有關,可讓骨盆區域在受到干擾後增強幸福與舒適感。測試時,這個複方很明顯會在不同程度上對骨盆 DPS 狀態(dead-pelvis syndrome)有用,可以讓命門更新與再生。

DPS 是安卓醫師在工作中常發現一系列的能量狀態,許多在骨盆的接受點和脈動點受到壓抑困住。除了 TEK 肌力測試的描述以外,我們也多能覺察到這個花精從骨盆區散發出幸福感,同時在腦中有擴張的意識,讓性慾從表演轉變成親密感與深層交流(參考 49 頁的能量點與穴位圖)。

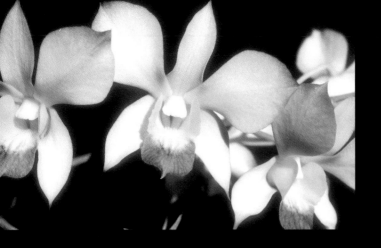

花 語

這個花精提供生氣勃勃的能量並協助釋
放過程，打破低能量和低成就的惡性循
環。幫助我們因第 2 脈輪緊抓不放的
潛意識壓力，落地扎根、釋放緊繃並帶
回到大地。這個花精的能量堅決肯定我
們很安全、強壯且健康。

單方學名：*Dendrobium Propane* 石
斛蘭。請試著購買附有植物學全名的
蘭花，然後不要像我一樣把名牌弄丟
了。經過一番調查之後，我相信此花
是混種的 *Dendrobium Prapin*，此花
於 1993 年在泰國蘭花苗圃註冊。

花精故事

這株蘭花是從英格蘭當地花圃買來
的，當時覺得這株蘭花很特別，海瑟
看到花開時，她的臉與蘭花之美一同
泛著光芒，彼得也在現場，他說這株
蘭花很適合海瑟。

安卓醫師在 TEK 肌力測試發現這個花
精的重要性，花精會與骨盆區域的阻
塞有關聯，骨盆區域的阻塞多在女性
身上。骨盆是身體力量的根本來源，
是第 1 與第 2 脈輪流動的宇宙能量。
當心中有對性的恐懼、罪惡感、憤怒、
羞愧糾纏時，骨盆就會「關閉」，截
斷骨盆能量的流動就像「死亡了」，
這個花精能夠清理這些重要的阻塞。

Secret Wisdom
奧秘智慧
冥想之中的深刻寧靜

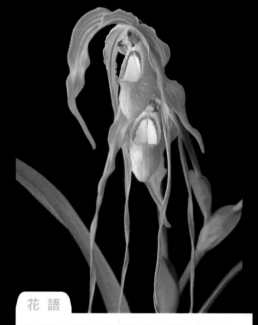

這個花精在我心中佔有一個特殊的位置，儘管已有許多花精適合冥想時使用，但這個花精對我是「只能」在冥想時使用，因為這個花精並非療癒用途，完全只與深層的內在寧靜有關。

這個花精邀請我們進入超越時間的空間中，在那裡「存在（Being）」與「成為（Becoming）」之間再也沒有瓜葛。我記得花精課中曾有一位學員辛苦地想要明白蘭花花精的一切，卻不得其門而入，直到他使用了這個花精冥想二十分鐘後，才在那股非凡的沉靜中了解蘭花帶來這份特殊獻禮的意義。

這個花精製作後還等了六個月才開始販售，是因為我們無法確定－將如此深刻教導的花帶入喧囂的凡塵「市場」是否恰當？但我與彼得在某日都感受到一種內在轉換，這株蘭花讓我們明白沒問題的，正是時候了。有時語言是無法將靈性旅程的某些元素說出來，只能自己領受與經驗。在使用這個花精的時候，請將言語的描述都丟掉，讓自己有時間與空間來傾聽蘭花深度的智慧與存有的寧靜。

花語

這個花精讓我們的專注回到內在神性，那在心輪下方、在所謂的心輪的內在聖堂（Inner Chamber of the Heart Chakra）的內在神性深處。當洞見升起，沉著與安穩就會出現能活化頭部脈輪，再直接喚醒第 11 脈輪。

這種超越性脈輪給予慈悲和智慧為基底的感知力，榮耀「我是他人，他人即是我」與「生命在本質上是反射思考與行為的鏡像」。這個花精推薦給全然走在靈性道路上的人。

單方學名：*Phragmipedium wallisii* 鬍拉密鞋蘭。最近被視為是 *Phragmipedium caudatum* 的變異種，但後者的顏色更深，尺寸更大。所以此花現在的植物學名是 *Phragmipedium caudatum var. wallisii*。
這個蘭花是陸生植物，只有在厄瓜多爾南方的一小塊區域才會發現其芳蹤，靠近薩莫拉河岸生長，花瓣可以長到近五十公分長，花囊內的裂瓣呈白瓷色，花期可持續超過一個月，花朵都同時綻放。

Seeds from time
來自時間種子

理解萬物的根源的種子與資訊，次元守門員

單方學名：*Pleurothallis truncata* 肋柄蘭

花 語

這個花精扎根於心輪，然後往第 14、19、20、22 脈輪揚昇而去。帶來直覺知識的閃現，讓我們有機會在今世觸及到隱藏許久資訊的能量。

這株蘭花的穗狀花序，看起來就像是許多微小的橘色種子，幫助我們重新發現內在「種子」。這些種子是萬物的根源，等著要更進一步地萌發，能對宇宙有更深的理解，同時也是其他次元的守門員。

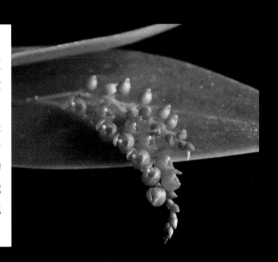

Self Renewal
自我更新

協助悼念儀式後的空蕩感

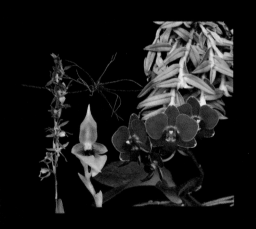

花 語

當親近的人逝世後，就算悼念儀式早已結束，有時我們還是會在體內有種空虛或寂寞的感覺。這種內在空蕩蕩的感覺讓人很難在人生旅途上繼續邁進。這個複方可幫助人重新回到安康與完整合一的核心。

複　方：Thoracic Alignment, Centre Renewal, Source of Life ,Compassionate Heart, Base Regulator, Gold 24K

Serendipity

意外珍寶

帶著新的洞見跳脫窠臼

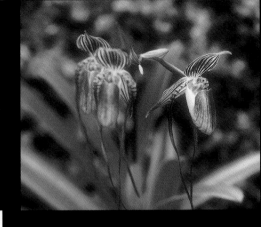

花語

協助人在陷入過多責任的泥淖、停滯或感覺卡住的時候，幫忙校正我們所做的準備，往更深的存在面向前進。將新的洞察帶入冥想之中，幫助我們脫離刻板困乏的生活。

花精故事

這個花精幫助我們跳出窠臼，同時提升冥想品質。彼得的直覺提醒我們應當檢視這個花精的星座命盤，這是我們唯一的一次去查詢花精的身世，而後得知這個花精在「天王星」的面向頗強，這就是為什麼這個花精能擁有「準備好要大躍進」的特質。

 單方學名：*Paphiopedilum Predatious* 芭菲爾鞋蘭，*Paph. adductum x glanduliferum* 的第一代混種。

Settling with a Smile

微笑放鬆

對消化頗佳

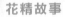

花語

創造安穩與寧靜的喜悅，有助於腹部處的以太能量運作。適合放縱歡樂之後，幫助情緒的沮喪，給予安全感。也可幫助讀書的孩子保持專注。

花精故事

強化胃壁與膽囊內的以太內膜，這個花精可幫助消化系統，花精也一如其名可帶給人們寧靜的喜樂。

 單方學名：*Paphiopedilum Golden Dollar* 芭菲爾鞋蘭，是 *Paph. armeniacum x primulinum* 的混種。

Serene Overview

寧靜之觀

觀看生命的風景

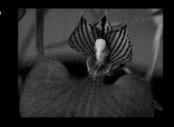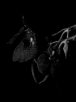

 花語

花精的最初原名 Deva 指的是印度教的梵天，代表光芒四射或發亮的天神，這是靈魂的靈性潛力，進入人類的內心並以尊貴的風采溫暖世界。

這種靈性上的領導力可以從我們尊貴的特質裡覓得－安靜莊嚴、堅決而非好鬥、正直的行為。這是一種對靈魂成熟陰性層面的深層敬意，幫助我們獲得生命中寧靜的概觀與視野，美麗就是內在真實的完美。

單方學名：*Comparetia speciosa* 賣花蘭，來自於厄瓜多爾的霧林。

花精故事

現在社會仍然低估了女性的成熟，這樣的狀況在西方也持續了好幾世紀，在女性的內外都不斷發生著，這個花精就是要幫助處理這種內在動態。

彼得最初將這個花精取名為 **Devata**，這個梵文意指靈魂陰性面向的靈性潛能，也是這個花精想傳達的特質－寧靜、高貴、正直非蠻力的行動。海瑟在花精冥想中看到自己變成一隻飛鷹，翱翔於千百里高的地景上，是從多年的生命挑戰下所學習到的智慧。這個花精可幫助我們以不同方式看待人生風景，從更高的視角，帶著平靜與優雅來處事。

Serene Power

安詳力量

午後低落心情的暖流

 複方：Pushing Back The Night, Voice of Courage, Serene Overview。

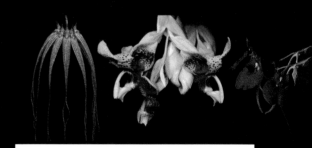

花語

這個複方主要運作在軀幹部分與第 3 脈輪，溫和又可立即補充我們的能量。如果你在午後的心情感到有點低落，那麼這個花精能夠以鎮靜的驅動力、清晰思維能量助你安然度過下半天。花精開始運作時，在太陽神經叢處可

能會有麻刺感，之後在第 2 脈輪或喉輪處也可能有作用，最後會帶著一股暖流往上延伸抵達頂輪。雖然這個花精的效用不只侷限於身體內脈輪，但主要運作還是在能量體系統中。

Shadow Warrior

陰影戰士

抑制陰影面

這是非常棒的蘭花花精，協助整合自己的陰影面並朝向光邁進的靈魂旅程。此花停止陰影再去與挑戰負面的原型互動，讓我們能夠在原始的恐懼中落地。

能量進入頭蓋骨下方，再下降到因果體的海底輪與其下方，連結靈魂之旅的源頭。花精可改變內在洞察力，並增強靈視能力。這是非常陽性的花精，很小劑量就能有持續的效果。

某晚我在瀏覽網站時初次得知這個蘭花，當時我的靈視圓點就要我找到這個蘭花然後製成花精，我的靈視圓點很少對找尋花精的事情發表意見，這次建議可是非常罕見。

所以我向認識的英國蘭農聯繫，幾個月後蘭農就在德國發現這種蘭花，隔年春天這株蘭花就來到我們的溫室。隨後的七月花開時，恰好安卓醫師也來到島上度假，他一看到這株盛開的蘭花就大聲驚呼，這正是歷年來他一直在尋找的蘭花，也只有這株蘭花的能量能夠處理。

安卓醫師很確定這個花精的製作時間需要在晚上黑暗中進行，房間窗戶的遮板都要關好，即使到了早上也只能有一點陽光透過遮板的心型小洞照進來。就像活力核心花精（Vital Core）的製作，黑暗的空間可讓花精更能夠進入我們的陰影面。

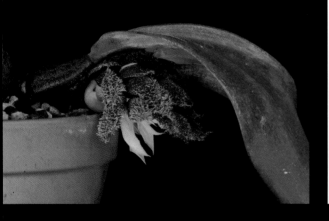

人類的精神面帶著一種特別有力量又微妙與狡詐的陰影，這個陰影能夠轉變原本朝著光明方向前行的靈魂旅程。陰影會引起自我毀滅，讓小我或負面激發出信念與行為。過度活躍的陰影與核心原型（個性特徵）在不健康的互動時，會讓我們最糟糕的特質原形畢露。

過度活躍的陰影對療癒是個很大的阻礙。這個花精的作用，就是把陰影與光明帶入一種平衡的狀態（我們必須承認與接納內在的陰影，但不該受到陰影支配），這個花精可清理我們的內在視野，讓我們與更深實相連結，幫助靈魂的旅程。

我們在公開每個新花精和每批新母酊前都有測試，安卓醫師為此制定了非常明確的 **TEK** 檢測流程。他很擅長花精的品質監控，這套品管方法推薦給任何想製作花精的人。

台灣中心歡迎您與我們分享您自製的花精，也會協助用 **TEK** 檢測花精特質。

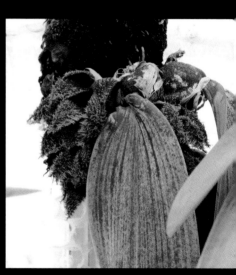

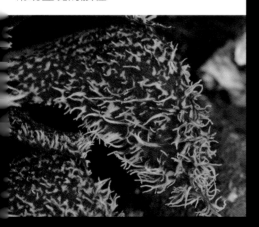

單方學名：
Bulbophyllum phalaenopsis 豆蘭，是印尼婆羅洲的原生種，有著非常巨型的葉片。
花序（花梗上的一叢或一群花）難聞，以我的嗅覺來說跟鳥籠子底部的味道一樣。這株豆蘭的葉子又厚又肥，幾乎可達一米長，花跟大顆葡萄柚的尺寸差不多。

Shadow Facing
面對陰影

正視最深的生態圈恐懼

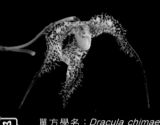

單方學名：*Dracula chimaera* 小龍蘭，是由南美霧林區的蘭花所製成。

花語

這個蘭花邀請你正視自己最深的恐懼，不可輕率與不正經地看待。在更深的層次上將我們與「各國生態圈」、所謂的「眾生大會」連結起來，不論是蚊子與麋鹿，或是麻雀與老鷹都有平等的聲音。這株蘭花會相遇到薩滿的神秘。

2002 年我們製作了第一批的母酊，直到 2014 年我又從德國蘭農買到很棒的另一株蘭花，才正式使用新局部浸泡法來重製這個花精，讓花朵在水面上「盤旋」將近二十四小時，只讓長長的花瓣泡在水中。

這幾年我們尚未將這個花精放入整套蘭花花精，也沒有放入英文版宣傳小冊中。會扣住這個花精的主要原因，是因為這個花精真的會與最深層的恐懼交手，因此我們不希望大家冒任何風險，疏忽與隨意地去使用這個花精。即使官網能購得，但我們選擇盡最大努力防止這個花精落入「只想試一試」的人手中，因此我們不會隨意促銷這個花精。我當然不懷疑這個花精的價值，只希望各位謹慎地看待他。

彼得在花精冥想見到一個大圓桌，各種地球生物從大象到蚊子都圍繞桌旁，大家都能平等發聲。一旦我們超越了恐懼，在這株不凡蘭花的幫助下，我們就得以使用這種「存有的豐富」。

Shadow Descent
陰影降落

單方學名：*Bulbophyllum spiesii* 豆蘭

了解陰影，讓心靈回到整體

花語

這個花精是陰影戰士花精（Shadow Warrior）在植物學上的表親，陰影戰士花精是系列中重要的花精之一，讓心靈的陰影影響回到心理架構的全面平衡。這個花精則是更往前，讓人熟悉與接受自己內在的陰影面。社會總是要求我們避免自己的陰影，但漠視這些讓我們成長的陰影也會造成了問題。這個花精的智慧就是去了解陰影面，熟悉與自在後就會讓心靈回到整體，增強靈魂之光，陰影就會自然地在過程中弱化，使人更為健康。

Shadow Defense
陰影防禦
對抗內在與外在陰影元素的保護

這是三個花精的組合包括：陰影戰士花精（Shadow Warrior）幫助我們在生活中不會被自己的陰影面主導。推走黑夜花精（Pushing Back the Night）來加強與增加內在校正，帶給能量支援的聖殿。防禦黑暗花精（Defender from the Dark）保衛上述的校正過程，防止外在黑暗影響的介入。這個花精可保護我們對抗內外的陰影元素。

因應安卓醫師的要求而組成的這個複方，可以解決他從個案撿起特別令人擔憂的黑暗能量。彼得看到這三種蘭花搭配的空間噴霧效果的確非常好，我們知道這個複方對許多人是很有用的組合。

有兩種「黑暗能量」在我們的心靈陰影面，一是內在黑暗、無意識的陰影自我，還有許多型態的外部黑暗能量，你可能是共振到一位令人討厭的人發送的厭人頻率，或是更嚴重的類型如惡魔等。這個花精可保護我們免受內部或外部這兩種陰影構成的威脅，這是一個非比尋常的組合。空間噴霧非常強大也很有幫助。

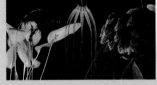

Shield of Light
光之盾牌
反射抵抗黑暗能量的保護

這個花精主要作為抵抗黑暗能量的保護，可讓氣場變得如鏡子般的反射，讓能量不會穿透氣場，而是變形並反射回到最高源頭。帶來勇氣，在環境的重大挑戰時幫助人重建信心與樂觀，這是前所未見搭配有十二個花精與精素的複雜複方。

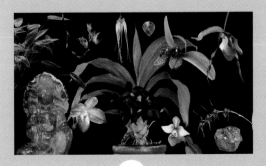

Shiva's Trident
濕婆三叉戟
校正我們的靈魂目標

花語

這個花精開啟經絡系統中的陽性磁力，在頭頂的百會帶來螺旋且非常活躍的能量。這個花精是補充寧靜之觀花精（Serene Overview）的陽性能量，可深入其中重新發掘神性，在宇宙最外層調整靈性目標，並開啟頂輪的智慧。

花精故事

許多花精的效果與「目標」有關，這個花精也是其中一個，是能互補寧靜之觀花精（Serene Overview）的陽性能量。

這個花精給予活力，幫助我們與更高的靈性目標「對齊」，有助解決那些與陽性權威有關的議題。當我們變得更加覺醒，越來越與內在更高天性、也與靈性連結更調和時，一直不斷挑戰我們的外在模式就會開始轉變。

幫助人們引導脊椎能量的花精組合中，有助於頸椎方面的花精，這個花精也是其中一個，並配入許多複方中。其他脊椎主題的選擇還有：：挺胸調整花精（Thoracic Alignment）、神聖椎底釋放花精（Sacral Release）與獨角獸花精（Unicorn）。

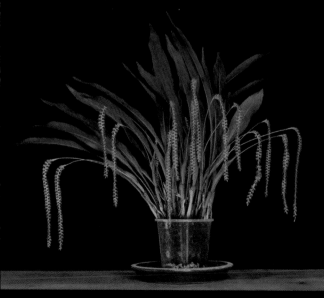

單方學名：*Dendrochilum magnum* 石斛蘭，是菲律賓的原生種，生長於高處，在潮濕的森林中可見其芳蹤。不過此花似乎對不同的溫度都很耐長，花有跟檸檬近似的強烈香味。

S

Shiva's Crown

濕婆之冠

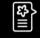

複方：
Shiva's Trident, Crown of Consciousness

深化理解靈魂在肉身中的旅程

> 花語

增高且深化靈魂對於肉身旅程的理解，花精會進入大腦裡連結因果體、靈魂之旅與靈魂神性契約的邊緣系統，藉此強化靈性療癒的進程，協助身體的療癒效果。

測試時發現，這個花精會把頭頂的夢點與左右兩邊太陽穴連結起來，左邊的太陽穴是能量系統的陰影面。

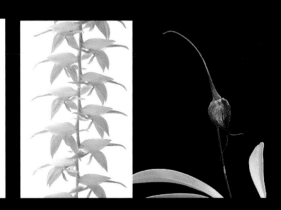

Silver Ghost

銀色之魂

清除能量的心靈掛勾

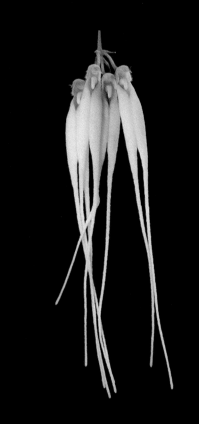

> 花語

有效清除外人試圖在能量上操控我們的心靈「掛勾」，這個花精有獨特的陰性特質，有如波光粼粼的水流在小波浪中往內翻轉，花精會環繞在氣場周圍，所以外來的能量就不會沾黏。

單方學名：*Bulbophyllum pecten-veneris* 豆蘭（編註：台灣山區也可發現的原生蘭）

Silver Shadow
銀色之影

在敵意環境中的安全感與保護

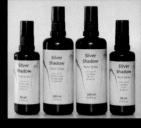

複方：
Silver Ghost, Shadow Facing

花 語

這個複方只製成空間噴霧。讓我們能感知到周圍的各種黑暗力量，允許哪些進到自己的空間中。與防禦系列的其他複方有不同層次的心靈保護層，會讓我們感覺到在敵意環境中的安全感，知道自己的內在結構是被保護著的。

面對陰影花精（Shadow Facing）讓人能夠看到自己內在黑暗的一面，銀色之

魂花精 (Silver Ghost) 則提供保護，這些心靈的元素跟負面攻擊的發生都 有關。黃瓶噴霧會加強面對陰影花精的運作，藍瓶噴霧 在銀色之魂花精有更多影響，影響很細微但兩款都是有效的保護。

Sleep of Peace
安穩之眠

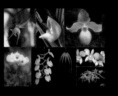

睡眠中的記憶處理

複 方：Clear Mind, Boundless Peace, Settling with a Smile, Purity of Heart, Behold the Silence, Pushing Back the Night, Sacral Release, Protective Presence

花 語

這個花精不同於溫柔好眠花精（Gentle Sleep），溫柔好眠花精主要是帶給心與腦更放鬆的境界，使人放鬆好進入得以休息的睡眠中。

安穩之眠花精是由潔西卡·米德爾頓醫師（Dr. Jessica Middleton）所創，她發現這八種蘭花的組合能夠大力幫助她的睡眠模式。

這個複方能夠幫助記憶的處理，首先腦袋會在睡眠中更有效地處理白日的資訊，使用幾天或更久之後能帶來更深層的記憶處理，像是收集灰塵去轉

化舊有的記憶，並且高效率的處理日常資訊。恐懼、創傷與舊有記憶的叢林通常是受擾睡眠模式的重要一塊。

通常使用這個花精每段時期最好不要超過十天，讓新的深層睡眠模式無須花精也能夠持續，之後每兩週睡前使用一次應該也有幫助。

我們並非宣稱花精可以「抵抗」外在干擾睡眠的事物（例如無線電塔的電波影響），但若能讓心靈有效地處理資訊，此花精是能幫助我們不那麼容易受到外在因素的影響。

溫柔好眠花精或這個花精是哪一個適用，還是要依個人情況才知道，所以我們便提供兩種不同的花精可選擇。

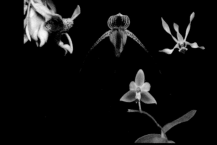

Solus
獨生子女

自我中心與孤獨的個體

這個複方的目的是要轉化獨生子女症狀（例如一胎化政策），獨生子女可能生長為自我中心且孤獨的個體。他們因為缺乏手足間的遊戲，靈魂的心靈無法在一般社會脈絡下完全發展，因而缺乏情緒的能力，也無法連結到共通的心靈。為了讓小孩或是大人的感情與人情義理

 複 方：Moon Child, Night Soul, Voice of Courage & Violacea Veritas

更加成熟，可以先使用數週的慈悲智慧花精（Wisdom of Compassion）或超越之愛花精（Love Beyond Love），最後再使用這個花精做結尾。

Songline
歌之徑

調整自己導向獨特的內在道路

 單 方 學 名：*Paphiopedilum Honey* 芭菲爾鞋蘭，*Paph. primulinum 與 Paph. philippinense* 的第一代混種（父母代皆為原生種）。

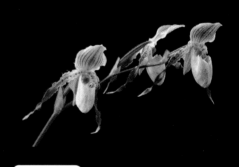

這個花精幫助我們調整導向獨特的內在靈性道路，而這條路是你一個人的。一生中到底已在路上踏了幾步？而我們又多麼容易在內心的深刻旅程上分心？這個花精傳達出愛之歌，幫助我們重建頂輪上方的光圈，讓人意識到聲音與語言的責任。對自己真誠，也更明白自己的深刻誓言，讓天使界的聲音與詩歌與我們連結。

花精故事

使用花精母酊冥想時，海瑟看見自己很緩慢地走在一個頗為窄小、寬度只夠一人通過的峽谷中，她對這個影像與龜速步伐感到困惑，就詢問她的指導靈這是什麼意思，這次指導靈難得地給她全面與直截了當的回答：「這個畫面是關於靈魂的靈性道路，這條道路是你的，是你一個人的」。花精強調的是即使開始行動有困難、人也很容易在最深內在之旅中分心，但先有一隻腳踏上道路更為重要。

Sorcerer's Apprentice
魔法師的學徒

過濾情緒和能量的垃圾

單 方 學 名：*Phragmipedium*
Sorcerer's Apprentice 鬍拉密鞋蘭

花語

這個花精的部分功能是過濾情緒和能量的垃圾，讓我們可以不用理會他人想要注意力的大量要求。可在身旁創造出自我保護的空間。透過這個空間，我們就能完全控制選擇能量進出。這個花精有能量調節器的功用，幫助我們調整身體的能量儲存，避免過度的耗竭。

花精故事

1999 年是我投入蘭花花精製作的第一年，我與另一位花精製作朋友薩賓娜·佩蒂特在中心舉辦花精工作坊時一起去了英格蘭的蘭花苗圃，該苗圃裡正在出售一株非常大的拖鞋蘭，有 二個盛開的穗狀花序，一個大約六英尺長，另 一個超過 七英尺，而且還在長。這是 一種蠻嚇人的植物，大約有五到六朵開花 正在盛開，我一想到要買下這株蘭花就冒汗，不是因為價格貴，而是尺寸實在太大了，但是薩賓娜鼓勵我：「你想想喔，你可以花 三十英鎊買一株小不拉嘰 的蘭花，但你也可以花六十五英鎊買一株大蘭花，這樣比較划算啦！」所以我們設法讓蘭花裝進我那輛破舊的越野車帶回中心，先將這株蘭花放在之前我們偶爾舉辦小型工作坊的某個角落。

接下來的幾個星期，我把這株新蘭花製成花精。當我把蘭花也秀給靈視者彼得評鑑時他卻無法參透這個蘭花的特質，反而建議我把花精寄給 SSK，SSK 表示她愛極了這個花精。

當時我做出來的花精還不算多，也不清楚自己是在開發還是只是實驗，所以我就將母酊給 SSK，她將這個花精納入她的系列稱為聖域花精。我很高興這株非凡的蘭花，能用這個方式與世人接觸，但令人遺憾的是，因我之後在耶誕節出門度假，負責澆水的人幾乎沒怎麼給這株蘭花水分，差點弄死了花（這株蘭花的需水量很高）。原本的花只剩一小部份，也無法再長得跟以前一樣好了。

我有一種感覺－蘭花需要原諒之前我對他們的忽視，當 2008 年我在格拉斯哥植物園蘭展上又偶遇二株同品種的優良蘭花，我將帶他們回到新溫室，持續觀望也靜待其變，試想多年前那股非凡的能量能否再從新開的花朵中找到。

2013 年，這兩株蘭花在二根花穗上開出強大美麗的花朵，我和安卓醫師討論後，他的直覺認同該是重製這款花精的時候了，於是這個花精就在同年 7 月再度誕生。

如果你的「能量引擎轉速太高」，這個花精會讓你冷靜下來，也可以視為是另一個保護花精，特別為你提供一個健康的工作空間，讓身心更活躍，能夠選擇你有興趣的環境。

這個花精幫助我們更深層地協調男性和女性的能量，並清除卡在第 2 和第 3 脈輪的舊包袱和殘渣，帶給靈魂光明。這個過程將靈魂帶回生命之舞，重新讓靈魂連接到最高層次的旅程。

靈視者彼得早在 2000 年時特別提過這株蘭花，當花在 2013 年秋天綻放，耶誕節時又開花兩次時，我把蘭花照片給安卓醫師鑑別，我們的意見一致，於是就在聖誕節那天製作出這個花精。

我在平安夜拍攝這株蘭花的照片，當晚我做了一個鮮少夢到又驚人的夢：我身處在紐約市的一座大教堂，教堂的天頂比真正見過的任何一座大教堂都要高得多，教堂內擠滿了人，因為婚禮就要開始了，我就是新郎。外面可以看到還有一大群人，由於教堂裡面人太多，他們擠不進來，教堂的外牆和大門都是玻璃做的，從外面可以看到遲到的伴郎來了，而我以某種方式飄到門邊打開門讓他進來。當他走進大教堂時，裡面和外面的人群發出巨大的歡呼，他們很開心

伴郎及時趕到。我的伴郎戴著一頂農民草帽，面帶輕鬆微笑。他一進門就把帽子摘下，接著有人給了他一件背心和一條領帶讓他穿戴，背心是乳白色並有紫色的佩斯里花紋，領帶也是紫色的。在婚禮就要開始的瞬間我就醒了。

一兩天後我才意識到這個夢是關於這個花精，一切都清晰起來。夢裡的伴郎是以好男兒的人類形體來象徵這個蘭花特質－興高采烈、與自己和平共處、也與他的靈魂旅程有著深刻的連結。這就是花精所要傳達的訊息：生活的喜悅，即使我們不符合社會的期望，也能夠對自己在靈魂的真實樣貌感到自在。一位顧客曾提到這個花精是在靈魂層面，對比另一個作用在情緒體的就是我花精（Just Me）。

你可能想知道新娘是誰，她沒有在夢中出現，因為婚禮還沒有開始，但我的感覺應該是意識之冠花精（Crown of Consciousness）。

Soul's Grief Release
靈魂悲傷釋放

療癒和釋放靈魂深深緊抓的悲慟

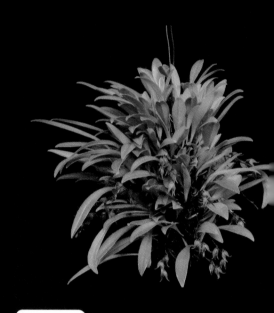

這是個非常深層與重要的花精,用來療癒和釋放靈魂深深緊抓的悲慟。許多人忍受心中的悲傷來度過一生,這種悲傷沒有清楚的原因,通常最有可能是許多世累積的,因此也很難釋放。這種悲傷是帶著靈魂隱藏實相中的感覺。

若有人緊抓著這份深層的悲傷,這個花精能夠在首用的幾小時甚至一到兩天內讓悲傷完整呈現。當悲傷逐漸被融化與釋放後幾天,心會向新的可能打開,一種心中更深層的真實感也可能打開,就能接受到天使之歌的喜悅。

因為先前稀釋市售瓶的影響會持續多日,而母酊瓶能在半小時內就有影響,所以目前我們僅販售 5ml 或 15ml 的母酊。您可舌下使用與閉眼靜坐至少二十分鐘,幾天後可再使用一次。15ml 滴瓶還可分享給其他朋友。

這個花精與療癒更高之心花精(Healing the higher Heart)和更高心之靈花精(Spirit of the Higher Heart)是不同的,後面這兩個花精是來幫助療癒已知原因的悲傷,例如針對所愛之人的死亡或消逝。

2013 年 10 月初,加拿大代理來信討論,他觀察到有一種越來越普遍、人們感覺被宇宙徹底拋棄的存在狀態。安卓醫師也加入這場討論。當時溫室中有一株不起眼但可愛來自霧林的小株蘭花是我 2010 年前從已故蘭農孔爾特那兒買來的,這株蘭花經常開花,但從未像 2013 年 8 月、9 月、10 月那樣突然盛開,所以我拍照給安卓醫師鑑定,他的天賦能知道蘭花何時最適合做成花精。10 月初,安卓醫師覺得這株蘭花可能會與之前我們的討論有關,因為蘭花照片讓他感到悲傷,這點對他是極不尋常的反應。第二天我就將蘭花擺好準備製作,我們選在傍晚時分、日光最後消失前的時間來製作此花精。

從母酊測試的最初報告中，我們很快明白這是一個強大而深刻的花精，能幫助清除內心與靈魂最深層的哀慟和悲傷，但並不以快速而簡單的方式達到。試用團隊的幾個人在使用的最初二十四小時，花精帶著人去觸碰到深沉的哀傷，花必須先讓人深陷到這樣的悲傷中，而不像其他蘭花花精那般揮動魔杖施法地迅速處理問題。

我曾向安卓醫師提到自己一直在為某些事苦思，我的內心深處總有一種悲傷，這種悲傷從有記憶以來就能感覺到，似乎可溯到童年甚至更早時。每當自己安靜傾聽內心時，就會感到那份悲傷。我反思過去十五年來已體驗的各種蘭花花精，有過無數美妙而力道極大的冥想，卻沒有一次觸及到那樣深刻的悲傷，所以我想知道這株蘭花到底要給我什麼。

母酊裝瓶之後，我從缽裡啜飲剩下一點的母酊，讓自己靜坐約半小時。閉上眼睛後我立刻看到了一個巨大輸送帶的圖像，這種輸送帶是在澳洲和其他地方的大型礦山裏的，機器隨著我的心臟節奏發出喀噠喀噠的聲響，這條輸送帶就從喉嚨一直延伸到胸部，我感覺到花精緩慢有力地正在「挖掘」身體的各個層面。兩分鐘後「fundamental（基本）」這個詞突然出現在腦海，但與我當時的任何想法都無關。接下來是悲傷來襲，那是完滿、當下、沒有藏於任何地方的悲傷，我沒有反抗。在接下來的二十四小時裡這種冥想中的悲傷重量一直存在著，我以為花精的作用會持續幾天或更溫和些，但兩天後那種悲傷大抵都消失了。

首次使用的十天後我又再用了一次，這次使用後我沒有冥想，就只是在睡前使用幾滴母酊，入睡容易也睡得很沉。早晨從夢中醒來時，我記起夢中看到也感覺到一個兩英寸厚、數百米長的繩子，從我的胸部一路到喉嚨，從嘴巴被拉出來，就在夢要結束前，長繩的最後一段突然從嘴裡飛出。從那天早晨起，我就再也沒有先前那種似乎與任何原因都無關卻伴隨一生的悲傷了。

我們建議療癒師在對任何個案使用這個花精前，請先自行試用，這樣才能對此花精的功效有清晰而直接的觀念。

若使用的是一般市售瓶，見效卻需要三到五天，且可能會讓人感到不開心，這是因為悲傷被帶上心靈表層。所以我們決定這款**特別只提供母酊販售**，人會在使用母酊的兩小時內完成能量過程。

單方學名：
Pleurothallis triptanthera 擬肋蘭

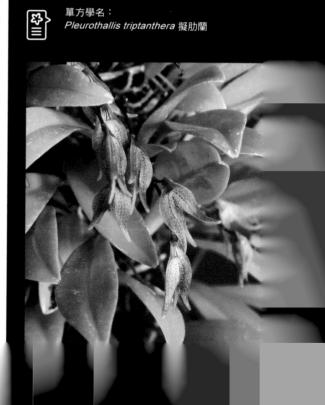

Soul Shield+

靈魂盾牌

光工作者的保護

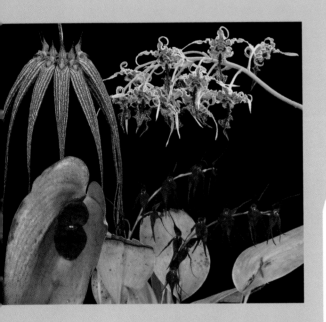

複方：
Pushing Back the Night, Protective
Presence, Knight's Cloak, Defender
from the Dark

花語

我們有時候需要保護自己，光的工作者更可能三不五時吸引到變化多端甚至黑暗力量的挑戰，同時全球的處境也正被日益險惡的陰影所籠罩。

這個複方花精帶來多層面的強大保護，幫助我們以力量堅定，安然守護著內在本來就有的光而前行。加入了防禦黑暗花精（Defender from the Dark）能夠在更深一層面保護脈輪系統。

花精故事

我與海瑟使用這個花精冥想時，我們很吃驚有一位顏色與夜空一樣漆黑的精靈走入我們身處的房間，祂告訴海瑟祂「來自於太陽」，來到此地是要告訴我們「需要保護自己」。但我們才製作完好幾個花精，而且製作花精應該是天真無邪的活動吧？之後我們才終於了解，因為種種不同的原因，我們還真的需要保護自己。

每日使用這個花精連續幾週可幫助強化氣場，也不容易受到電磁波輻射入侵的影響，而電磁波輻射很可能會干擾睡眠模式。若你有睡眠的情況，最好再搭配溫柔好眠花精（Gentle Sleep）、安穩之眠花精（Sleep of Peace）或是時間之中花精（Being in Time）。

靈魂盾牌氣場空間噴霧

這個複方可保護身體的氣場或生活空間，防禦負面力量的入侵。當我首次與彼得見到這個由三種蘭花花精所製成的複方時，彼得當時問我：「我們是否真的需要如此強大的靈魂保護，這個複方就像鈦金屬一樣耶！」我向他解釋這些年的顧客，沒有任何人想要使用溫和的防禦花精，客人總是要最強的那款，彼得回覆：「既然如此，那就是這個囉！」幾年下來，我們發現這個花精真的就如彼得所說的非常強效，這個十分貼切的命名也是彼得的建議。

當我們到大城市一日遊，或是身處人潮洶湧的空間時，都可使用這個噴霧。長時間坐在電腦螢幕前的人，一週使用二到三次也足夠了。療癒師可在兩位個案之間使用天使保護傘花精噴霧（Angelic Canopy），若療癒師知道

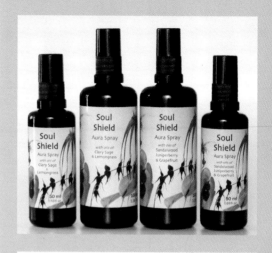

自己將面對非常棘手的個案前，就可以使用靈魂盾牌噴霧。若個案在療程中敞開頗深也深感脆弱時，在個案離開療癒室之前讓他們使用這個噴霧也會有好處。

Soul's balm
靈魂之慰

**安靜與滋養，
來協助身邊感到低潮的親友**

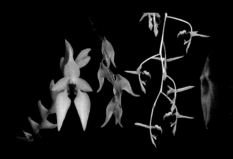

花語

在那些黑暗的時刻，我們需要內心溫柔的撫慰與安心，這個花精可以深層又安靜地滋養心與靈魂。這個不尋常的花精是由一位英國極有天賦的療癒師麗茲·瓊斯（Liz Jones）所搭配，麗茲先前也協助搭配出回家花精（Coming Home）。當您身邊有親友感到低潮，這是一個可幫助他們的好花精。

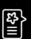 複　方：Soul's Grief Release, Unicorn, Centre Renewal, Furnace of Life

淨化並清理骨盆區的能量

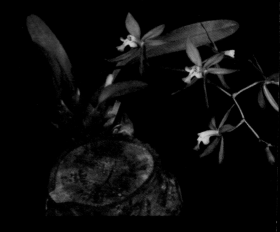

花語

這個花精作用於骨盆的能量脈動點，最強的作用是在會陰部，有淨化與回春的功效，並且能清理在第 1、第 2 脈輪的祖先記憶。

花精故事

這個花精在 2010 年 2 月製成時有個非常趣味的緣起。當年 2 月上旬時我剛製作調節根基花精（Base Regulator）。但安卓醫師一直希望能夠找到 TEK 肌力測試的最後一個能量元素，雖然調節根基花精很美好，他仍然需要更進一步尋找必要的能量組合。當我與安卓醫師走入溫室時，他感覺到一株宜人纖細的秘魯蘭花正在呼喚他，隨後我們將這株花帶離溫室，放入屋內的一個房間，將水缽放在花朵下方來製作。

因為這個花精有非常強烈的喚醒特質，最佳使用時間是早上，卻不是咖啡的那種效果，而是更細微且緩慢的效果。當晚我們試用母酊，感到溫和與持續不間斷的敏銳度在身上存留好幾小時，最容易察覺的就是一柱溫柔且清涼的水花從會陰升起，清楚感覺到大腿內側往下幾寸之處有涼意。

這個花精非常獨特，可明確針對第 2 脈輪與丹田的性能量，能增強感受大腿內側的「性肌膚」敏感度，重整骨盆的能量系統，更新骨盆內的活力，並重新點燃性能量核心，讓人能自覺性欲的深層本性。安卓醫師很開心這個花精終於讓他的 TEK 肌力測試工具組能夠完整，這個花精與調節根基花精搭配後就是很有力量的複方 - 神聖調節花精（Sacral Regulator）。

單方學名：
Cochlioda beyrodtiana 考麗達蘭，發現於秘魯以及厄瓜多爾霧林內的附生植物，生長 2200 公尺的高海拔區。就是我花精 (Just Me) 同樣也是考麗達蘭，全世界只有八種。

Spectrolite / Labradorite
光譜石／拉長石

刺激喉輪，溝通帶出真理

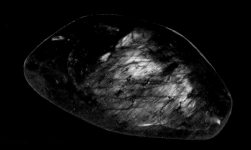

花精故事

這是我收藏多年約手掌大的光譜石／
拉長石（Spectrolite / Labradorite），
雖然不記得在哪裡或何時買的，但我
很高興它終於在能量工作中找到應有
的角色，以下是它的訊息：

透過轉化、傳授力量與堅毅不屈，這
是一個頗有效力的夥伴，能平衡和保
護氣場，提高意識並讓靈魂的能量扎
根。用來增強「提升直覺的心靈活動」
效用頗佳，也具有揭示幻覺背後真相
的強大功能。能消除恐懼和不安全感，
強化信心和對宇宙的信任，激發想像
力，使過於活躍的頭腦平靜下來，培
養熱忱與新的想法。

花語

這個精素散發出一種藍水晶的能量，
能刺激喉輪、也就是人體的聲音。喉
輪在本質上是一種壓力閥，允許來自
其他脈輪的能量可以表現出來。若喉
輪受阻或失衡，就會影響到其他脈輪
的健康。

喉輪打開也處於平衡狀態的時候，允
許我們能表達所感所思，以溝通想法、
信念與情緒，來將個人的真理帶給這
個世界。

Spiral of Light
光之螺旋

與萬有之光相連，通往群星的螺旋

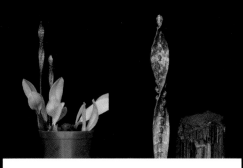

花語

這個花精在我們之中創造出一種寂靜與
深沉的內在平和，可鎮靜且穩住第 1、2
脈輪，並錨定在第 3 脈輪，之後會往上
穿越身體上的更高脈輪群，讓我們、宇
宙以及遙遠銀河的光芒連結。

這個花精無疑地能讓我們與「萬有之
光」相連，可被稱作「通往群星的螺
旋」。在連結過程中，這個花精能溫柔
又深層地重新校準內在能量，讓我們再
次與更高的目標結合。

單方學名：
Bulbophyllum purpureorachis & Black Tourmaline 豆蘭與黑碧璽

Spirit of the Higher Heart

更高心之靈

適合在「療癒更高之心」花精之後使用

花語

更高心輪（higher heart chakra）是位在心輪的上方，扎根於心的靈性聖堂（spiritual chamber of the heart）。更高心輪是淺青綠色的，主要是處理與釋放心輪的情緒阻塞（因為業力或近期發生的阻塞）。

這個花精以心的靈性聖堂為中心，扎根在第 3 脈輪與海底輪，並進入到更高心輪之中，可溫暖更高心輪，讓我們自由，更能對愛欣賞、對愛感恩。

花精故事

這個花精就像另一個版本的療癒更高之心 花 精（Healing the Higher Heart，簡稱 HHH），HHH 花精可幫助於療癒更高心輪（Higher Heart chakra,）且作用在更深的層面。一般最好先使用HHH 花精一到兩週後，為了更深層的療癒再使用此花精。

這個花精與心輪、內心靈性聖堂很有關聯（可參考 186 頁的光之聖殿花精），這是對自己與他人的無條件的愛與接受。這是愛的更高境界，不僅只是能夠愛的心輪能力，更可以讓心從業力或近期的情緒阻塞中解放出來。

這個花精可以讓更高心輪能量與內心的靈性殿堂溫柔地融合，功效比 HHH 花精更細微，你還可加上光的聖殿花精（Temple of Light）或光的聖殿 5 花精（Temple of Light 5）來擴展心輪意識，抵達無條件愛的境界。

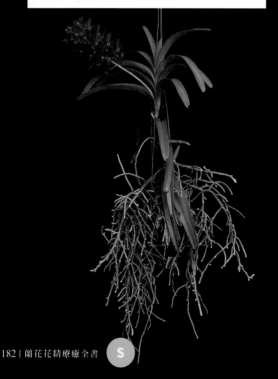

單方學名：*Vascostylis Roll on Red* 千代蘭，是萬代蘭的混種，於 2004 年註冊於澳洲苗圃。這 株 是 *Vascostylis Crownfo x Red Gem* 與 *Ascocenda Peggy Foo.* 的混種，因為花有又大又長且有力的根部，所以通常都不帶莖皮來栽種。

Spirit of Life
生命之靈
陰陽潛力，靈魂內在之路的堅定感

> **花 語**

這個複方是由 2 個非常棒的花精組成：
生命之火花精（Fire of Life）與生命
之爐花精（Furnace of Life），可具
體表現至高且寰宇共通的陽性與陰性
能量，在靈性上促成陰陽兩方能量達
成潛力。

幫助我們清理在第 1 和第 2 脈輪裡面
的祖先模式與部落的阻塞，讓我們變
得更能夠回到中心。這個花精的作用
與命門有關。

生命之靈花精比生命之爐花精更能夠
幫助觀看者覺察到迷霧觀點，更輕而
易舉地讓任何情況下的真理毫不費力
地展現出來，帶出與靈魂內在之路相
關的那份平靜的堅定感。

生命之靈花精、生命之爐花精與生命
之火花精三種都對增強靈魂朝向光邁
進的旅程有著巨大的潛力。

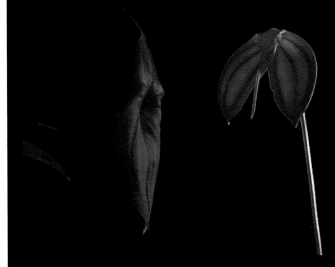

複方：Furnace of Life, Fire of Life

Spirit path 1, 2, 3

靈性道途

最大意識的旅程，深刻的療癒

花 語

> 這組複方可以有效地啟動幾個穴位點來運作，安卓醫師不推薦使用者只是以感覺來選用，請讓療癒師確認個案的能量場、才能藉這組花精有重大轉化的益處、以最大意識到個人所走的旅程時，才讓這種深刻的療癒發生。這一組是「深刻療癒」過程，請勿以輕忽態度來使用。

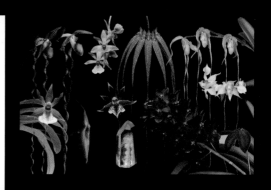

複方 1：
Spirit of Life 、Inner Peace、 Karmic calm、Healing the Higher Heart

複方 2：
Night Soul、 Light of my eye、 Protective presence、 Redemption Dreams

複方 3：
Shadow facing、 Pushing back the Night、Seeds from Time、Vital Light

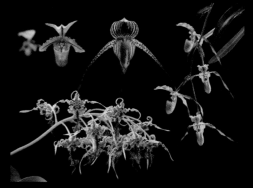

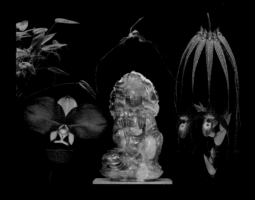

Sympathetic

交感

管理與控制能量，能減輕不平衡情緒

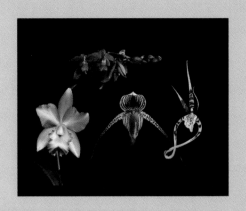

花精故事

當夜魂花精（Night Soul）製作後，安卓醫師有極大興趣再搭配出兩種新複方，一方面來支持交感神經系統，另一方面則是支持副交感神經系統，這兩個複方花精主要是給進階療癒師作為額外支援的療癒工具。這兩個花精最好是同時使用，第一天用交感花精(Sympathetic)，然後第二天用副交感花精接著重複這樣的循環二十一次，也就是說最好是兩個花精交替使用共四十二天的療程。

花語

這個複方運用在經絡點與能量出口，與身體的壓力模式有關。也與戰或跑的反應有關，幫助我們管理與控制能量，減輕不平衡情緒造成的症狀。

 複　方：Angelic Canopy, Just Me, Heaven's Gate, Night Soul

Sympathetic（P）

副交感

 複方：Heaven's Gate, Hive of Heaven, Purity of Soul, Winged Messenger

幫助低自尊，安穩過度的活動

花語

幫助我們處理第 2、3 脈輪的過度運作，幫助低弱的自尊感。也可用在第 1、4、5 和 7 脈輪，安穩過度的活動。副交感花精與交感花精可根據蘭花花卡的說明，局部用於特別部位。

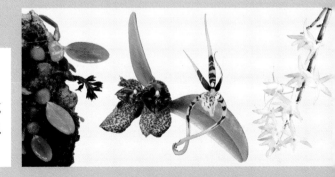

Temple of Light
光的聖殿

複方：
Core of Being, Pushing Back
the Night, Renewing Life

百會點、內在心殿堂、第 7 脈輪和第 4 脈輪的協調

花語

這個複方說明所處理特定的問題是在：百會、心輪的內在聖堂（Inner Chamber of the Heart chakra）、第 7 脈輪與第 4 脈輪的不協調。

這四個點若沒有連接就不是真正的療癒，有很多種方式可連起但是都運作地不快速或無法永久，但這個複方可以快速的解決。

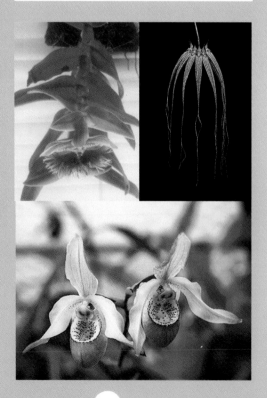

花精故事

這個複方的誕生是為了要解決百會、心輪的內在聖堂、第 7 脈輪與第 4 脈輪之間的不協調。安卓醫師從他的臨床經驗看到，當這四個能量點沒有良好互連時，人就不會有真正的療癒，這個複方就是為了要快速解決此問題而搭配出來。

此複方的第一個效用開始於眉心輪或第三眼，接著拉到頭部並往上延伸，打開百會並持續垂直在能量通道上，這是安在核心花精（Core of Being）以及推走黑夜花精（Pushing Back the Night）的合作。安在核心花精是一個有力的促進精素，而推走黑夜花精告訴因果體黑暗已蕩然無存毋須畏懼。

另外一個配方是更新生命花精（Renewing Life），可對海底輪與第 12 脈輪有影響，讓靈魂扎根，也邀請心輪的內心聖堂開啟，這裡是重新連結神性的道路。當某些傳統捨棄了內在神聖的陰性能量時，就會出現「逆轉順序（reverse order）」，例如當人面臨心靈實相的外在限制時，為了建立有深度

Temple of Light (5)
光的聖殿(5)
在光的聖殿能量還不夠穩定時

與精細的內在殿堂,先要竭力提供保護的空間,而這個努力就會引發逆轉順序,讓這四個能量點無法相互連結。此時更新生命花精會召請內在聖堂安住其中,驅逐任何負面的能量。

所以,這個複方是邀請陰性能量先去接納,再來挑戰所謂的巨大的信仰系統,那些系統會聲稱上帝是在身體這個聖堂之外,或是宣言上帝是心的內在聖堂(又稱心靈聖餐杯)永遠無法觸及的。然而還是有些人無法立即重新連結時,安卓醫師發現這是因為個案的第6、7、8脈輪之間有潛在的斷裂,他決定再加上兩個單方花精來解決這個問題:保護現前花精(Protective Presence)讓因果體的母體更能滋養體內的各個脈輪,創造出內在的力量,接受自己內心最深刻的存在。也因為業力因子出現的可能性,最後添加了釋放業力模式花精(Releasing karmic Patterns),來轉化第8脈輪到第7脈輪的和諧關係,讓神性意識可以開啟頂輪。

花 語

當使用光的聖殿花精而能量還不夠穩定時,讓有些個案仍無法連接百會、心輪的內在聖堂、第7與第4脈輪時,這個複方就可加以處理。

複方:
Core of Being, Pushing Back the Night, Renewing Life, Heaven's Gate, Protective Presence

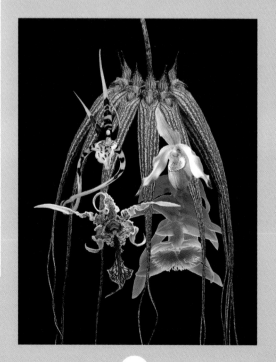

Thoracic Alignment
挺胸調整

身體的框架，讓落地流向內在

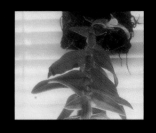

單方學名：*Nanodes medusae*，原生於厄瓜多爾群山之中頗有涼意的霧林區

花語

這個花精與安在核心花精（Core of Being）是相同的植物，但在非開花的時候製作。攸關身體的矯正，尤其是脊椎與軀體的胸廓有關，提供框架給身體的矯正，讓我們更能讓落地的能量流向內在，也讓心的周圍更有空間。對身體

療癒很有用，身體相關議題還可參考另外兩個蘭花花精：濕婆三叉戟花精（Shiva's Trident）與神聖椎底釋放花精（Sacral Release）。

Totem
動物圖騰

與你的動物指導靈連結

花語

在大地之母與天空之父的生生不息中，有著無限的力量、知識、肯定的良善。以清澈思維、力量、永恆平靜的心來使用這個花精，我們就能夠有信心召喚並發覺自己的力量動物。這個花精幫助我們踏上所有國度 - 動物、人類與銀河的生態圈。

單方學名：
Paphiopedilum William Mathews 'Knobcreek' 芭菲爾鞋蘭，是一株得過獎的混種。

花精故事

這個花精幫助我們與動物指導靈連結，這是沉著耐力和無語靜止的特質。當你想經驗到花精的禮物，使用後請加上冥想，讓內心映照出花精特質，就只是使用幾滴後閉上眼，看看立刻浮上心頭是哪種動物。

這個花精是多明尼克與海瑟聯合製作的兩個花精之一。當時多明尼克問我可否製作花精，我和海瑟討論過後可行，於是他們兩人就進入溫室，從盛開的十五株蘭花中選出多明尼克感受到召喚的這株蘭花，花的力量與直挺的沉穩感，是同時在多明尼克身上可發現的靈魂特質。

我們小團隊中最美好的神祕之一，就是先由我在蘭展買下這盆蘭花並照顧花朵，接著多明尼克感受到花的獨特共鳴，最後他們再製成花精。我相信接觸蘭花的多元管道中是帶著特別的力量的。

True Connections
真實連結
我們是一切存有與廣大宇宙意識

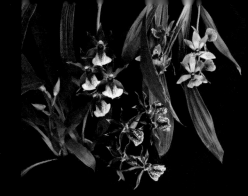

這是很獨特的花精，用了三個不同但有關聯的蘭花。每一株花都有自己的水缽，製作時將水缽擺成等邊三角形。三個不同花精完成後馬上就混入第四個水缽中，所以這個花精不算是單方，也不是傳統的複方花精，這個特別的製作方式帶來了非凡的特質。

不論時空之遙，這個花精幫助我們連接此時此刻需要相連的人，讓我們能夠理解，世界還有預想外更廣大的人性連結。在更高的靈性層面上，我們是一切存有廣大宇宙意識的一部分。

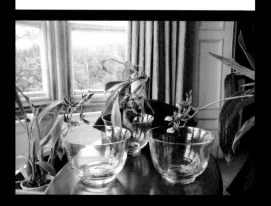

花精故事

這個花精的製作起源是一位因蘭花花精而被啟發的朋友莎莉·米德爾頓（Sally Middleton），她現在也成為一名熱情敏銳的養蘭人，有時候會用自己的蘭花製出花精，然後寄給安卓醫師分享。莎莉買了一株 *Zygolum Louisendorf* 蘭花並製作成花精，她的花精讓安卓醫師留下深刻的印象，所以安卓醫師也請我去找到一些 *Zygolum* 蘭花。我在德國苗圃訂購了六個雜交品種，因為無識別標籤，我還得花了幾周時間來確定名稱。其中兩株開花時，我將照片給安卓醫師鑑定，他說應該用這兩種蘭花來製作花精，隔天第三株蘭花也綻放了，我再將最新照片給安卓醫師看，他認真思考後說：「這三種蘭花都需要用上」。我從來沒有聽過同時使用三種不同株的蘭花來做成花精，但我感覺這是正確的作法，後來我們稱這種製作法為「複雜的單輸入（complex single infusion）」。

單方學名：

Zygolum Rhein Harlequin, Zygonisia Blue Angel, Zygolum Louisendorf 'Rhein Moonlight' 三株軛瓣蘭。我收到了美國蘭花協會所發表的一篇非常有用的文章，這篇文章幫助我確定了這三種蘭花都是以 *Zygolum* 屬為中心同一群蘭花的一部分。其中一種叫做 *Zygolum Louisendorf 'Rhein Moonlight'*，這是與莎莉使用的蘭花幾乎相同。第二個叫做 *Zygolum Rhein Harlequin*。第三是 *Zygonisia Blue Angel*（*Zygonisia* 屬是兩個天然屬的異屬交叉授粉：*Aganisia* 和 *Zygopetalum*。*Zygolum* 屬是兩個天然屬 *Zygopetalum* 和 *Zygosepalum* 的交叉。這三種蘭花的原生屬都是在中美洲和南美洲發現的，主要生長在山地森林中。

True Beauty

真實之美

內心靈性與存在的深層之美

 複 方：Rising to the Call of Beauty, Purity of Soul, Just Me, Clearing the Way/Self Belief, True Connections

花語

這個花精是以提升回應美之召喚花精（Rising to the Call of Beauty）和靈魂淨化花精（Purity of Soul）為主軸，並與美之能量有深層連接。

就是我花精（Just Me）與清理道路花精（Clearing the Way）幫助對美的成長有信心，加上真實連結花精（True Connections）讓能量整體達到新層次並達到星光美的領域。這個複方帶來真實美的謙遜經驗，我們的真實美都是相同的。

多年前我在某演唱會上遇見一位七十多歲的女性，那是我見過最美的女性，她散發著內在光芒讓我無法呼吸，直到體驗到這個花精後的三十年後我才能再描述出那樣的美。與母酊一起冥想時，我突然回想到那位女性和她卓越的光芒。這個花精傳遞了那股精緻美麗，是我們與天使和星光存在的連結，那位女性當時也是表現出這樣的能量。

曾經有一個使用者在每次使用這個花精後，都會持續聽見天使的音樂，沐浴在白金星光中。我在搭配這個複方的夜晚，也夢到自己學習重製這個花精，彷彿我曾經在天堂製作過一樣。這個複方讓我們看見來自星光的美、這是每人內心靈性與存在的深層美。

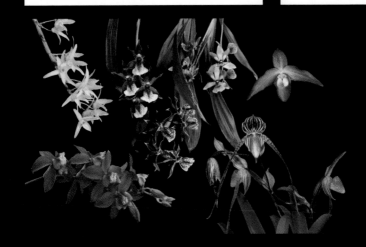

Ti Kouka
巨朱蕉

單方學名：*Cordalyne australis*

清晰度和呼吸深度，陰陽能量平衡

花語

這是提高、淨化與安穩的花精，帶著有力量的特質影響到第 1、2、4、5、7 與 12 脈輪（也攸關到愛的果實花精 Fruits of Love 與勇氣之聲花精 Voice of Courage 的 TEK 肌力測試接受點）。可增加視力清晰度和呼吸深度，帶來骨盆的陰陽能量平衡。

這是紐西蘭原生植物，在溫暖的集亞島長得很好，是我與太太艾瑪在阿克莫花園一起製作。

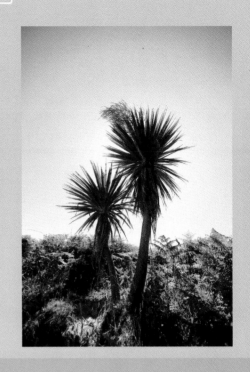

Thymic Heart
心中央

單方學名：
Oncidium Du Vieu x Menage x Oncidium Moulin de Louis, Spectrolite 文心蘭混種加上光譜石一起製作。

心輪的完整情感表達

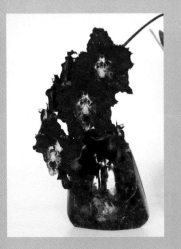

花語

清理心輪周圍一連串的能量接受點，會與慈悲之心花精（Compassionate Heart）、療癒更高之心花精（Healing the Higher heart）、心的時間花精（Heart Time）等心輪的花精有關。

在青少年或成年期時心輪有不合適的壓抑狀況，因此停止情感的完整表達，這個花精可對應心輪區域，是星光體連接到第 27 脈輪的通道。使用 TEK 肌力測試可檢測出這個身體通道的狀況。

Unconditional Love

無條件的愛

心學會了打開無限之愛

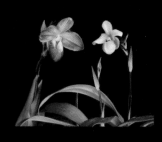

靈魂渴望能與永恆源頭、與超乎理解的存有再次連結，這是踏上朝向所謂神性之旅的關鍵步伐，放下我們帶著對他人有條件打開心房的模式。

這個花精幫助我們消除防禦的情緒障礙，讓心開啟無條件的愛。只有心學會了，我們才能朝生命下一步邁進，這也是愛的禮物花精（Love' s Gift）所蘊含的意義。

日本總代理寺山順子夢到一個新花精的誕生，是用兩個開頭名稱為 P 的蘭花，碰巧當時正有這兩株蘭花開花。接著安卓醫師知道這個花精需要再加入綠寶石精素（Emerald），這個綠寶石也是順子在日本找到並寄來集亞島，我將這個寶石帶給鎮上的金匠，請他小心地把原本鑲在銀戒指的綠寶石取出。

單方學名：*Phragmipedium schlimii, Phragmipedium Desormes* & Emerald 鬍拉密鞋蘭與綠寶石。這是由兩種蘭花製成的：花瓣顏色較淺的花種是 *Phragmipedium schlimii*；而比較粉的是另一個混種 *Phragmipedium Desormes*。*Phrag. Desormes* 是 *Phrag. Hanne Popow*（我們以此花製成打開愛花精）和 *Phrag. Sorcerer's Apprentice*（魔法師的學徒花精 *Sorcerer's Apprentice*）的混種。

Unconditional Snuggles

無條件擁抱

瓶中的擁抱

這個花精是溫柔、安慰與不間斷的擁抱，對辛苦工作一天的成人效果很好。孩童在任何時候使用都好，特別是孩子因為懼怕黑夜而醒過來時可用上。

搭配純白之美花精（White Beauty）會對孩子非常有效，給予他們完全被愛著的寬慰感。

娜塔莉某日注意到溫室的這株蘭花，無疑地我們需要製成花精。這個花精的功效不只是讓花友感到寬心與安慰，也是安卓醫師的 TEK 肌力測試中十八個療癒關鍵組花精之一。可與純白之美花精搭配協助做惡夢的孩童。

單方學名：*Paphiopedilum Snowbird* 芭菲爾鞋蘭，是一個複雜的混種。複雜的原因要追溯至幾十年前混種所花的心力，那是為了要配出花瓣更大、更寬的芭菲爾鞋蘭花種。在我看來，這種花在視覺上太有強迫性，而且與我所喜歡的蘭花天性無關。

這種蘭花很可愛，但是其他複雜的芭菲爾鞋蘭並不吸引我。對其他蘭農而言，這是特別想被得手的花種。我不禁好奇，如果花農普遍都對植物的能量層面有所自覺，那麼蘭花混種的目標是否會改變呢？

Unicorn
獨角獸

面對緊急與巨大危機，專注而行

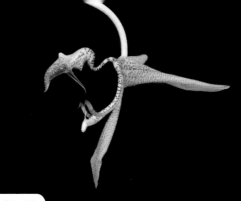

花精故事

這是一個在生理極度專注的花精。海瑟在花精母酊的冥想中，她看見自己與指導靈充滿活力地在練習日本劍交戰，他們以木劍相互出擊打鬥超過十分鐘。這個花精也讓彼得想起一位認識的柔道老師，這位老師擁有內在集中的「無敵」能力，這是那位老師在武術世界的成功關鍵。

雖然這個花精能有助於注意力的集中，但可以更全然地作用在生理層面，例如你是笨手笨腳的人，使用這個花精也會有幫助。對於參與各種體能項目的人來說，無論網球、橄欖球還是足球，這個花精都能提供令人愉快的提升能量。

獨角獸花精（Unicorn）、新活力花精（New Vitality）、活力核心花精（Vital Core）、濕婆三叉戟花精（Shiva's Trident）一同使用，也能夠帶來強烈專注的能量。這個花精特別能撫平脖子底端第七節頸椎骨內的緊繃，這種緊繃會引起緊張的頭痛。

花語

專注、全心奉獻與永恆不衰的行動。遇見外在威脅時不以挑釁的態度，而是用正面結果的確認感來面對。

這個花精可用於緊急狀況、巨大危機，或真正受到威脅的時候，避免我們分心，提供遠離麻煩源頭或潛在傷害的力量。花精可淨化頭部的能量通道，開啟第七節脊椎骨的「大椎穴」並進入腦內。

單方學名：
Gongora dresslerri 懸梗蘭，原生於中美洲與哥倫比亞的種類，白天會有刺激性的香味，聞起來與多香果這種香料相似。

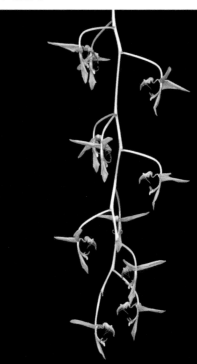

Unveiling Affection
打開愛

打開心靈 & 愛你自己

單方學名：*Phragmipedium Hanne Popow* 鬍拉密鞋
蘭，是 *Phrag. besseae* 與 *Phrag. schlimii*（照片下方
中間粉色帶白色花瓣）的混種。
照片是 *Phrag. St. Quen* 與 *Phrag. besseae* 與的
Phrag. Hanne Popow 混種。
金黃煥發花精（Golden Radiance）是由 *Phrag. St.
Quen* 所製成的。

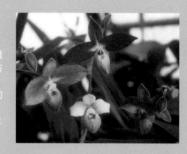

 花　語

為了愛與滋養自己，而且帶著對我們身
旁人的情感而打開心。這個花精對失去
至親的人頗有功效，或給難以珍視照顧
自己的人也很好。此花幫助我們在心中
維持對自己與對他人的情感。這是第一
個製作也一直是為人喜愛的蘭花花精。

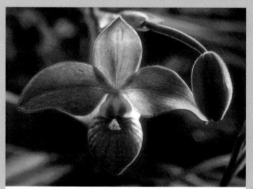

花精故事

這是最早製作、帶有可愛又獨特特質的
花精。多數人都能夠感受到這株蘭花，
就像在心中有一盞溫暖的光輝，人們會
覺得這個花精不但帶出情感，也對周遭
世界打開心門，讓人更愛自己。
這個花精能產生助人自愛的特質，花朵
在好幾小時的製作期間、同時也讓花苞
慢慢地綻放。因為慈愛與深情的能量大
多保存在花苞裡，可將能量反射回去。
所以這個花精讓我們不僅學會對他人敞
開心胸，也讓同等的感情反射回來給自
己、可以滋養我們與愛自己，這點對大
部份的人並非一項容易學習的課題，而
這個花精可以帶來很大的幫助。
這股溫柔的力量對童年被性侵的人有明

顯反應，當此人加入支持團體時（像是
我所帶領的花精工作坊），使用到幾滴
這個花精，十秒後反應通常都是淚水奪
眶而出。我目睹過類似個案都有相似反
應，那是因為他們在童年經歷了創傷，
這個花精所引出的淚水，是因為他們
穿著長達三十年或五十年的心輪電鍍
盔甲突然間融化了，年幼以來的心終
於強烈地打開。這是一個非常強烈的
經驗，可能還需要搭配其他花精與療
程來支持。當人學習如何在經歷情緒
與肉體的折磨後，仍然能夠對世界打
開心門活下去，這已是一個很大的挑
戰，這個花精知道我們如何深刻地療
癒，從根本完全康復。

Violacea Veritas
紫色真理

對天使界方面的覺察，並打開更高層次

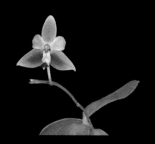

花語

對第 6 脈輪有深層的影響，帶來對天使界的覺察，並連結我們的存在，重新配置腦中的電流，讓人可以實現更高的潛力。促進我們的閘口往更高層次開啟，以獲取內在的智慧。

單方學名：
Phalaenopsis violacea var. Mentawai 蝴蝶蘭，是印尼蘇門答臘海岸外明達威群島上的原生種，花香是非常可人的肉桂香料芬芳，開花可維持好幾週。

花精故事

我們從經驗知道到蘭花花精往往會成對出現，在 2010 年整個夏天，我一直覺得勇氣之聲花精（Voice of Courage）還會有相對應同一組的花精出現。

2008 年參加格拉斯哥植物園蘭花市集時，我從皮里特蘭花公司（Plested Orchids）買到這株蘭花，這個花精對眉心輪有深刻的影響，很適合用來冥想，可搭配防禦黑暗花精（Defender from the Dark）、光之防禦花精（Defender of the Light）一起使用。

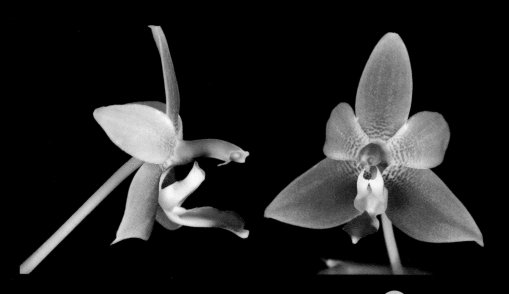

Vital Core
活力核心

為下三脈輪與膽經補給精力

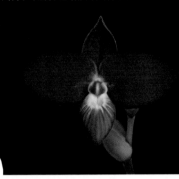

花精故事

這個花精在兩種相關但差別頗大的層面提供幫助：一是身體層面可有非常特殊的精力補給，幫助我們喚醒下三脈輪，能為膽經添增能量。這樣給力的程度讓使用者回報在用了花精後的早上醒來會非常飢腸，她很少有這樣的經驗。另一個層面是將光明帶入下三脈輪隱藏的陰暗面，幫助恢復下三脈輪天性的完整與健康，這個過程就像在春天清理積聚淤泥的池塘一樣。

蘭花要求大部分的製作步驟要在傍晚進入黑夜的時間進行，所以我們在無雲的黑夜、一輪滿月照入些微被窗簾掩住的窗內，讓月光照映到這株蘭花與水缽來製作。完成後我們才理解蘭花想在黑暗房間中製作的要求，是因為要讓這個花精更能夠進入我們的陰影面。

這個花精與天空美人鳥花精（Celestial Siren）都在 2009 年 11 月某週末一同製成的，這兩個花精造就一陰一陽的組合。在不同層面的作用可超越神聖椎底釋放花精（Sacral Release），但請先使用神聖椎底釋放花精幾天後再用這個花精。

單方學名：*Phragmipedium besseae* 鬍拉密鞋蘭，在蘭花界真的算是獨特非凡的品種。1981 年在祕魯發現此花時，普遍被看作是二十世紀的蘭花大發現。在過去的三十八年來，我們的花精系列裡就有五株美洲鬍拉密鞋蘭的母種。花色是鮮豔超凡的紅色，隨之而來的是大量的混種培育活動，今天有上百個與 *Phrag. besseae* 雜交的混種，在商業上有不少的品種，不同的品種就帶有不同的能量。

花精在白天或晚上的時間製作時，特質上也會有很大的差異。活力核心花精 (Vital Core)、活力清晰花精 (Vital Clarity)、活力之光花精 (Vital Light) 等花精都是在晚上所製作。 更高勇氣花精 (Higher Courage) 是在日光中 所製成。

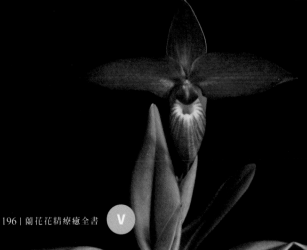

Vital Clarity
活力清晰
下半身脈輪的能量重新校正

單方學名：
Phragmipedium besseae variety d'allesandroi, Phragmipedium kovachii & Amethyst 鬍拉密鞋蘭與紫水晶

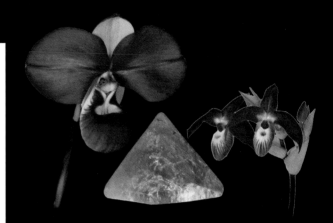

花 語

這個花精是活力三組合序列（Vital Trio）的第二個。

第一個活力核心花精（Vital Core）可攪動第 2 脈輪的陰影面。隨後這個花精是協助與下半身脈輪能量的重新校正，校正能量體的基礎與內在深處的靈性渴望。第三個活力之光花精（Vital Light）則是更進一步讓靈魂的旅程進入神性之光中（參考 243 頁）。

Vital Light
活力之光
恢復精力、向上提升、補充能量

單方學名：
Phragmipedium besseae variety d'allesandroi, Phragmipedium kovachii & Kuan Yin Fluorite 鬍拉密鞋蘭與觀音螢石

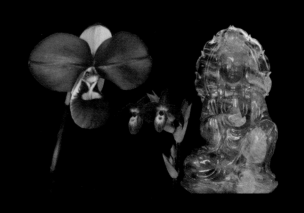

花 語

梅爾卡巴（Merkabah）晶體能量場受到召喚，這是正向、恢復精力、向上提升與補充能量的花精。

這個花精與活力清晰花精（Vital Clarity）作用在身體下方脈輪，再加上觀音精素就是活力之光花精（Vital Light）就是作用在心輪與其以上的脈輪。

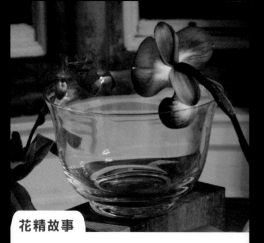

花精故事

一株非凡的蘭花－
Phragmipedium kovachii

2017 年 10 月我發表這張 *Phrag. Don Wimbur*（左花）與 *Phragmipedium kovachii*（右花）的合照，花朵們當時正在集亞島溫室中一起開著花，不只因為綻放模樣驚人，也攸關如何製作蘭花花精的主題。

左邊紅色的 *Phrag. Don Wimbur* 蘭花被製作出清理道路 / 相信自己花精（Clearing the Way / Self Belief），是十八年前在白天製作的花精。就像該花精的名字，可以幫助推動信任自己與自信，這是個非常簡潔與直接的花精。

而右邊的 *Phragmipedium kovachii* 蘭花，這個蘭花有著驚人的色彩與無所匹敵的巨大花瓣。這株蘭花在 2002 年被世人發現於遙遠的秘魯深山中，花的顏色讓人驚豔，可達二十四公分的直徑尺寸也很不尋常。秘魯政府只發給一個苗圃中心取得五株。幾年後我才聽到在歐洲終於能夠合法出售，就馬上去德國苗圃中心找花，身為一名養蘭者也是花精製作者，能把這株蘭花帶回我們的溫室實在太令人興奮了。

2014 年時這株蘭花開花了，但是能量上卻非常「安靜」，我不顧安卓醫師的

建議還硬做一批花精，但從一到十來評價，那次製出的母酊其實才兩分程度而已，所以最後我只能倒掉花精，因為這株蘭花似乎還在沈睡中。開花後的第三年的 11 月某個深夜，我偶然在晚上進去溫室，想除去會吃蘭花的蛞蝓。當我打開通往溫室低溫區的大門時，感覺到有什麼正在運作－這株蘭花的周圍有一種明顯的「能量低頻聲」，原來他是一個「夜行性」蘭花，白天只會安靜睡覺。當時他在與旁邊另一株蘭花 *Phrag besseae* 合唱著，二株蘭花因此合作製出活力清晰花精（Vital Clarity）與活力之光花精（Vital Light）。

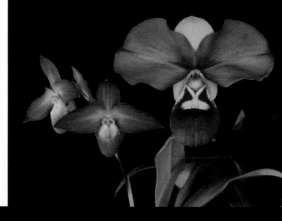

Vital Defense
活力防禦

釐清第 2 脈輪的陰影，
增加需要的覺察

這個複方的活力核心花精（Vital Core）很接近神聖薦骨閘門（Sacral gates，是低背的能量接受點），可點燃命門，幫助我們釐清第 2 脈輪的陰影。這個複方被視為本源防禦花精（Defender of the Source）的調整款，增加對靈魂真實目標的覺察，卻沒有我們總帶著的混亂包袱。

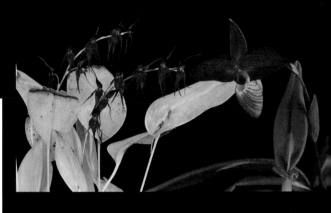

 複方：Defender from the Dark, Vital Core

Vital Lift
活力提升

身體核心增加能量

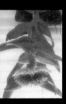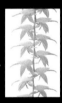

花 語

這個複方等於濃咖啡花精（Double Espresso）再加入安在核心花精（Core of Being），帶來協調與安穩。這個花精讓人安穩，增加身體核心的能量，讓人在低落退化中能有毅力與專注，用於運動選手培訓上也很好。

花精故事

濃咖啡花精（Double Espresso）使人想要從「坐而言」變成「起而行」，若再加上安在核心花精（Core of Being）就會變成這個複方，人會更加「聚焦於中心」與泰然自若。對運動選手來說，實用的花精使用法為－在培訓與練習時用這個活力提升花精，賽事與賽程開始時就可用濃咖啡花精（Double Espresso）。

 複方：New Vitality, Unicorn Clearing the Way/ Self Belief, Shiva's Trident, Core of Being

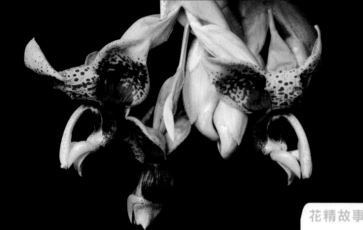

Voice of Courage
勇氣之聲

添喉輪能量，帶來勇氣

花語

在 2010 年 7 月 4 日到 5 日之間製作，主要是對太陽神經叢的深層療癒，也可增添喉輪能量，帶來勇氣的力量，並更新靈魂此生深層目標的承諾。

太陽神經叢最有可能承受生命過程許多的「打擊」，各種影響經常深埋在此處的內心。可以在更深層面去療癒太陽神經叢，儘管這是很陽性的花精，卻能讓人睡得更深更久。

 單方學名：
Stanhopea Havre des Pas 奇唇蘭

花精故事

我在 2010 年 6 月參加英國彼得伯勒的蘭展，這是英國一年中最重要的蘭花盛事，會有來自英國、歐洲和世界各地優秀的蘭農銷售各種蘭花，我原本打算只買幾株蘭花，但也知道在蘭展上我不可能只買幾株。如果你很喜歡蘭花，參加這樣的活動可是很燒錢的。當準備離開會場時，我注意到攤位上有這株可愛的混種蘭花，這是一個我尚未種植過的「屬」。這株蘭花長得很好，正在生長四個誘人的花穗，這株蘭花是由紐澤西的艾瑞克楊基金會（Eric Young Orchid）的種子栽培而成。

這株蘭花的花期不長，大約只有五天可以享受蘭花的甜甜香味，有著碩大、動人、醒目的花朵。7 月初我拍攝溫室中開花的蘭花們，將照片寄送給安卓醫師鑑定，安卓醫師來電說他被這株蘭花大力地擊中了，請製成花精吧（當蘭花在溫室裡召喚時，人就會純然地感受到一股強烈的拉力）。

Walking to the Earth's Rhythm

大地頻行

和諧地伴著地球的律動而行

這個花精有兩個相互連結的過程，首先是回到 DNA 的原始能量印記。當許多磁力跟其他電子能量干擾到以太結構時，這個花精可特別修復喉輪的以太母體的陳舊裂痕，接下來就發現自己和諧地伴著地球律動而行。這是安神並撫慰人心的花精，在深層冥想後能溫和地返回人間，學習如何「以雙腳來傾聽」的方式行走。

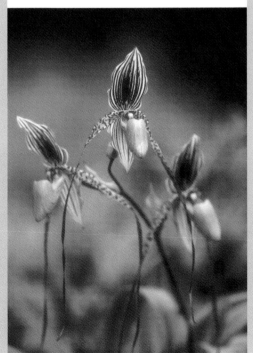

我跟海瑟完成內在旅程的守護者花精（Guardian of the Inner Journey）的幾週後就製作出這個花精，很明顯地這兩個是組合使用的花精。當我們使用內在旅程的守護者花精冥想時，可能會殘留一種搆不著底的感覺，之後可接著使用這個花精帶來溫和扎根的能量。

這個花精是輕聲喜樂又非常溫柔的落地，有深層的莊嚴。若個案經歷過強力或是深層的情緒釋放後，可以考慮在個案離開前給他們用這個花精。

現今人們的生活與高科技產品密不可分，讓人陷於極大的危險中，我們恐怕失去與地球頻率的連結感，此時這個花精就可幫助我們面對這項挑戰，幫助人們在往前邁進的同時，還能與地球和諧共處。

安卓醫師在 TEK 肌力測試時，他提到這個花精可幫助我們從「受困」的內在負面信念與負面原型（性格）中解放出來。這個花精與陰影戰士花精（Shadow Warrior）很有關聯，當陰影戰士花精無法清除陰影時就會需要這個花精。

單方學名：*Paph. St. Swithin* 芭菲爾鞋蘭，是值得注目的第一代混種，是 *Paph. rothschildianum* 與 *Paph. philippinense* 的混種。此花以莊嚴與美麗的突出氣質，在溫室裡盛開時吸引讚嘆。

這張照片是我在花精製成後的隔一天用 600mm 的鏡頭拍的，一直是我在所有的蘭花照片裡，最喜歡的前幾名。

熟知「四種生存原型」的有害面向很重要，因為陰影面向有很多誘惑，會讓我們從情緒與靈魂的實相中逃走，進到自毀的行為或是進入「過度認同小我」的狀態。

倡伎原型：

通常會以賺錢的角度，有極度拜金的思維，將金錢與權勢看得比靈性旅程還重要。

受害者原型：

不利用困境讓自己在靈性的旅程前行，反而讓受苦變成了自我認同。

孩童原型：

這是很容易被辨認出來的原型，童年經驗讓我們與世界的互動蒙上陰影。

破壞者原型：

這是最有影響的原型之一，對失敗（或對成功）的恐懼阻止成就自己的潛能。

White Beauty
純白之美

無條件的愛

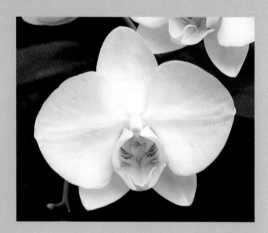

與無條件的擁抱花精（Unconditional Snuggles）一起使用來幫助孩童面對黑夜的恐懼。

花　語

如同母親對待新生兒一樣以無條件的愛裹住一個人的氣場，滋養也能減輕壓力，重振我們的精神並讓人適度放鬆。人類或動物受創後可以使用噴霧。可

花精故事

製作這個花精時我們加入一個心型粉晶一起放在水中。這個花精傳達的不僅是蘭花美好與愛的能量，也有粉晶滋養內心的品質。我們在 1999 年初製成，很快地就將這個花精放入噴霧瓶，並添加奧圖玫瑰精油以增添芳香，我們發現這個組合很紓壓也能鎮定人心，以一種溫柔滋養、給予愛的力量來進入頂輪。

當時的花精中心經理吉兒對這株蘭花的美讚譽有加，她本身就是一位很棒的花精療癒師，這個花精可說是為她所做的。我們發現這個花精有更廣泛的用途與吸引力，若與無條件的擁抱花精（Unconditional Snuggles）結合效果很好，能夠幫助晚上怕黑的孩童。

這個花精是我們最早製作的一個，2010 年春天出版英文版蘭花書時，正是這個噴霧的十週年紀念，噴霧一開始只有加入保加利亞奧圖玫瑰的藍瓶，後來也開始供應黃瓶的選擇。

花精將無條件愛的美好能量帶入頂輪與心的中央，可以鎮靜人心又讓人放鬆，花精中心經理吉兒使用這個噴霧後，彼得看見有一道白光從她的頂輪上冒出來。另外一次是 SSK 來訪中心時，我在她的頭上噴了七或八下，SSK 接著雙膝一鬆彷彿融化的狂喜，她告訴我這是她最強烈的花精經驗。

也有一次是訪客來到花精中心的路上差點出了嚴重的車禍，他們看到一輛大卡車在面前翻覆。即使車禍已過了一個半小時，他們抵達後仍是嚇到繼續發抖著，所以我給他們用這個噴霧，

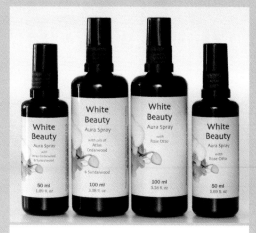

請他們在露營車中靜一靜幾分鐘，之後他們回報因為車禍產生「無法抵達」的驚嚇感，在噴霧後有即刻舒緩的效果，之前的焦慮已經完全消失。

單方學名：
Phalaenopsis Paloma 蝴蝶蘭，生長於菲律賓地區、北上至台灣。與 *Phalaenopsis amabilis* 非常類似，通常只有專家才能區別這兩種花的不同。

Water Element
水元素

移除能量渣滓，滋養水能量

花 語

這是關於淨化的花精，用來移除系統的能量渣滓。在進入更高深的冥想之前使用會非常有效。幫助我們維持健康體液的平衡。當狀況顯示你需要滋養五行的水元素、或是火元素太強的時候，都可使用這個花精。

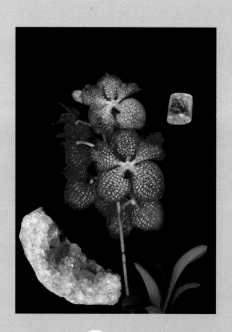

單方學名：*Vanda Gomalco's Blue Angel*,
Aquamarine & Celestite 萬代蘭、海藍寶石與天青石

Winged Gold

黃金翼

與靈魂天命共鳴的想像力

單方學名：*Grammatophyllum scriptum*
原生於東南亞的許多島嶼上，要在溫暖的環境
下生長（那些島民傳統上以此花的種子做成愛
情靈藥）。其他島民把此花的偽鱗莖製成膏藥
來療癒瘡痛。這個蘭花的穗狀花序整整超過一
公尺長。

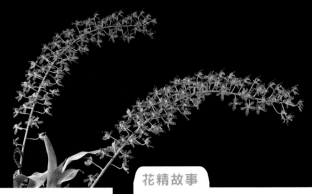

花 語

就像古老中國銅鑼的音色響起， 讓我
們意識到靈魂在心中召喚的任務與使命
之火。無數次編造的生命輪迴中，明瞭
萬物一體的靈魂舞中，能夠在全然優雅
地完整了。

這個花精帶來寧靜地冥想，可發現神聖
的豐饒與生命流動的目的。這個花精也
對創意寫作大有幫助。

花精故事

這個花精對創意寫作是極好用的花精，
眾多的金色花朵意味著旺盛的想像
力，可調節我們與生命之流更深刻的
目標一致，也可參考安地斯之火花精
（Andean Fire）、生命方向花精（Life
Direction）與歌之徑花精（Songline）。
這個花精相互共振的是心的內在聖堂、
眉心輪、頂輪等能量中心。

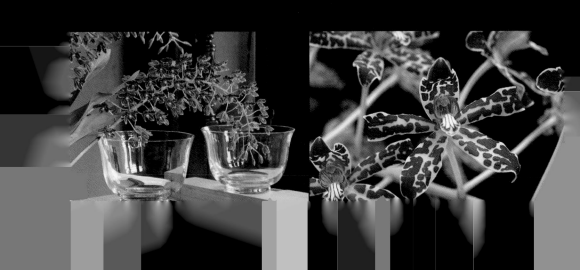

Winged Messenger
羽翼使者

顯化目標，把喜悅帶入心中與扎根落地

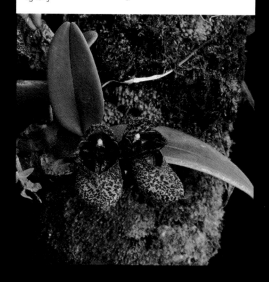

花語

這是一個幫助顯化目標的好花精，將喜悅帶入心中，同時也有扎根落地的能量。幫助人更加覺醒，並以一種振奮與輕鬆的感覺活在當下。

這個花精希望我們能打直脊椎，不要無精打采，因此才能夠讓自己的心力更強大與開闊，就像小時候曾有過的歡樂和興奮。

無論多年來有哪些阻礙的考驗與困難，我們已經面對過許多生命中的挑戰了，不要被這些艱難的回憶給壓垮。請穿上「仙女鞋」，堅定地踏出腳步進入嶄新的一天，走上全新或更新過的人生道路。

這個花精也是一種「石蕊試驗」，與內在生命的道路有關。如果我們走在自己的深刻的靈性道路上，在使用這個花精時就會感到喜樂。但只要靈性道路與外在顯化之間缺乏一點和諧，那麼使用後的反應就會減弱。這個花精就是來重新調整我們內在。

花精故事

2011 年我們首次以這個美妙的豆蘭做出花精，然後在 2014 年夏天又再次開出驚豔的花朵，因有些花開在花盆下方，讓我們有機會使用新浸泡法來製出新一批的母酊。

這個花精作用在心輪以上，能量能一路發展到頂輪，讓我們與平常不習慣經歷的更高能量層能夠連結。

照片的花與缽是剛倒入水所拍攝，讓水滿到缽口，蘭花下方花瓣浸泡水中約 6 小時。

 單方學名：*Bulbophyllum frostii* 豆蘭，在越南海拔 1400 公尺高的常綠樹林中發現，1926 年才初次被研究人員描繪下來。此花於溫室中最溫熱的區塊生長。

Wisdom of Compassion

慈悲智慧

在慈悲的心中

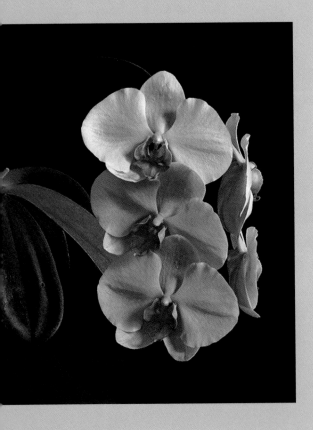

單方學名：*Phalaenopsis Sussex Silk* 蝴蝶蘭，是第十四代的混種，有著驚人之美。

花 語

這株蘭花溫柔且清楚地呼喚：「願帶著慈悲施予一切眾生的訊息來製作花精」。花精是在佛陀成道日的月圓之夜製成，這個時代很明顯是需要這種能量。

這個花精能量的影響途徑順序是 - 先進入 Ajana 核心，這是位於雙眉間很小卻能量很強的點，這個點也是靈性顯化的重要處。然後花精會以防禦能量圍繞頭部，再進入頂輪，最後是花精的金光進入心輪。這個花精在冥想時能夠抵達心輪深處，轉化而帶給我們喜悅與樂觀，以及對萬有生靈的慈悲。

花精故事

這株蘭花在溫室裡大聲叫喚海瑟「把我製成花精吧！我的功效和慈悲心有關」。我們在製作完成後才知道當天是藏密傳統的佛陀成道日。

這個花精是關於愛的慈悲天性，傳達給我們內心的深層教導，讓心變成一條寬廣的河流，溫柔地湧出流向大千世界，能在心中無苦的過程中擁抱苦難。我們的心能認出這些痛苦，也理解潛藏在深處的實相。心中這條慈悲之河在我們之中變成了對萬物的祝福。我們希望這個花精盡可能分享給更多人，幫助人在內心中轉化對人性的關係。

Wisdom of Compassion with Gold
慈悲智慧 + 黃金

單方學名：*Phalaenopsis Sussex Silk & 24k Gold* 蝴蝶蘭與黃金

處理自我毀滅的惡性循環，
先對自己慈悲

花語

這株蘭花製作出兩種花精，一種有加 24K 黃金，另一種沒有。

有加黃金的此款更用於花藥情況，例如想要處理自我毀滅的惡性循環，需要先對自己慈悲，而黃金精素（Gold 24K）則能確保他們有了理解內心的基礎。數週後可接著用無添加黃金精素的這一款：慈悲智慧花精（Wisdom of Compassion）。

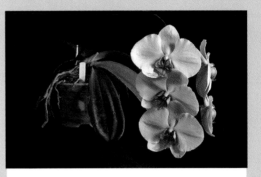

療癒師需注意的是：未添加黃金精素的慈悲智慧花精，主要作用於心輪、心的內在聖堂與頂輪。而加入了黃金精素的此款花精，主要作用於心輪、雙眉之間的 Ajana 核心與後腦的夢點。

Wood Element
木元素

與植物王國拉近距離
客觀地看待萬事，木能量

花語

這個花精特別能夠拉近我們與植物王國自然美的距離，讓靈魂能夠優雅地提升，客觀地看待萬事萬物。這個花精可以滋養五行中的木能量。

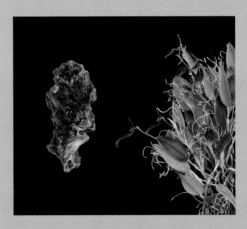

單方學名：*Restrepia guttulata & Malachite* 甲蟲蘭與孔雀石

Chapter 5.
附錄補充

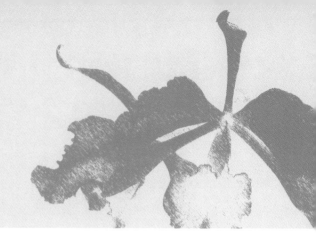

蘭農介紹

我常常被問到集亞島溫室中的蘭花從何而來,他們是來自世界上營利或半營利的蘭農們所組成的網絡,讓蘭花花精的工作能夠成功。蘭農就像我們製作花精一樣投入但不是只為了賺錢,蘭農們奉獻無數的工時來照顧蘭花,這是他們的熱忱,接下來介紹1998年以來我所合作過的幾位蘭農。

傑瑞·費雪(Jerry Fischer)是位於美國明尼蘇達州蘭花公司的老闆,照片是在英格蘭沃德斯敦莊園、傑瑞與他所培育的拖鞋蘭之王 *Paph. rothschildianum* 的合照。傑瑞和太太一起經營、栽種與銷售蘭花已有四十多年,他也是北美屬一屬二擅長拖鞋蘭混種的好手,對一百五十年來特殊植物的交易與販售歷史非常了解。我跟傑瑞的討論與生意往來都很愉快,他們的兒子傑森看來在未來會接手家族事業,他們的網站可學到許多關於蘭花與養蘭的知識 www.orchidweb.com。

另一個見到蘭農的最好方式,就是去參加自己國內的蘭展,只要成行一定會收穫滿滿。我在2008年初旅行到德國的德勒斯登參加一場大型蘭展,主要是為了取回一些我訂購來自厄瓜多爾的蘭花,當地的苗圃正是一所能提供厄瓜多爾雲霧森林區蘭花的地方,我與他們合作也很愉快。

參加蘭展還有額外好處,就是認識了這一位來自哥倫比亞很棒的專業蘭農 - 來自德爾瓦爾蘭園(Orquideas Del Valle)的安德魯·尼森(Andrea Niessen),以及在德國漢諾威一流好手的業餘蘭農孔爾特·路德維希(Gunther Ludwig)與他太太英格(Inge)。他們夫婦養育的植物總讓人驚艷,我向他們買過許多蘭花,孔爾特還邀請我去拜訪他們的老家去看看他的溫室,我真的在2008年5月去拜訪他們,照片就是我當時跟孔爾特在他家門外的合照。

我很驚訝孔爾特家中蘭花的純粹品質,這二十幾年來他們悉心地照顧

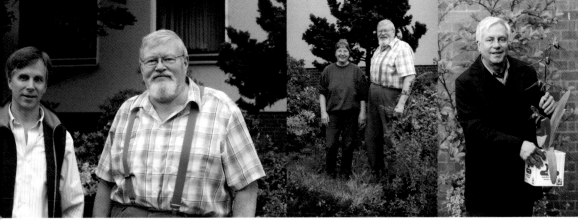

|唐與孔爾特　　　　　　　　|孔爾特與他太太英格　　　　|傑瑞·費雪

植物，我從德國返家時也帶回收穫滿滿的蘭花群。孔爾特曾計算過他擁有將近一萬五千株蘭花，光是每天澆水就要花三小時。他是一位退休的工程師，在三十多年前開始養蘭，年紀大了之後就打算從養蘭界退休，所以他現在售出多年收藏的植物。我提到這點是想說明，若你想遇見世界這些各式各樣、擁有你所感興趣蘭花的人，總是需要等待一些時間的。

這些蘭農們所花費的時間與付出不該被低估，從我的角度來看，蘭農們多年來為了如此令人驚豔的蘭花而犧牲了娛樂，他們真是一群英雄。

從多年來我向幾十位蘭農買過蘭花的經驗，特別建議你向有熱忱照顧植物的蘭農買花，他們不僅懂很多也比較能幫到你。也請多參加當地國家或地區所舉辦的蘭展，雖然不一定在當地蘭展能見到海外的蘭農，但是他們可能為了國家級的展覽，會願意不辭辛勞地帶著自己的植物長征。像是每年 6 月在英國彼得伯勒的蘭花展、德國德勒斯登的春季蘭展，或是格拉斯哥植物園一年兩次的蘭展，雖然格拉斯哥蘭展規模不大，但對於住在蘇格蘭的人仍是值得一訪的蘭展。

若你能夠在超市買到一株可愛的蝴蝶蘭也很好，雖然從世界蘭花的深度與廣度來看，超市上可購得的蘭花只是冰山一角。請離開家門去當地蘭展親自看一看，但是要小心自己很可能因此就迷上蘭花，即使是現在或曾經有過對蘭花的興趣也不一定能免疫。

種植蘭花

如果你想要自己種蘭花但不知從何開始的話，這一章是為你而寫的，若你已經在家裡養蘭，而且在思考要擴展規模、想要超越只在窗台種植的範圍，那也適合閱讀這一篇。我必須強調市面上也有不少養蘭細節的好書可以幫助我們，以我的經驗來說，最棒的幾本書是英格蘭伯納姆苗圃（Burnham Nurseries）威瑪、布萊恩·里特斯豪森（布萊恩 Wilma & Brian

Rittershausen）的著作。里特斯豪森一家幾十年來都在養蘭花，他們對各種蘭花的描述極好，書的內容又深且廣，還有好看的蘭花照片，那些蘭花照片對我來說總是額外的驚喜，請在網路搜尋他們的書，你不會失望的！

我第一株種植成功的蘭花是拖鞋蘭，所以我通常會推薦拖鞋蘭給養蘭的初學者，種植拖鞋蘭有以下幾個優點：

· 你不太可能會過度澆水。
· 他們習慣人類的室內溫度，能夠在涼爽、溫暖或界於中間的環境中生長。
· 有燦爛且豐富的花朵，也欣然與人類溝通。

但是種植這種蘭花的唯一困難就是英國的超市買不到，你可以找個時間去拜訪讓人嚮往的蘭農，去看看店內豐富與各式各樣的花種。但這樣只是起步而已，你也可在網路搜尋愛花人的網頁，例如 www.orchidweb.com 的網站有許多不同種類蘭花的資訊跟照片，或另一個實用網站 www.orchidspecies.com 以及 www.phragweb.info。

若你想要種植來自雲霧森林區的蘭花品種，例如碗萼蘭 Scaphosepalum 與燦爛的三尖瓣蘭 Masdevallias，首先要有一間約攝氏十度以上恆溫的「冷房」溫室與潮濕的環境。或是你想栽種奇異且精緻的豆蘭，就要有一間「暖房」與非常潮濕的溫室，為了養出最佳的蘭花，你

需要每天澆水。若是上面兩種蘭花都想要，你就得要有分成兩區的溫室了，理想的狀態下最好還要有第三區，可放置喜歡「中間溫度」的蘭花。雖然溫室的花費會變得越來越多，若你願意全心投入為蘭花護育貢獻一份心力，也是很棒的呢！

最常見的蘭花當然是蝴蝶蘭（Phalaenopsis），這種蘭花在超市或商店很常見、平價又容易入手，這是因為 1960 年代一位法國人勒庫弗勒（LeCoufle），他發現可用分生組織的無性繁殖法（meristem cloning）來大量生產特殊種類的蘭花，蝴蝶蘭就是其中的主要花種。這種技術可以從同一株植物上創造百萬甚至千萬個完全一樣的蘭花，荷蘭的蘭農在 2009 年估計就賣出了兩億株的蝴蝶蘭。但是這種技術無法用於拖鞋蘭而使得供給有限，所以我們無法在超市常見到拖鞋蘭的蹤跡。

蘭花保育

全世界的蘭花與棲息地瀕臨滅絕中，這是一個簡單的事實，老虎、熊貓、海豚這樣的動物較容易佔據頭條的版面時，但蘭花也跟這些大型貓科動物同樣受到生存的威脅。過去幾年我們聽說名為一個蘭花保育聯盟（Orchid Conservation Coalition，簡稱 OCC）的非營利組織，是由蘭花愛好者、蘭花社團、義工所經營的蘭花

同業草根性的組織。這個組織發想出一個好點子，請求公司行號將 1% 或是更高的收入捐給世界上任何保育蘭花原生地的計劃。

　　我們 IFER 公司也加入了這個計劃，在 2010 年開始了第一次捐款（金額雖小）給印度喀拉拉邦的古魯克拉植物保護區（Gurukula Botanical Sanctuary，簡稱 GBS）。這個中心有三十年的歷史，是印度次大陸的第一個原生蘭花保育中心。GBS 團隊的人數雖少但如終生志業一般非常盡力照顧這個保育區，他們正是蘭花保育最佳榜樣，也非常值得參訪。

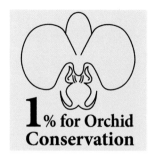

台灣中心也在 2014 年加入了 OCC 蘭花保育聯盟，將部分盈利捐贈過新加坡、印度與南美洲的蘭花保育機構。

標示說明

　　花精製造者需要遵守許多規定，但是官方並未對花精有所歸類（不像同類療法或是草藥的製品有被分類），我們最後大都只能在標示上寫著奇怪的標示。舉例來說：因為美國官方想在花精這種奇怪的商品上看到相關說明，我們就得標示出花精是飲食補給品，還得請專人附上營養資訊；但是這種標示卻無法進口到加拿大，因為加拿大與美國政府對花精商品的看法並不一致。日本的情況則是需要加入 1% 比例的鹽才能進口。

　　另一個規範是與花精的效用有關，當然保護消費者是正當的，讓擁有醫藥執照的產品才能宣稱醫學療效也是合理的，但確實又讓所有花精製造者得又寫出奇特的標示。例如有幾種巴哈花精是可以處理不同層面的「恐懼（fear）」，但因英國官方聲明恐懼是醫藥用字，所以巴哈花精的製作者同業，就必須在標示上改為協助「驚嚇（fright）」這種非醫學的字。因此，在英國是找不到對「憂鬱（depression）」有用的花精說明，這是因為憂鬱也是醫學用字。

　　這樣的狀況令人惋惜，因為許多特定花精是可以幫助這樣的狀況，而且有幾款的效用還真的不錯，

但我們製作者也只能改用相似模糊的詞彙來表達，例如改字為：這個花精在您心情低落時會有幫助。所以使用者在購買時，也要適應去讀出無法被寫出來的功效，在各種說明中看出言外之意。這樣的情況在預見未來的幾年可能還難以改變，但是若花精製作者們想走上法律途徑、爭取能夠寫出某程度醫療功效的說明，毫無疑問地會讓花精變成非常昂貴的產品，也會毀了整個花精產業，所以目前我們只能忍受這個令人頗不滿的情況。

電磁微波的挑戰

我毫不懷疑認為當今人類自作自受最大的健康挑戰之一，就是廣設全球微波的電塔網，還創造出最新型態的無線電子通訊的天線或基地台，這似乎已經是每天必須共處的必要之惡了。各國政府隱忍著這個驚人消息：輻射會影響到細胞組織，少量電磁波輻射的長期累積、與高強度卻短時間曝露對身體影響是一樣的，這點軍方在 1960 年代初就已經發現了，當軍方開始以微電波作為主要連線時，在天線塔上維修的工程師們卻在幾個月

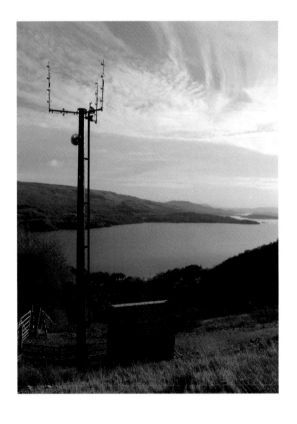

台灣中心說明

製作者在課程中時常提醒電磁波或 wifi 對花精的影響，也建議大家盡可能不要讓花精靠近手機、電腦螢幕等處，若能有防磁波的布包裝起來會是更好的保存法，購買布包請洽台灣中心。

| 照片是在羅蒙湖 Loch Lomond 旁邊的 TETRA 電塔。

後就瞎了眼，因為微電波讓他們的眼珠以很快的速度被煮熟了。

所以，大部份的歐洲國家都對電磁波有嚴格法規，控制一般大眾暴露於各種儀器的微波輻射量，例如：船艦進入海港一公里時就要關掉雷達（近年來改為微電波）。但是英國的國家輻射保護委員會（National Radiological Protection Board）卻有辱其名地帶著鬆懈的態度，聲稱只有高到讓細胞組織實際升溫的輻射量才需要擔心，因而讓英國容許的輻射量數值是丹麥與瑞士法規允許的一萬倍，除此之外，更糟糕的就是英國還有地面式中繼無線電（TETRA）的網路電塔。

這是英國前首相東尼·布萊爾所代表的英國科技遺毒，從 2001 年起，英國政府與 O2 電信公司的子公司 Airwave 電信簽約，在全國設置警方與緊急狀況所使用的通訊網絡，花了近一百三十億英鎊在英格蘭、威爾斯、蘇格蘭設立了數千座 TETRA 電塔，用了微波結合頻率極低的載波（17.65赫茲）的科技。這個頻率是人類清醒時的腦波模式。當人們睡覺時會讓腦波降至每秒三個循環（3 赫茲），但因為 TETRA 電塔所放送出的高振幅微波，這個頻率就會像一種「電磁波咖啡因」，干擾到人們非清醒時的腦波節奏。

雖然不是每個人都容易受到 TETRA 電塔微波的影響，就像不是人人都對花粉過敏，但仍有大部份的人口容易受到影響，這項科技根本是活生生的夢魘。人若缺乏睡眠就會感覺衰弱，導致憂鬱、易怒、焦慮、接二連三的疲憊。毫無疑問 TETRA 電塔是現今數百萬英國人的禍害，至少使得數萬人會提早逝世。若你有認識的人常常感到疲倦，可以建議他們研究一下電磁波這個問題。

◆　後　記　◆

　　最初幾年並無計畫製造自己的花精，所以蘭花花精的成形是出乎意料的。製造出蘭花花精需要一段長時間，但我相信這樣是好的，我們的製作法的優點是不會傷害植物、不帶給植物壓力，並且讓製作者儘可能不要在花精上留下情緒與能量的「痕跡」。若您對製作蘭花花精的過程有疑問，本書已經盡量傳達所有的細節，我很開心也期待有機會再分享更多的資訊。

　　SSK 曾跟我提到她最初製作溫室蘭花花精時曾有一股不甘願的感覺，

這個感覺之所以會消失，是因為她終於了解到這些蘭花的「存有」，是以「義工」的身份待在溫室裡，蘭花們想要用這樣的方式與我們人類合作，這的確也是我二十多年經驗發現的同樣心得。我通常每天會在溫室待上至少一小時，這段時間是我的特殊時光，照顧蘭花就像花時間陪伴老朋友一樣。蘭花溫室是個神奇的地方，若您有機會拜訪集亞島，歡迎親身來經驗一下我們的溫室。

◆ 謝 辭 ◆

創建蘭花花精是經過多年與許多人的努力，最後在此利用這個機會再度表達我對他們的感謝。

誠如之前章節所言，沒有海瑟參與製作花精初期的話，蘭花花精就不會成立，所有認識她的人都知道她的光采、溫暖、幽默感的祝福。她的先生皮耶盧普（Pierre-Loup）也幫助我們了解和花精相關的化學反應，也在我們決定設計每一個蘭花花精的標籤時，貢獻了他的設計眼光。當海瑟晚上還在花精中心幫忙製造新花精的時候，皮耶也從不發牢騷。在此我想對他們夫妻致上最深的謝意。

SSK影響今日花精製造的發展，比多數人所了解的還要多，她先是聯合一些朋友創立了阿拉斯加花精，在成立最初的八年打理一切。之後她又創立了舞光蘭花花精，清楚地展現出在溫室蘭花製成花精的價值。SSK對植物本身的熱情也激勵了我對蘭花的

興趣，我對她有報答不完的感謝。

而彼得與我之間對蘭花花精特質的對話，既深入又充實也讓人深思，他幫助我用原本難以想像、更深刻的層面來看待蘭花。

多年來有許多朋友成為我們的客人，人數多到實在難以一一列出，但是我一定要謝謝麗茲·金斯（Liz Kisey），因為她將我們介紹給安卓醫師，她與安卓醫師一樣都是會使用花精同時又是非常優秀的同類療法醫

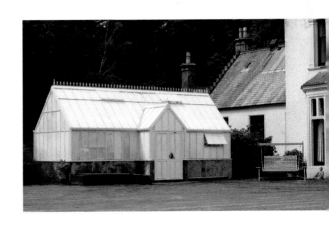

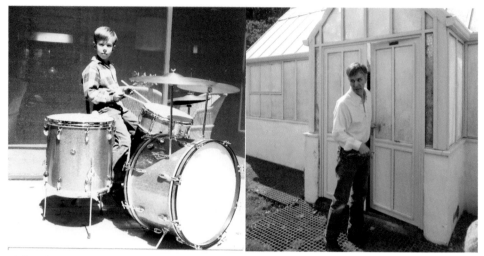

| 小時候在打鼓的唐 | 導覽溫室的唐（台灣中心拍攝）|

師，過去幾十年來我們都是好朋友。我對安卓醫師也有很深的謝意，他帶來蘭花花精的了解、與蘭花花精合作的全新面向，過程中我們也都變成了好朋友。

最後我還要對在瑞士製作紫晶瓶的員工說聲感謝，謝謝他們的辛勞與研究製造出我們知道最適合儲存母酊的瓶子。

我們公司一直很幸運地有很棒的員工：謝謝若娜·馬汀（Rhona Martin）帶給我們洞見與幽默感、很優秀的會計珍妮·佛布朗（Jennifer Brown）、極度安穩而負責裝瓶的珍·衛斯頓（June Watson）。我也必須讓羅娜·亞綸（Rona Allan）知道她在辦公室中多有價值，所有的顧客都非常明白她的魅力。 在我搬來集亞島的頭幾年，珍妮佛與若娜的母親瑪麗·亞綸（Mary Allan）幫了我很多忙。我也要感謝崔西·麥克史波蘭（Tracey McSporran）協助當時大宅的民宿能廣受歡迎又順利經營。

我很幸運擁有很棒的父母，他們細心體貼、勤勉誠懇與慷慨大方。小時候母親很少罵我，僅有一次因為沒做好家事而受到她的責備：「要做事，就把事做好！」這個經驗讓我持續秉持同樣想法來面對花精工作、攝影與撰寫這本書。九歲的我曾經詢問父親，是否賺最多錢的工作就是最好的工作，父親回覆我：「不是喔，最好的

工作是你覺得最有意義，而且會讓這個世界比之前更好的工作」，我認為自己比父親原本所設想的更加全心全意地接受這個觀點。希望我的父母都很開心看到這本書的出版，這本書也是我在生命中融合父母兩方教導的成果，他們表現出對子女的大愛，而我那三位令人驕傲的孩子，也應該感到很幸運能夠擁有這樣的祖父母。

2009 年，我的太太艾瑪（Emma）願意嫁給我這位來自加州、製作花精的人，她是一位美麗且非常有趣的蘇格蘭酪農，我在這年冬天埋頭在辦公室寫出這本書，也是藉此表達我對她的熱切之愛。艾瑪一直對我很寬容，來此參加花精課程的學員若有幸能遇見她，就能明白艾瑪有多特別，也曉得我是多麼好運可以與她結為連理。

照片出處

書中的所有照片幾乎都是由我親自拍攝，有八個是特例：第 34 頁的空拍圖。第 38 頁湯瑪亞、亞瑟和克莉絲汀是由凱瑟琳·貝特曼 (Kathrin Bateman) 所拍攝。第 25 頁與 26 頁的海瑟與彼得，與第 29 頁的多明尼克和第 38 頁的照片則都是由我那位很酷的太太艾瑪所拍。第 209 頁有我與蘭農合照是由英格拍的。第 216 頁是學校溫頓老師 (Winton) 拍攝我小時候在打鼓的照片（由台灣中心拍攝的照片也有備註說明）。

花精心得回饋
– 療癒師使用心得

Sian Kater | Julie Bruton-Seal | Jane Lindsay

我邀請與蘭花花精合作過眾多療癒師中的幾位來分享，邀請他們的原因之一是從使用花精的療癒師光譜來看，他們可以擔任其代表，原因之二則是他們對蘭花花精有一定程度的了解與感情。

席安‧科特（Sian Kater）在蘇格蘭艾爾郡的輔助醫藥工作將近二十年，她擁有療癒按摩、區域反射療法、靈氣、古典同類療法的背景。她的工作包含引導個案解決並療癒過去傷痛與當下困境，也會鼓勵個案為了自己的進步要負起責任。她運用的一系列的療癒技術包括有：靈性諮詢、能量藥物、觀想、同類療法藥物、花精，以下是她寫下使用蘭花花精的想法。

多年來我建議個案使用花精、書籍、運動等方式…偶爾有些人聽我的話，但是只要我給個案使用過 1 滴蘭花花精，他們多數有立即的身心效果，離去前就會去訂購我建議給他們的蘭花花精。

除了單獨使用蘭花花精以外，也會搭配我所會的其他療法。在療程開始前，我偶爾會引導個案觀想，曾經有一位個案用了相關的蘭花花精後，

他的某個議題就被釋放與療癒了，整個療癒過程在蘭花花精的幫助下變快許多。被挑中的蘭花花精可以快速且毫不費力地讓個案面對核心議題，讓整個療癒過程變得迅速、有力與完整。在靈氣與區域反射療法的療程開始前，我都會請個案選一張蘭花花卡，再給他們幾滴蘭花花精。使用花精後，個案一般都會更加回到自己的核心、也更能接受療癒，讓療程成果頗有效。曾經有幾位住在安寧病房的個案，在療程中他們都有了深刻的靈性經驗。上週還有一位癌症個案靠著靈氣與蘭花花精有不錯的進步，在療程中自動地取回了靈魂碎片

當我不想干涉個案或太早提供其他同類療法藥方給他們的時候，我常會給他們蘭花花精。我難以想像工作中沒有蘭花花精，其花精的效果不論是增加個案的力量、幫助人回到自己的核心、淨化、療癒、提升能量、還是促使轉化，蘭花花精總是有效果，而且個案也深受我對蘭花花精的信任與信心的影響。

茱莉‧布魯頓－希爾（Julie Bruton -Seal）是在諾福克郡的草藥師同時也是花精療癒師，以下是她的分享：

我第一次拜訪阿克莫大宅時，記得我很好奇為什麼辦公室裡有那麼多美麗的藍色盒子，然後我的朋友用了幾滴蘭花花精，我就看到能量在她的心輪中翻攪還在體內流動，她覺得自己好像從椅子上被抬起來了，我從來沒有見過花精有這樣效果，所以我印象非常深刻。我跟唐學了一點蘭花花精的知識後，就帶著一組美麗藍色盒子的蘭花花精回家並開始使用。

幾年後我升級到更美、容量更大的紫色盒子，加上增加的蘭花花精新品，這段期間我回來集亞島參加花精工作坊，學習更多有關花精的知識，也來欣賞蘭花。當我們到訪時，剛好許多蘭花正在開花期，很榮幸能夠親見許多蘭花，當中我最記得的是因巨大花形而驚豔眾人、製作成推走黑夜花精（Pushing Back the Night）的蘭花。

蘭花花卡特別讓我開心，這是能讓個案挑選他們所需花精的一個好方法。當個案選出花卡後總是在翻開說明時感到很驚喜，當下他們就覺得自己選出的花精很適合。我發現蘭花花精的效果比起一些草藥，更能幫助到多數的個案。我仍然繼續用直覺讓個案使用澳洲灌木花精或其他精素，但是我個人還是最喜歡蘭花花精。蘭花這種植物本身就精彩無比，蘭花比其他植物相比似乎擁有另一層次的意識，也有超過其他精素所帶來的影響。

當我的父親因為中風而失去語言能力的時候，蘭花花精特別有幫助。

在我去看父親的前幾天，父親非常努力試著要用手勢來溝通，但母親與其他人都無法理解他到底想表達什麼，這點讓父親非常的挫折，大家也絞盡腦汁想知道答案。所以我打電話給唐得到幾個他所推薦的花精，並將這些花精帶回老家，我們一起使用花精也靜坐一會兒，幾分鐘之內就打開了非語言溝通的頻道，我們終於能夠了解父親到底想說什麼。其中一個給父親用的花精是奧祕智慧花精（Secret Wisdom），我想父親發現這個花精真的有效，所以他總是要求想用。雖然他無法重拾說話的能力，但是通過花精，我們之間能夠有非常好也順暢的溝通方式了。

我準備給個案的複方花精中會加入稀釋過的純露，而不是一般的白蘭地與水的混和，我最常用的是玫瑰與苦橙花純露，通常兩者比例各半。接骨木花也是我常用的材料，並根據個案的狀況與需求來決定。有時候我也會以玫瑰與苦橙為基底，再加入酒類來保存，上述兩種植物的淡淡花香與蘭花花精很搭。

接下來是澳洲總代理商**珍·琳賽**（Jane Lindsay）對防禦花精的心得：

防禦與保護花精（Defend & Protect）的核心聲明是：「跟我在一起不要亂七八糟的！我有自己的內在軍隊，完完全全都站在我這邊，我能感受到他們的智慧、意識和存在活力」。

我能感覺到這個花精在身體裡準備好捍衛、也保持警覺、不讓任何人進入，同時又可以清除廢物。這真是美好

也是真正的戰士能量，而這些戰士是我的朋友，即使在我睡著時也能持續運作，他們總是準備著、還會查看每個檢查是否已經清除任何可能的入侵者。這個花精確實非常強大，並且能在很多層面上運作，讓整個系統恢復平衡，我不需要去尋找可能侵入的能量，這些防禦花精會為我做這件事。

我曾經有受到心靈攻擊和黑暗勢力的恐懼，而現在這部分的我可以休息和放鬆了，因為這些蘭花會為我工作。他們對我說：「放鬆、享受，我們正在進行搜索和摧毀任務，請把我們想像成防毒軟體，是更好的那種喔！我們會在這裡保護你的生命力量，你會更容易入睡但是始終保持警覺。你將做出更好、更清晰的決定。生命道路將為你敞開，因為你不再花時間跟精力聚焦在恐懼上，這個恐懼將被消除」。冷靜和深刻的平靜取代了我的焦慮與恐懼，特別是過去舊有的恐懼，就像清除下水道一樣被清理了，想像一下我將可以擁有多少能量，會有更多層次的能量進入，讓我感到安全。

直覺也更容易發生了，花精清理腦子讓思緒會更加清晰，我就只是放鬆與接受，這是完全不同的體驗。此花精也會運作在身體能量場外（使用噴霧在房間淨化也很有幫助），讓直覺、信任、對未來的希望都回來了，人生道路開始清晰。即使只使用一次防禦花精、在房間中噴一些花精，我就開始像能去跑馬拉松一樣感到精力充沛。

使用者的花精心得

這是來自一位英國女士的回饋，是她使用防禦與保護複方（Defend & Protect）最後一周的經驗，這個組合是保護防禦系列中的一種。

我看到喉嚨後面出現了粉紅色與乳白色的波，並且感覺到身後有一個支持和看顧我的存有，讓我不再感到孤單，這股深深接地的紫紅色注入了我，我感覺很安全。那天我使用了五種或六種花精也感到很平靜。第二天醒來後我又使用另一個花精，我先生說這是他這麼多年以來頭一次看到我的笑容。午餐後我突然感到昏沉，接著竟然就睡了二天。到了第四天的時候，我感到有個念頭進入腦海，那是我一直仇視的人，而我意識到有很多焦慮和恐懼並不是自己的、而是屬於對方的，但我覺得自己得到足夠的庇佑和保護，足以讓自己能夠與這種念頭分開來，並結束這股恐懼，事情根源終於消失了。這是唐至今製作出來一個非常特殊的花精，不僅保護也能帶來滋養，這是陽性的防守，是非常平衡的花精。我感覺自己更加堅強，就像從意識下面傳來一道光，這道光逐漸地升起而引導出更多的光。而且這個花精還可以處理我在房間中感覺到有細微電流時的狀況。

台灣療癒師的心得回饋

林佳嬋｜LaLa｜容爾｜Cindy｜June｜塔拉

食在自在心空間共同創辦人 - 林佳嬋

服務：順勢療法、情緒花精、母嬰精油、健康整合、能量檢測

FB：食在自在心空間 Spaco｜Line ID：@spaco
02-2363-2178

我們遇到的一位個案小美（化名）她時常在睡夢中聽到碰撞聲而被驚醒，這碰撞聲無論在國內國外哪個房間就寢都會出現，導致她半夜醒來後時常獨自生悶氣且難以繼續入睡。四處就醫也找尋不到原因，讓她感到十分困惑。經由我們的能量檢測而確認了小美的氣場不夠飽滿，容易受到外在的情緒干擾，也會把不屬於自己的情緒都累積在自己肩上，加上累世以來負向的自我認同，更造成了外來與內在的情緒錯置。我們建議小美可以使用的調整方法為：

1、每天至少喝一壺 2000cc 檸檬水，並且請在這段調整期先避開某些食物。2、睡前使用挺胸調整花精（Thoracic Alignment）與天空防禦噴霧花精（Celesital Defender）協助關掉外在訊息的喧擾。3、再加上同類療法糖球的磷酸鉀（Kali-P.）一步一步來幫助調理心神。

一週後，小美迫不及待地回來與我們分享：她很認真的實行，在使用花精當下就能感覺有氣在體內溫暖的流動。這段期間她察覺自我撻伐減少了，有勇氣能妥善表達真實的感受，跟朋友間的互動因此舒服多了，最感動的是她終於能夠好好安穩的睡個覺了！

我們觀察蘭花花精特別適合無法接地的個案，以及直覺與理性間充滿矛盾的人，也能幫助人們獨處，讓人們更清晰地與自我連結。除了自我的成長，面對人際關係以及家庭議題，在日常生活起居坐臥間，蘭花花精都能相當地被活用。

花精療癒師 - LaLa

服務：花精與親子主題療癒師

jessi520301@gmail.com

有了小孩後的身體和心靈層面的勞累加倍時，我發現後腰的疼痛讓自己的太陽神經叢能量緊縮，表示著我對家人的不耐煩和焦慮，覺得整個人分裂成了兩半、有兩股能量互相衝突。在身體已經很勞累的情況，還是希望做好父母的角色時，有時會用吃東西來補強身體、肚子因此累積著脂肪也讓人感到哀怨。

我以抽花卡來找出穩定太陽神經叢的花精，選出生命之靈花精（Spirit of Life）。光只是手握著同時後腰就感覺舒緩許多，氣結部分也輕易散開了。我發現生命之靈花精的功效很適合父母使用，不只可以重新整理和父母角色的連結，更淨化與我們原生家庭

父母的能量線。當人對原生父母有情緒時，對自己擔任父母的存在也會排斥、憤怒或無法諒解。這個花精讓我發現不是一定真的要去原諒原生家庭中那位傷害我們的父母。傷害是事實，只要能夠理解、但不是一定要去原諒，就讓自己自由了，這個體悟是真正的原諒。

泛蓋亞店長 - 容爾

悠遊花精叢林為樂、擅於整合江湖各派身心療癒法門，為個案提供專屬的大道至簡、身心和諧的全人健康規劃學習。

FB：泛蓋亞 Pangaea

LINE ID：@rsp0824s

眾所皆知，蘭花花精獨有的「顯化」是蜜糖也可能是毒藥，對於內心通達的人來說是能帶來驚奇，但是對於心理仍堵塞狀態的人來說，突發事件就會帶來極高的情緒挑戰。因此我對每一位來到泛蓋亞的花友幾乎都會推薦金屬元素（Metal Element），這個花精也成為了花友們每次到訪必帶回的絕妙好物。

不論你的內心悽苦與否，這個花精總是能帶來平靜的撫慰，外加旁人的體貼關懷之效，特別適合不擅長表達自己脆弱、卻又希望他人能主動理解的玻璃心族群。這個花精有一種奇特的「溢波」效果，可以把你想說又不好意思講、想拜託卻拉不下面子的話，用一種心電感應的方式傳達到他人心裡，別人就會對你主動伸出援手。我個人在使用這個花精時，已不下數十次在搭錯車或提重物時遇到陌生人主動關懷。

更有一位花友回報過她在結婚多年後回婆家的經驗，對老公來說他是回到原生家庭，行走坐臥可以很自然；然而在媳婦的立場總是隱隱覺得不適應又不好說，當她使用金元素花精時，發現老公更為體貼也會比較關心太太的心情，讓她非常驚喜。金元素花精就是有如此奇特的開心效果，能讓人切實感受到人世間的微小卻光芒萬丈的善意。

平衡空間療癒師與講師 -Cindy

服務：意識校準、能量靜心、生命藍圖、花精

電話：0921-128-361

FB：平衡空間 NO AGE SPACE

花精是我及家人日常生活的一部份，尤其是蘭花花精，在各個方面提供了我們溫柔細緻的支持。因教學及諮詢工作是我及另一半生活中很大的區塊，一天連續說話六小時是很平常的事，所以喉輪的保養對我們尤其重要。拉長石精素（Spectrolite / Labradorite）一直是我們夫妻的好朋友，我總是把精素放在梳妝台前，每天出門前使用 5 滴，即使從早到晚講了一整天的話仍然可以維持聲音的穩定。

另一個經驗是我使用意識之冠花精 (Crown of Consciousness) 後的夢境，那是我第一次使用這個花精。夢中是我與家人把車子開到一棟大樓的地下室，停好車後開心地爬樓梯到頂樓，最高的樓層是第一百四十層樓，但我們爬上去沒有氣喘噓噓也沒有腿酸。頂樓是沒有隔間、無比空曠的開放空間，隨時歡迎任何人上來拜訪，往下看無限遼闊空間，主人是一位和藹可親的阿姨前來迎接。早上起床後我對夢境中發生的事記憶猶新，心中仍然保有在頂樓時

的喜悅心情，那是很難用言語形容的感覺。我稍後仔細閱讀花語才理解到，這是自己與內在的意識之光連結了。之後我就時常使用這個花精，這個花精在我處理工作及日常生活的大小事時、有股視野、開闊、各種可能性，一一在生命中展開著。

療癒師 June（六月生花工作室）
服務：芳療、花精、自然野放茶
juneblossom2017@gmail.com
LINE：zahirayang｜FB：六月生花

男友因為父親早逝與過去身為軍人的工作，一直以來他都習慣隱藏自己真實的心聲，常在溝通不順時會突然的情緒爆發。他使用打開愛花精 (Unveiling Affection) 也同時用了愛的秘密花精 (Lover's Secret) 幾天後，明顯地感覺到男友變得柔和也較願意表達親密感。打開愛花精是工作室裡我與個案們最先試用的花精之一，大家一致的反應幾乎都是覺得自己變得柔軟。一位職業為銷售人員的個案也表示她本來與某個同事相處不太融洽，使用了打開愛花精一陣子後，開始覺得對方沒那麼討厭也願意跟對方溝通。另一位擔任部門主管的個案，也反應這個花精讓她與別人溝通表達上更輕鬆自在了，降低迂迴也讓睡眠更放鬆。

塔拉妙法療癒花園
服務：花精、塔羅牌、心理占星、生命靈數、靈氣、心靈圖卡占卜等
0939-806928
FB：台中塔拉塔羅療癒花園

在父親離世後，我花了很多時間去調整自己與母親的身心狀態，也協助母親去面對伴侶離世後重新回來照顧自己，這個階段中我們使用了幾個蘭花花精，來療癒因長期照顧臥床父親而過度消耗的能量。透過這些花精，和諧滋養的能量進到我們的人體系統，我與母親共同處理了疼痛、需要、不安、焦慮與控制，這些在我們能量場造成收縮，執著過去也讓能量系統鬱結。

我們使用的花精有：大地頻行花精（Walking to the Earth's Rhythm）來支持海底輪的穩定，調整了安全感與身體的支持、回到穩定的自己。生命之爐花精（Furnace of life）滋潤心理與情緒的消耗，讓放鬆的情緒重新流動起來，調整過度付出並重新連結自我意識感。生命之靈花精（Spirit of Life）淨化了海底輪與臍輪，支撐身心的基礎，帶動在臀部、骨盆、膝蓋與下背部的生命能量。釋放業力模式花精（Releasing karmic Patterns）重新整合生活苦難的分裂與折磨，也釋放了意識層面的執著與無意識的行為模式，離開自我設限的迴圈。

感謝花精們陪伴我走過生命中重要的歷程，如實地體驗情緒、身體與精微體層面中的震盪與漣漪。蘭花花精已是我生命中非常重要的靈性夥伴，有這股大自然的慈悲療癒力量在日常生活與身心靈工作中，真是美好的陪伴。

歡迎投稿花精心得，更多回饋文章與情境分類請到官網的「心得收錄」查閱。https://www.feftaiwan.com/pages/reports

學習蘭花花精

體驗：每月花友聚會與讀書會
初階：蘭花花精基礎介紹
進階：TEK 療癒能量肌力測試

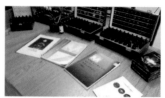

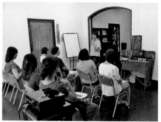

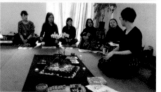

| 台灣中心固定開設體驗會與蘭花花精課程

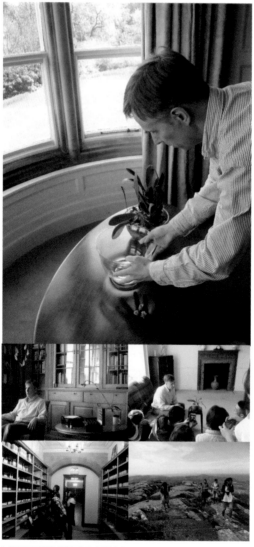

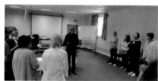

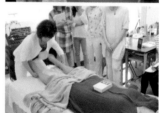

| TEK 肌力測試工作坊

| 集亞島蘭花花精花友學旅團

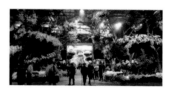

| 每年花友們一起參訪台灣蘭展

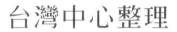

台灣中心整理

空間噴霧搭配精油表

70 個常見蘭花花精表

128 個製作者 6 組分類表

30 組花精主題分類

頁數、主題與滴數查詢

空間噴霧
搭配精油表

花精品名	藍瓶	黃瓶
Angelic Canopy 天使保護傘	奧圖玫瑰 , 葡萄柚	洋甘菊 , 檸檬
Being Present 處在當下	奧圖玫瑰 , 檀香 , 薰衣草	檀香 , 橘子
Clearing & Releasing 清理與釋放	乳香 , 葡萄柚 , 檀香	杜松果 , 快樂鼠尾草 , 檸檬 , 檀香
Energy Matrix Protect 能量母體保護（EMP）	樟腦灌木 , 沒藥 , 橙花	乳香 , 檀香 , 岩蘭草
Gentle Sleep 溫柔好眠	洋甘菊 , 檀香 , 奧圖玫瑰	洋甘菊 , 快樂鼠尾草 , 檸檬 , 橘子

花精品名	藍瓶	黃瓶
Immediate Relief 緊急舒緩	黑胡椒 , 乳香 , 檀香	香草 , 岩蘭草
Positive Flow 正向之流	大西洋雪松 , 黑胡椒 , 荳蔻 , 杜松果	玫瑰 , 檀香 , 檸檬 , 橘子
Temple of Light 光的聖殿	奧圖玫瑰	檀香 , 檸檬
True Beauty 真實之美	奧圖玫瑰	黑胡椒 , 乳香 , 檀香
White Beauty 純白之美	奧圖玫瑰	大西洋雪松

花精品名	藍瓶	黃瓶
Celestial Defender 天空防禦		
Defender from the Dark 黑暗守禦者		
Defender of the Light 光之防禦者		
Defender of the Source 防禦者之源	沒藥，奧圖玫瑰，檀香	大西洋雪松，樟腦灌木，檀香
Defend and Protect 防禦與保護		
Defend Protect & Purify 防禦保護淨化		
Vital Defense 活力防禦		
Shadow Defense 陰影防禦	薑，檀香，奧圖玫瑰	大西洋雪松，樟腦灌木， 檀香
Silver Shadow 銀色之影（僅噴霧）	樟腦灌木，沒藥，橙花	乳香，檀香，岩蘭草
Soul Shield+ 靈魂盾牌	檀香，杜松果，葡萄柚	快樂鼠尾草，檸檬香茅
Shield of Light 光之盾牌	奧圖玫瑰，天竺葵， 黑胡椒，薰衣草	檸檬香茅，葡萄柚

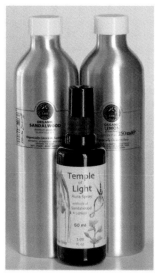
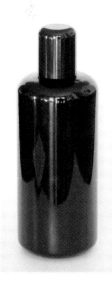

左｜空間噴霧瓶所使用到的精油是英國認證 NHR 有機精油，沒藥精油與奧圖玫瑰精油為例外。

右｜製作團隊研究過保存設備，得出最好將花精放置於深紫色的玻璃瓶中，品管人員經過每半年測試之後，發現深紫色玻璃瓶可提供蘭花花精更好的能量保護，鈷藍瓶卻有十倍以上的漏損率，因此決定全部改成紫晶瓶。

70 個常用蘭花花精（由台灣中心整理）

豐盛幸運	Positive Flow 正向之流（幸運水）	性議題	Love's Secret 愛的秘密
	Revelation 啟示（大幸運水）		Base Regulator 調節根基（過剩性）
行運影響	Just Center 就是核心		Core Release 釋放核心（壓抑性）
	Light of the Soul 靈魂之光		Life Cycle Renewal 更新生命循環（晚上） +Coming Home 回家 （早上）：女人五十主題
腦力工作 閱讀考試	Settling with a Smile 微笑放鬆		DPS 三重奏組合 63 天： Crown of Serenity 寧靜之冠、 Celestial Triangle 天空三角、 Ture Connections 真實連結
	Memory Enhancer 調整記憶		
	Knowing 了解		
人生使命	Just Me 就是我		
	Life Direction 生命方向		DPS 活力三組合 63 天： Vital Core 活力核心、 Vital Clarity 活力清晰、 Vital Light 活力之光
	Blue Angel 藍色天使		
	Clearing the Way / Self Belief 清理道路 / 相信自己	睡眠放鬆	Rhododendron griffithianum 白杜鵑花
	Fruits of Love 愛的果實		Gentle Sleep 溫柔好眠
	Redemption Dream 清償之夢		Sleep of Peace 安穩之眠
	Positive Outcome 正向成果		Coming Home 回家
親子議題	Unveiling Affection 打開愛		Voice of Courage 勇氣之聲
	Moon Child 月亮小孩		Light Relief 輕盈減壓
	Love Beyond Love 超越之愛	創傷業力	Andean Fire 安地斯之火
	White Beauty 純白之美		Releasing Karmic Patterns 釋放業力模式
	Solus 獨生子女		Karmic Calm 業力鎮定
	Fire of Life 生命之火（陽姓父親）		Night Soul 夜魂
	Furnace of Life 生命之爐（陰性母親）		Soul's Grief Release 靈魂悲傷釋放（母酊）

消化清理	Centre Renewal 核心更新	更高脈輪	Crown of Consciousness 意識之冠
	Internal Cleansing 內部清理		Purity of Soul 靈魂淨化
	Silver Ghost 銀色之魂		Spiral of Light 光之螺旋
	Angelic Canopy 天使保護傘		Meditation 靜心冥想
	Clearing & Releasing 清理與釋放		Seeds from Time 來自時間種子
	Energy Matrix Protection 能量母體保 護（電磁波）		Dragon Mask 龍面具
			Higher Courage 更高勇氣
	Silver Shadow 銀色之影 （只有噴霧）		Highest Reflection 至高反照
安穩急救	Immediate Relief 緊急紓緩		Secret Wisdom 奧秘智慧
	Angelic Canopy 天使保護傘		Pushing Back the Night 推走黑夜
	Soul's balm 靈魂之慰		
保護防禦	Knight's Cloak 騎士斗篷		
	Shadow Defense 陰影防禦		
	Defend Protect & Purify 防禦、保護與淨化		
	Celestial Defender 天空防禦		
	Soul Shield 靈魂盾牌 （光工作者、療癒師保護）		
	Protective Presence 保護現前 （旅程順利、行李平安）		
	Shield of Light 光之盾牌		

128 個製作者的 6 組分類表

2015 年後製作的花精並未收錄

Physical 身體主題	Mental body 心智主題
Being in Time 時間之中	Clear Mind 澄明心智
Being Present 處在當下	Clearing & Releasing 清理與釋放
Centre Renewal 核心更新	Core of Being 安在核心
Core Release 釋放核心	Direct Vision 直接靈視
Double Espresso 濃咖啡	Emerald 綠寶石
Energy Matrix Protection 能量母體保護	Gentle Geisha 文雅藝伎
Gentle Sleep 溫柔好眠	Gentle Sleep 溫柔好眠
Immediate Relief 緊急紓緩	Liberatin/ Deception 解放 / 欺瞞
Internal cleansing 內部清理	Life Direction 生命方向
Moon Child 月亮小孩	Light of My Eye 眼中光芒
Narnia Sphagnum Moss 苔蘚精素	Memory Enhancer 調整記憶
New Vitality 新活力	Mercutio 墨古修
Renewing Life 更新生命	Night Soul 夜魂
Revitalise 恢復活力	Positive Flow 正向之流
RH Brocade Plus 粉紅杜鵑花	Positive Outcome 正向成果
Rh Griffithianum 白杜鵑花	Redemption Dream 清償之夢
Sacral Regulator 神聖椎底調節	Releasing karmic patterns 釋放業力模式
Serene Power 寧靜之觀	Revelation 啟示
Settling with a smile 微笑放鬆	Rising to the Call of Beauty 回應美之召喚
Shiva's Trident 濕婆三叉戟	Serendipity 意外珍寶
Sleep of Peace 安穩之眠	Serene Overview 寧靜之觀
Sympathetic 交感	Shadow Facing 面對陰影
Sympathetic(P) 副交感	Songline 歌之徑
Thoracic Alignment 挺胸調整	Totem 動物圖騰
Unicorn 獨角獸	Walking to the earth's rhythm 大地頻行
Vital Core 活力核心	Winged gold 黃金翼
Vital Lift 活力提升	

sensual/ Sexual 感官與性主題

Base Regulator 調節根基

Carnival 狂歡嘉年華

Coming Home 回家

Fruits of Love 愛的果實

Hara to Heart 推腹至心

Hive of Heaven 天堂巢

Joyous Purification 喜悅淨化

Laughing Butterflies 微笑蝴蝶

Love's Secret 愛的秘密

Party Time 歡樂時光

Sacral Release 神聖椎底釋放

Source of Life 生命源頭

Protection 保護主題

Knight's Cloak 騎士斗篷

Protective Presence 保護現前

Pushing Back the Night
推走黑夜

Silver Ghost 銀色之魂

Sorcerer's Apprentice
魔術師的學徒

Soul Shield 靈魂盾牌

Celestial Defender 天空防禦

Defend & Protect 防禦與保護

Defend Protect & Purify
防禦、保護與淨化

Defender from the Dark
防禦黑暗

Defender of the Light 光之防禦

Defender of the Source
本源防禦

Shadow Defense 陰影防禦

Vital Defense 活力防禦

Emotions/ Heart 情緒與心主題

Andean Fire 安地斯之火

Active Serenity 活躍安穩

Angelic Canopy 天使保護傘

Being in Grace 恩典之中

Boundless Peace 無限平靜

Clearing the Way/ Self Belief
清理道路 相信自己

Eye of the Tiger 老虎之眼

Golden Radiance 金黃煥發

Guardian of the Inner Journey
內在旅程的守護者

Happy Relief 快樂解脫

Healing the Hidden 療癒所藏

Healing the Higher Heart
療癒更高之心

Heart of Light 光之心

Just Me 就是我

Love Beyond Love 超越之愛

Messenger of the Heart
心的使者

Purity of Heart 心的淨化

Souls 獨生子女

Soul's Grief Release
靈魂悲傷釋放

Spirit of the Higher Heart
更高心之靈

Unconditional Love 無條件的愛

Unconditional Snuggles
無條件擁抱

Unveiling Affection 打開愛

Voice of Courage 勇氣之聲

White Beauty 純白之美

Wisdom of Compassion
慈悲智慧

Spiritual 靈性主題

Behold the Silence 注視靜默

Blue Angel 藍色天使

Celebration 慶典

Celestial Siren 天空美人鳥

Celestial Triangle 天空三角

Crown of Consciousness
意識之冠

Crown of Serenity 寧靜之冠

Fire of Life 生命之火

Heaven's Gate 天堂門

Inner Peace 內在平靜

Karmic Calm 業力鎮定

Love's Gift 愛的禮物

Necklace of Beauty 美麗頸鍊

Purity of Soul 靈魂淨化

Secret Wisdom 奧秘智慧

Shadow Warrior 陰影戰士

Shiva's Crown 濕婆之冠

Soul Dancer 靈魂舞者

Spirit of Life 生命之靈

Temple of Light 光的聖殿

Temple of Light(5) 光的聖殿 (5)

True Beauty 真實之美

True Connections 真實連結

Violacea Veritas 紫色真理

Winged Messenger 羽翼使者

30 組花精主題分類

（由台灣中心整理）

第一脈輪

Earth element 土元素：在深層的冥想後更加扎根落地，正常的生理時鐘失調的話也可用上。

Joyous Purification 喜悅淨化：重建兩性本性天真，處理性虐待的議題。

Soul Shield+ 靈魂盾牌：提供多層保護，帶來光、安全、力量穩定感。

Blue Angel 藍色天使：看見本源，清除低階脈輪所不想要的負面印記。

Being Present 處在當下：長途旅行與時差適用，讓身心都一起抵達。幫助個人全然處在當下。

Coming Home 回家：把能量帶進身體最根本的脈輪，清理第 1 與第 2 脈輪。

Fruits of Love 愛的果實：強烈影響海底輪和第 2 脈輪，滋養在懷孕或生產階段。

Joyous Purification 喜悅淨化：淨化男性與女性的海底輪，重建女性海底輪的本性天真。

Renewing Life 更新生命：清理第 1、8、10、12 脈輪中古老的負面能量模式，並與更高層脈輪相結合。

Shadow Warrior 陰影戰士：整合陰影面，停止陰影互動。能量下降到靈魂體的海底輪

Spirit of Life 生命之靈：助淨化第 1 和第 2 脈輪的種族阻塞與祖先模式。

Thoracic Alignment 挺胸調整：讓落地的能量流向內在，讓心的周圍也更有空間。

Vital Core 活力核心：強力供給海底輪與第 2 脈輪的能量，提供強烈「起而行」的影響。

第二脈輪

Fire element 火元素：有力量的清理，移除業力的印記及渣滓非常實用。

Base Regulator 調節根基：在第 2 脈輪內創造逆電流，掌控過盛的性能量。

Core Release 釋放核心：對第 2 脈輪的振動有重大的影響但不會壓抑，增加敏感與保護，帶來成事的動力。

Defender of the Source 本源防禦：喚醒第 2 脈輪之美，表達性能量的天性又守護神聖椎底。

Fruits of Love 愛的果實：滋養在懷孕或生產階段，協助生產相關的第 2 脈輪，清理能量通道。

Fruits of Courage 勇氣果實：引導第 2 脈輪的氣往上並帶入心輪，讓第 6 脈輪的洞察力增加能量。

Love's Secret 愛的秘密：滋養兩人之間愛和羅曼蒂克關係，幫助人表達自己真實與美麗的愛意。

Moon Child 月亮小孩：與第 2 脈輪區的能量群密切有關，並且能夠移除障礙讓情緒進化。

Sacral Regulator 神聖椎底調節：作用於第 1、2、3、6、7 脈輪的淨化，讓第 2 脈輪區域增強，更新命門。

Sacral Release 神聖椎底釋放：第 2 脈輪內緊抓不放的潛意識模式。接上地氣，打破低能量和低成就的惡性循環。

Source of Life 生命源頭：嚴選針對第 2 脈輪，增加敏感度，「重新點燃」性能量與性慾天性。

Vital Core 活力核心：釋放阻塞的能量，解決此處的陰影面，強烈「起而行」的影響。

Vital Clarity 活力清晰：協助與下半身脈輪的能量重新校正，與內在深處的靈性渴望校正一致。

Vital Defense 活力防禦：釐清第 2 脈輪的陰影與混亂包袱。

第三脈輪

Crystal 水晶元素：讓人願意接受來自心靈的慷慨與豐盛，加強太陽神經叢。

Centre Renewal 核心更新：發展第 3 脈輪的能量結構，能量上支持消化議題。

Laughing Butterflies 微笑蝴蝶：有如兩人和諧共舞，也會影響眉心輪與喉輪。

Liberation / Deception 解放 / 欺瞞：看見內在的美好，開啟新的冒險，揭開欺騙自己之事。

Serene Power 安詳力量：主要落在身體與第 3 脈輪，溫和而立即地補充我們的能量。

Ruby 紅寶石：主要運作在太陽神經叢的困住情緒，接觸自己該往的靈性道路。

Sympathetic (P) 副交感：處理第 2 和第 3 脈輪的過度運作，讓我們管理能量過度的運作。

Voice of Courage 勇氣之聲：針對第 3 脈輪深層療癒，勇氣的力量，承諾及此生的深層目標。

第四脈輪

Metal element 金屬元素：強力的精素，影響到第 27 脈輪之上，也對於骨盆的 DPS 和第 4 脈輪有用。

Healing the Higher Heart 療癒更高之心：釋放心輪的情緒阻塞、對他人與自己都慈悲。

Heart of Light 光之心：快速讓我們放下心中的情緒武裝，體驗無止盡的能量流動。

Heart Time 心的時間：協助心的節奏不穩定或過於快速的人。

Hive of Heaven 天堂巢：進入心輪區，有點像瓶刷般清理一切，心輪開啟。

Messenger of the Heart 心的使者：深刻覺察到我們在心中所珍視的東西，誠懇表達。

Golden 24K 黃金精素：古埃及生命之符安卡，靈性層次的純粹，連結所有存有本源。

Higher Courage 更高勇氣：治癒並打開心輪，夠恢復原生的力量和勇氣。

Poseidon's Trumpet 波賽頓曼陀羅花：以有力的漩渦與星星連結，這個花精錨定在心輪。

Redemption Dream 清償之夢：自責感與羞愧感，會特別阻礙淨化和療癒，而造成心輪的壓縮。

Rising Flame 揚升火焰：溫暖的心，帶來愛、喜悅與幸福感。從第 2、3、4 脈輪揚升與療癒。

Spirit of the Higher Heart 更高心之靈：讓更高心輪的能量與心的靈性殿堂溫柔地融合。

Rising Against the Dark 揚升禦黑：在心輪穿透壓抑情緒的表皮，當覺得被卡住、寂寞時。

Temple of Light (5) 光的聖殿 (5 花)：第 4 脈輪與第 7 脈輪的不協調，無法有真正的療癒。

Thymic Heart 心中央：清理心輪周圍一連串的能量接受點，心輪壓抑而停止情感表達。

Compassionate Heart 慈悲之心：直接經歷內心，對所有生物的慈悲，喚醒內在的療癒者。

第五脈輪

Wood element 木元素：拉近我們與植物王國的自然之美之間的距離。

Golden Radiance 金黃煥發：覺察心輪之光、打開喉輪，連結內在智慧。

Just Me 就是我：慶賀自己獨特的個性，不要被他人的投射和期待所影響。

Necklace of Beauty 美麗頸鍊：高於心輪與低於喉輪之處，帶來一種細緻、美麗與愛的能量。

Spectrolite / Labradorite 光譜石／拉長石：藍水晶般的能量能刺激喉輪。

Songline 歌之徑：意識到聲音與語言的責任，並幫助我們對自己真誠，更明白自己深刻的誓言。

Walking to the Earth's Rhythm 大地頻行：回到 DNA 的原始能量，伴著地球的律動而行。

第六脈輪

Water element 水元素：淨化移除能量渣滓，進入更高深的冥想前。
Direct Vision 直接靈視：對第三眼經驗的靈視探索很有用。
Defender of the Light 光之防禦：曝露在負面能量刺探之下的時候，第三眼會有強烈的轉變之感。
Emerald 綠寶石精素：清理眉心輪與頂輪，培養和諧與專注的心智。
Guardian of the Inner Journey 內在旅程守護者：看到靈性之路上阻礙進步的陰影和恐懼。，
Violacea Veritas 紫色真理：對天使界方面的覺察，促進閘口往更高的層次打開。

第七脈輪

Air element 風元素：振奮人心的精素，能夠減輕負荷，帶給靈魂帶來喜樂。
Active Serenity 活躍安穩：更有批判性的思考和決策，清晰思維又有活力。
Behold the Silence 注視靜默：不再執著過去，溶解過往行為或業力。
Crown of Consciousness 意識之冠：到「記錄大廳」之中找到上帝之語，創造的智慧。
Shiva's Trident 濕婆三叉戟：螺旋形且非常活躍的能量，重新校準開啟了頂輪的智慧層面。
Songline 歌之徑：重建頂輪光圈，聲音與語言的責任，身心靈的洞察，天使界的詩歌。
Temple of light(5) 光的聖殿 (5)：保持空間能量純淨，協調心和頂輪去理解宇宙聲音。
Unicorn 獨角獸：用於緊急狀況、遠離麻煩之源或潛在的傷害。

第八脈輪

Clearing the Way / Self Belief 清理道路 / 相信自己：放鬆第 8 脈輪的緊張，太過於要求完美且要控制生命。
Crown of Serenity 寧靜之冠：進入更高的內在能量校正，減輕卡在第 8 脈輪的壓力。
Releasing Karmic Patterns 釋放業力模式：釋放在第 8 脈輪的業力模式，顯示出靈性知識和靈性力量的誤用。
Renewing Life 更新生命：清理第 1、8、10 和第 12 脈輪中細胞層面裡古老而負面的能量模式。

更高脈輪

Dragon Fire 龍之火：熱火與勇氣，可以從靈魂內在引發出深層的改變。

Dragon Mask 龍面具：龍面具花精運作到 27 脈輪，讓人能夠從更高層次的心靈來了解。

Metal element 金屬元素：影響到第 27 脈輪之上，也對於骨盆區 DPS 和第 4 脈輪有效用。

Clarity of Spirit 心靈清晰：開始於第 4 脈輪，接而揚升越過第 21 脈輪，朝向永恆，超越群星。

Clarity of Connection 連結清晰：與神性上連結的本性，踏上靈魂旅程並且進化的需求。

Highest Reflection 至高反照：由第 3 脈輪開始，可清理這裡有關的小我，進展到第 25 脈輪。

Higher Courage 更高勇氣：提高視野，從宇宙生命觀看集體意識問題，延伸至第 29 脈輪。

Purity of Soul 靈魂淨化：修復心輪與前世創傷、強作用於第 20 ～ 29 脈輪。

Pushing Back the Night 推走黑夜：頂輪處的阻礙被推到磁場層之外，垂直地擴展的意識。

Seeds from Time 來自時間種子：往第 22 脈輪揚升，對宇宙有更深的理解。

Secret Wisdom 奧秘智慧：內在神性，以慈悲智慧的我是人人，人人是我。

Spiral of Light 光之螺旋：通往群星的螺旋，重新校準再次與更高的目標結合。

True Connections 真實連結：更高脈輪的活力，連結到人性中的心靈網，更廣大宇宙意識。

緊急救災（公益方案參考 251 頁）

Angelic Canopy 天使保護傘：安穩，淨化水晶與空間。

Double Espresso 濃咖啡：急需外加能量的緊要關頭時，推一把的能量，不宜每天使用。

Immediate Relief 緊急舒緩：急救狀態，拉回失魂狀況、回到當下。

Happy Relief 快樂解脫：讓頭腦有向上提升，在挑戰很大時能夠緩和痛苦。

Soul's Balm 靈魂之慰：悲傷到有輕生念頭時。

Unicorn 獨角獸：巨大危機或倍受威脅時，幫助我們避免分心。

身體照顧

Life Cycle Renewal 更新生命循環：各年齡層的女性，年過五十的女性轉換期。

Earth element 土元素：旅行時、正常的生理時鐘失調的話有所幫助。

Being Present 處在當下：長途旅行與時差適用，讓身心都一起抵達。

Centre Renewal 核心更新：發展第 3 脈輪的能量結構，能量上支持消化議題。

Internal Cleansing 內部清理：以太淨化，與循環相關。

Core of Being 安在核心：進入靈性白光，流動的方向與脊椎同行。

Thoracic Alignment 挺胸調整：身體框架調整，落地的能量流入內，讓心的周圍也更有空間。

Active Serenity 活躍安穩：對憂慮與疲累的狀態非常有效，體驗到頭腦的舒壓。

New Vitality 新活力：倦怠和消耗的狀況下之生命力供給活力，度過困境。

Rh. Griffithianum 白杜鵑：壓力大、需要放鬆時，對於在緊張肌肉上按摩很好。

Revitalize 恢復活力：清理因情緒的堵塞、而引發的疲憊感。

Vital Lift 活力提升：讓身體的核心增加能量，退化中仍有毅力。

Sympathetic 交感：經絡點與能量出口，與身體戰或跑的壓力模式有關。

Sympathetic (P) 副交感：第 2 和 3 脈輪的過度運作，低弱的自尊感。

Ti Kouka 巨朱蕉：視力清晰度和呼吸深度，陰陽能量平衡。

Gentle Geisha 文雅藝伎：喝杯茶放鬆，讓思緒鎮靜，溫柔地躺入絲質墊子中。

Clearing & Releasing 清理釋放：深度款身心清理，可解除上癮。

心理情緒照顧

Angelic Canopy 天使保護傘：給受困靈魂的撫慰，呵護悲慟、喪志、與絕望，增加安全感。

Carnival 狂歡嘉年華：動感與熱情的感受，記得享受生命。

Child' s Play 孩戲精素：輕鬆沉靜與純然喜悅。

Heart of Light 光之心：放下心中的情緒武裝，開闊胸膛，第 15 脈輪的宇宙秩序。

Laughing Butterflies 微笑蝴蝶：如彌勒佛的笑容，給過於嚴肅看待自己、卡在情緒中的人。

Party Time 歡樂時光：感官享樂之舞的慶賀，再次跳舞吧。

Settling with a Smile 微笑放鬆：放縱歡樂之後適合使用，幫助情緒上的沮喪，安全感。

Unveiling Affection 打開愛：愛與滋養自己，對失去至親的人難以照顧自己的人。

Revitalise 恢復活力：清理不必要的能量印記，幫助情緒堵塞而引發的疲憊感。

Rh. Brocade Plus 粉紅錦織杜鵑：精力盎然的喜悅，湧出溫柔與幸福，在沮喪時使用。

Thymic Heart 心中央：清理心輪周圍一連串的能量接受點。青少年或成年期的的心輪壓抑。

心智、學習與閱讀

Amethyst 紫水晶：淨化與鎮靜，集中注意力，達成目標所需的精力。

Boundless Peace 無限平靜：減緩頭腦壓力，讓人感到界線柔美（考生、編輯）。

Clear Mind 澄明心智：認知跟省思，讓頭腦休息。

Crown of Serenity 寧靜之冠：釋放過度專注的心智能量，幫助讀書學習。

Emerald 綠寶石：喚醒心靈，刺激心智和記憶，發展洞察力，專注的心。

Happy Relief 快樂解脫：讓頭腦有向上提升，在挑戰很大時能夠緩和痛苦。

Knowing 了解：讀書時幫助吸收，可打開心靈的通道來接收並儲存訊息。

Memory Enhancer 調整記憶：清晰思維，保有資訊的功效，學生或老化的記憶。

Settling with a Smile 微笑放鬆：長假放縱歡樂後的沮喪，幫助讀書的孩子保持專注。

Unicorn 獨角獸：避免分心，淨化頭部的能量通道。

生命方向、轉化蛻變

Blue Angel 藍色天使：重新與靈魂藍圖和靈性本源連結，清除低階脈輪負面印記。

Life Direction 生命方向：確立人生中箭頭飛行的方向時，需後退一步時深觀。

Redemption Dream 清償之夢：走在不對的路上，卻因離開或不做有深層羞愧，停滯狀況中。

Positive Outcome 正向成果：即使還不知道方向，但目前需要撐竿跳動力前進時。

Wingéd Gold 黃金翼：意識到生命輪迴的靈魂任務，神聖豐饒與生命的目的。

Wingéd Messenger 羽翼使者：石蕊試驗，是否走在靈性道路的石蕊試驗，喜悅的仙女鞋。

Dragon Fire 龍之火：熱火與勇氣，可以從靈魂內在引發出深層的改變。

Protective Presence 保護現前：在重大改變時有用（搬家或轉換跑道），帶來銜接感與心靈保護。

伴侶與性

Base Regulator 調節根基：在第 2 脈輪內創造逆電流，掌控過盛的性能量。

Core Release 釋放核心：提升第 2 脈輪的振動，不會壓抑性慾。

Sacral Regulator 神聖椎底調節：性慾會從表演轉變成親密感與深層的交流。

Source of Life 生命源頭：重新點燃性能量核心，自覺性欲更深層的本性。

Rising Flame 揚升火焰：帶來愛、喜悅與幸福感，帶來強烈被愛的感覺，需要有伴侶的愛。

女性

Fire of Life 生命之火：靈魂之旅的勇氣和目標，增強做決定的意志力（父親、陽性）。

Furnace of Life 生命之爐：神性之光在意識裡顯化，清理視野讓真理展現（母親、陰性）。

Fruits of Love 愛的果實：待孕、懷孕與生產階段，具體與行動最高潛能。

Life Cycle Renewal 更新生命循環：各年齡層的女性，年過五十的女性轉換期。

Love' s Secret 愛的秘密：滋養兩人之間愛和羅曼蒂克關係，幫助人表達真實與美麗的愛。

親子

Love Beyond Love 超越之愛：子宮裡感覺不到愛，以為自己是不被需要、不被愛。

Just Me 就是我：對感覺沒有被愛過與不被愛的孩童效果很好。

Moon Child 月亮小孩：移除在子宮期間有很多細微或非細微的妨礙能量印記。

Solus 獨生子女：自我中心與孤獨，無法有共通的靈魂中的連結，給獨生子女或給家中老大。

Unconditional Snuggles 無條件擁抱：此花帶來溫柔、舒服與給力不間斷的擁抱，適合小孩。

White Beauty 純白之美：如同母親對新生兒一般，以無條件的愛裹住一個人的氣場。

人際關係

Mercutio 墨古修：太過嚴肅看待自己與事物的人，對被罷凌的學生很好。
Knight's Cloak 騎士斗篷：保持隱蔽免於八卦威脅。
Self Renewal 自我更新：當親近的人逝世後的悼念、空虛與寂寞感。
Unveiling Affection 打開愛：對失去至親的人頗有功效，難以珍視或照顧自己的人。
Silver Ghost 銀色之魂：清除情緒操控或心靈掛勾。
Unconditional Love 無條件的愛：重新與永恆之源和存有連結，無條件地對他人打開心房。

個人發展

Just Me 就是我：慶賀自己獨特的個性，不要被他人的投射和期待所影響。
Hara to Heart 推腹至心：不願投胎化為肉身的人，具體化這一生的目的。
Liberation/Deception 解放 / 欺瞞：能找到解放嗎？有洞察力來揭開自己以自由之名的欺瞞。
Light of My Eye 眼中光芒：看破虛幌，看到表象後的真相。
True Beauty 真實之美：抵達星光美的領域，帶出自己與他人的真實美經驗。

工作與創意

Amethyst 紫水晶：集中注意力與達成目標。
Being in Time 時間之中：有太多事要做、或太少時間用的時候，與自然週期協調。
Boundless Peace 無限平靜：減緩頭腦壓力，讓人感界線柔美（考生、編輯）。
Mercutio 墨古修：享受文字與意義的流動，給那些大量閱讀的人（考生、編輯）。
Crown of Serenity 寧靜之冠：幫助讀書學習，轉化精細的身體能量（考生、編輯）。
Carnival 狂歡嘉年華：太用頭腦、與身體有距離的，忙碌一天後的壓力。
Energy Matrix Protection 能量母體保護：清理辦公室與居家的 3C 電磁波。
Gentle Geisha 文雅藝伎：放鬆與鎮定，放下責任的顧慮與擔憂。
Serene Power 安詳力量：若午後感到有點低落，以清晰的思維與能量幫助度過下半天。
Serendipity 意外珍寶：陷入過多責任的泥淖而停滯，脫離生活刻板困乏。
Rh. Griffithianum 白杜鵑：一天辛苦工作後適用，壓力大、疲憊、需要放鬆的時候。
Purity of Heart 心的淨化：給覺得時間不夠而有壓力的人，有足夠的時間做完任何事。
Rising to the Call of Beauty 回應美之召喚：自然與內在之美，宇宙法則，釋放一天工作後的肩上壓力。
Unconditional Snuggles 無條件擁抱：溫柔、舒服的擁抱，對辛苦工作一天之後的成人很好。
Vital Lift 活力提升：身體增加能量，讓人在退化的工作中能有毅力。

心靈議題

Achord 錨定：可增強脈輪與擴展冥想功效，修正脈輪的旋轉方向。

Celebration 慶典：重大創傷已療癒後，超越「成就」而進入「存在狀態」。

Celestial Siren 天空美人鳥：深刻與持的寂靜，抵達內在之美的涅槃，安穩、落地且安在。

Celestial Triangle 天空三角：心的輕盈感，往頭頂之上流動的環形圓氣場，新意識散播愛。

Clarity of Connection 連結清晰：生理、能量、神性上連結的本性，踏上靈魂旅程。

Clarity of Spirit 心靈清晰：揚升越過第 21 脈輪，兩個漩渦再度融合變為一絡漩渦，降落於心輪。

Compassionate Heart 慈悲之心：內心進入更深層對所有生物的慈悲，喚醒內在的療癒者。

Crown of Consciousness 意識之冠：讓頂輪有完整經驗，找到上帝之語和創造的智慧。

Inner Peace 內在平靜：經驗真正的平靜，最高靈性旅程階段。

Heaven's Gate 天堂門：六層次整合，內在神殿，在愛移動，終極的靈性合一。

Kuan Yin Fluorite 觀音螢石：更高到第 21 脈輪，螢石治癒性，慈悲觀音，神聖的陰性。

Love's Gift 愛的禮物：無條件之愛，愛的精細高頻振動，心與神性的直接連結。

Meditation 靜心冥想：人類靈魂與神性整合，更深靜心。

Purity of Soul 靈魂淨化：清理歷代保存的負面潛意識，冥想、祈禱、婚禮或神聖儀式前使用。

Pushing Back the Night 推走黑夜：未來之光，垂直地擴展的意識。

Serene Overview 寧靜之觀：光芒四射的梵天，尊貴與莊嚴的，內在真實的美。

Shiva's Trident 濕婆三叉戟：陽性與活耀的磁力，靈性目標，頂輪的智慧。

Soul Dancer 靈魂舞者：生命之舞，解放內在的小丑，全然地感謝生命。

Temple of Light 光的聖殿：陰性接納，連結神性。

Temple of Light 5 光的聖殿 5：光的聖殿不夠穩定時。

True Connections 真實連結：更高脈輪的活力，連結到人性中的心靈網，更廣大宇宙意識。

Unconditional Love 無條件的愛：重新與永恆之源和存有連結，無條件地對他人打開心房。

Vital Light 活力之光：神聖幾何學構成的梅爾卡巴晶體能量場的載具。

Wisdom of Compassion 慈悲智慧：慈悲施予一切眾生，在佛陀成道日月圓所製，黃金蓮花之光。

豐盛成功幸運

Positive Flow 正向之流（小幸運水）：使人回想起如何成就大事，激勵人朝成就大事邁進。

Revelation 啟示（大幸運水）：社會面臨巨大挑戰與侷限時，可更新對未來的希望與起而行。

Fruits of Courage 勇氣果實：實現最深潛力的勇氣，熱情和力量帶入心輪，增加能量。

Wingéd Gold 黃金翼：意識到生命輪迴的靈魂任務，神聖豐饒與生命目的。

療癒師、助人者

Being Present 處在當下：幫助個案全然處在當下。

Soul Shield 靈魂盾牌：光工作者受到黑暗挑戰時，多層保護的力量與穩定感。

Sorcerer's Apprentice 魔法師的學徒：過濾情緒和能量的垃圾，自我保護的空間，管控能量進出。

陰影、創傷業力

Andean Fire 安地斯之火：讓今世與前世受到災難的受害者能重獲勇氣。

Healing the Hidden 療癒所藏：緊抓著痛苦，深刻目標感。

Night Soul 夜魂：療癒靈魂最黑暗的經驗，自己是靈魂主宰。

Soul's Grief Release 靈魂悲傷釋放：療癒釋放深層緊抓的悲痛。

Rising Against the Dark 揚升禦黑：面對隱藏的議題，讓深層的業力議題溫和地浮出表面。

Shadow Facing 面對陰影：正視最深的恐懼，生靈議會的薩滿神秘。

Shadow Warrior 陰影戰士：整合陰影面，停止陰影互動，清理觀點。

Shadow Descent 陰影降落：接受內在的陰影面，讓心靈回到整體，陰影自然弱化。

Shadow Defense 陰影防禦：對抗內在與外在陰影元素的保護。

Shiva's Crown 濕婆之冠：靈魂神性契約，與夢點能量的陰影面有關。

清理淨化

Angelic Canopy 天使保護傘：淨化水晶與空間的基本款。

Clearing & Releasing 清理釋放：深度身心空間清理，清理黏著負能量、可解除上癮。

Centre Renewal 核心更新：支持胃腹部狀況的能量發展。

Coming Home 回家：清理不屬於自己的能量，掃除伴侶、同事的意見殘留。

Internal Cleansing 內部清理：以太清理，與循環相關。

Hive of Heaven 天堂巢：光移動到腦與心輪往下，如瓶刷般清理一切，激發生命力。

Joyous Purification 喜悅淨化：淨化海底輪、療癒性騷擾的議題。

Moon Child 月亮小孩：清理曾被流產、難產的印記，移除妨礙健康幸福的阻礙。

Energy Matrix Protection 能量母體保護：清理辦公室居家 3C 電磁波。

Purity of Soul 靈魂淨化：溫和深層，清理潛意識的負面看法、模式。

Redemption Dream 清償之夢：幫助心靈處理深層的自責感和羞愧感，透過把轉化帶入夢境裡。

Renewing Life 更新生命：清理細胞層裡古老而負面的能量模式，加在乳霜中使用非常好。

Revitalize 恢復活力：清理因情緒的堵塞、而引發的疲憊感。

Silver Ghost 銀色之魂：清除情緒操控或心靈掛勾。

Silver Shadow 銀色之影：淨化靈體影響首選、強效隔離外在負面能量（僅有空間噴霧）。

Temple of light(5) 光的聖殿 (5)：保持空間能量純淨，協調心和頂輪協調去理解宇宙聲音。

Water Element 水元素：第 6 脈輪、海底輪的淨化，維持健康體液的平衡。

行運、旅行

Just Center 就是核心：面對厄運或逆行的星宿影響，有如撐起一把屏蔽「星盤之雨」的傘。

Light of the Soul 靈魂之光：讓心去接近並收到靈魂的超越與理解，不只看到行星的限制。

放鬆、睡眠、夢與靈感

Coming Home 回家：睡前清理別人殘留的能量影響，溫柔落地。
Gentle Sleep 溫柔好眠：難以全身放鬆的睡眠時，舒壓放鬆，靜謐平和。
Rh. Griffithianum 白杜鵑：壓力大、疲憊、需要放鬆時，可放幾滴在緊張的肌肉上。
Sleep of Peace 安穩之眠：想太多、需要頭腦關機的睡眠，更深層的記憶處理。
Voice of Courage 勇氣之聲：有擔心害怕而無法入睡，幫助睡得更深層且更久。
Light Relief 輕盈減壓：適合在午睡或午休小憩使用，長期與慢性壓力下的放鬆休息。

自然神靈、動植物

Blue Bell 藍鐘花：全身舒展開，整體的祥和與輕盈之感，與仙子界有關。
Moss 苔蘚：喚醒腳底的脈輪、溫和能量的快樂，與精靈界有關。
Wood element 木元素：拉近我們與植物王國的自然美之間的距離。
Songline 歌之徑：身心靈合一，發展洞察力與千里眼，連結天使界的詩歌。
Light of My Eye 眼中光芒：看破虛幌，老鷹的靈性力量模範。
Shadow Facing 面對陰影：生靈議會的平等性，薩滿神秘。
Totem 動物圖騰：大地之母與天空之父的肯定，召喚力量聖獸。

防禦與保護

Celestial Defender 天空防禦：第 6 脈輪受影響的人，冥想時的保護，思緒的清理。
Defender from the Dark 防禦黑暗：不被黑暗力量所威脅，反抗黑暗能量的淨化與保護。
Defender of the Light 光之防禦：第三眼的強大擴張時的保護傘。
Defender of the Source 本源防禦：保護第 2 脈輪，免於性能量干擾、女社工師適用。
Defend &Protect 防禦與保護：強烈的專注，避開惡意的影響，靈性鎧甲般的保護。
Defend Protect & Purify 防禦、保護與淨化：感覺被人或靈體跟隨時，全面多功能保護以太體。
Knight's Cloak 騎士斗篷：女性受到八卦攻擊，需要保護後頸能量出入口。
Protective Presence 保護現前：旅程順利、行李平安。
Shadow Defense 陰影防禦：療癒師常用，當人遇到陰影攻擊、或面對內外在雙重陰影時的支援。
Shield of Light 光之盾牌：鏡面反射般的隱形保護，讓能量不會穿透氣場，免於黑魔法的控制。
Soul Shield 靈魂盾牌：多層面的廣闊支持與保護、協助光工作者與助人者堅定力量向前。
Vital Defense 活力防禦：有骨盆區狀況的人，可釐清第 2 脈輪的陰影與混亂包袱。
Silver Shadow 銀色之影：淨化靈體影響首選、強效隔離外在負面能量（僅有空間噴霧）。

比賽運動

Eye of the Tiger 老虎之眼：強烈陽性花精，強烈專注，並帶來喜悅跟樂觀的堅韌經驗。
Unicorn 獨角獸：用於緊急狀況或倍受威脅時，避免分心，遠離麻煩的源頭與傷害。
Double Espresso 濃咖啡：適用於需要給我們的能量推一把的時候，可用於選手或運動賽事時。
Vital Lift 活力提升：身體的核心增加能量，有毅力，適合運動訓練時使用。

特殊使用

大小幸運水 - Positive Flow 正向之流＋ Revelation 啟示
製作者建議此「幸運加倍」，可將幸運水從個人的小確幸，拉到個人與整體的加倍幸運。隔天輪用一天一次。

女人五十 - Life Cycle Renewal 更新生命循環＋ Coming Home 回家
為了年過五十的女性在陰性能量所面臨的挑戰，白日使用更新生命循環，夜晚使用回家

基本三組合 - Unconditional Snuggles 無條件的擁抱＋ Unveiling Affection 打開愛＋ Child's Play 孩戲
可平衡骨盆區 DPS 的第一層次，三種花精三天為一輪的組合依序使用花精，請持續使用 63 天。

愛的三組合 - Heaven's Gate 天堂門＋ Moon Child 月亮小孩＋ Love's Secret 愛的秘密
可支援第 4 脈輪、打開心中的愛，三種花精三天為一輪的組合依序使用花精，請持續使用 63 天。

天空三重奏 - Crown of Serenity 寧靜之冠＋ Celestial Triangle 天空三角＋ True Connections 真實連結
增強第 1 脈輪與第 2 脈輪，三種花精三天為一輪的組合依序使用花精，請持續使用 63 天。

活力三組合 - Vital Core 活力核心＋ Vital Clarity 活力清晰＋ Vital Light 活力之光
帶來腹部複雜體的力量，三種花精三天為一輪的組合依序使用花精，請持續使用 63 天。

靈性三組合 - 靈性道路一二三：Spirit Path1 ＋ Spirit Path 2 ＋ Spirit Path3
可走入靈性道路更強的清晰感，三種花精三天為一輪的組合依序使用花精，請持續使用 63 天。

最新三組合 - Thymic Heart 心中央、Rising Against the Dark 揚升禦黑、Highest Reflection 至高返照

七元素、礦石精素

元素花精系列在 2015 年製作出第七個元素花精後就完成此系列，可對應於七個主要脈輪，也都能與五行論相對應：
第一脈輪：**Earth 土元素**、 第二脈輪：**Fire 火元素**、 第三脈輪：**Crystal 水晶元素**、 第四脈輪：
Metal 金元素、 第五脈輪：**Wood 木元素**、 第六脈輪：**Water 水元素**、 第七脈輪：**Air 風元素**。

綠寶石（**Emerald**）、黃金（**Gold 24K**）、螢石觀音（**Kuan Yin Fluorite**）、幽靈水晶（**Phantom Quartz**）、紫水晶（**Amethyst**）、紅寶石（**Ruby**）、光譜石（**Spectrolite / Labradorite**）。

頁數	花 名	主 題	瓶身的建議滴數與使用頻率
62	Active Serenity 活躍安穩	溶解頭腦緊張的清晰思維	每次3滴，每天使用，連續7天
63	Andean Fire安地斯之火	重建勇氣與生命目的	每次3滴或加3滴在水中，一天兩次
64	Angelic Canopy 天使保護傘 ▲	受困靈魂的撫慰	每次3滴，一天兩次，連續兩週
66	Air Element 風元素	減輕負擔與振奮人心	每次5滴，一天兩次
66	Achord 錨定精素	擴展脈輪冥想	每次7滴，需要時再喝
67	Amethyst 紫水晶	清理負面與專注	每次5滴，每天使用一次或滴在水中使用，連續三週，隨後間隔兩週可再繼續
67	Base Regulator 調節根基	駕馭過多的性慾	每次3滴，或加3滴在水中，一天兩次
68	Behold the Silence 注視靜默	深刻的靜謐，有益於冥想	每次4滴，或加4滴在水中，一天兩次
69	Being in Grace 恩典之中	情緒清理	每次3滴，或加3滴在水中，一天兩次
70	Being in Time 時間之中	處於當地的時區之內	每次3滴，或加3滴在水中，一天兩次
71	Being Present 處在當下 ▲	長途旅行的身心抵達	每次3滴，或加3滴在水中，一天兩次
72	Blue Angel 藍色天使	看見今生轉世的本源	每次7滴，一天兩次，連續兩週，視需要可再繼續使用
74	Blue Bell 藍鐘花	輕盈自在進入精靈領域	每次6滴，連續使用兩週，每天兩次，視需要可繼續使用
74	Boundless peace 無限平靜	溫柔且放鬆的沉靜	每次5滴，一天兩次
75	Carnival 狂歡嘉年華	身體的感官光彩	每次3滴，或加3滴在水中，一天兩次
76	Celebration 慶典	深層與強力的存在狀態	每次7滴，或加7滴在水中，一天一次連續三週。視需要間隔兩週後可再繼續
78	Celestial Siren 天空美人鳥	深度冥想以及靜謐之感	每次5滴，或加5滴在水中，一天兩次
80	Celestial Triangle 天空三角	頭頂氣場與新的意識	每次8滴，或加8滴在水中，一天一次，連續三週，視需要間隔兩週後可再重複
81	Celestial Defender 天空防禦 ▲	深度冥想的保護與思緒清理	每次3滴，連續兩週
82	Centre Renewal 核心更新	內在喜悅與恢復生命舞動	一天3次，一次3滴，連續兩週，視需要間隔一週後可再重複
83	Child's Play 孩戲精素	存在的喜悅與臣服宇宙	每次6滴，或加6滴在水中，一天兩次
83	Clarity of Spirit 心靈清晰	專注高我連結	每次5滴，連續兩週
84	Clarity of Connection 連結清晰	連結本性並踏上靈魂旅程	每次7滴，連續兩週
84	Clearing & Releasing 清理與釋放 ▲	加強版的空間清理	每次3滴，連續兩週
86	Clear Mind 澄明心智	心靈上的澄靜與清晰	每次5滴或加5滴入水中，一天兩次

頁數	花 名	主 題	瓶身的建議滴數與使用頻率
104	Fruits of Love 愛的果實	具體化自己的最高潛能	每次5滴，一天兩次，喝一週，視需要間隔5天後可再重複
106	Fruits of Courage 勇氣果實	發揮靈魂深刻的潛力勇氣	每次7滴，連續7天
106	Gentle Geisha 文雅藝伎	一日將盡的放鬆與鎮靜	睡前每次3滴
107	Gentle Sleep 溫柔好眠 ▲	紓壓放鬆的睡眠	睡前每次3滴
108	Golden Radiance 金黃煥發	與你的內在之光一起發亮	每次3滴，或加3滴在水中，一天兩次
109	Guardian of the Inner Journey 內在旅程守護者	向內看，向內啟程	每次3滴，或加3滴在水中，一天兩次
109	Gold 24K 黃金精素	純粹的靈性與本源連結	每次5滴，連續三週
110	Happy Relief 快樂解脫	快樂、溫和的生命力、緩和痛苦	每次3滴，或加3滴在水中，一天兩次
111	Hara to Heart 推腹至心	更上層樓之前先要扎根落地	每次3滴，或加3滴在水中，一天兩次
112	Healing the Hidden 療癒所藏	舒緩悲傷與眼淚	每次3滴，或加3滴在水中，一天兩次
113	Healing the Higher Heart 療癒更高之心	擁有健康心輪的關鍵	每次3滴，或加3滴在水中，一天兩次
114	Heart of Light 光之心	移除情緒的鎧甲，帶來洞見	每次3滴，或加3滴在水中，一天兩次
115	Heaven's Gate 天堂門	內在神殿的靈性合一	每次6滴，一天兩次，連續兩週
116	Hear Time 心的時間	協助心的節奏穩定	每次3滴，一天三次，連續三週，然後可改為每天兩次
116	Higher Courage 更高勇氣	恢復原生的力量和勇氣	每次5滴，連續兩週
117	Highest Reflection 至高反照	清理負面與心結，提升更高脈輪	每次7滴，一天一次，需要時使用
118	Hive of Heaven 天堂巢	像瓶刷般清理的更新氛圍	每次7滴，一天兩次，連續兩週
119	Immediate Relief 緊急舒緩 ▲	深層的驚恐的靈性支持	需要時每次7滴
119	Inner Peace 內在平靜	真正的平靜	9滴可分三段用，每段使用3滴，等30秒再喝下一段。一天一次，需要時使用
120	Internal Cleansing 內部清理	更健康的消化系統	每次4滴，或加3滴在水中，一天兩次
121	Joyous Purification 喜悅淨化	重拾海底輪的潔淨	每次5滴，或加3滴在水中，一天兩次
122	Just Me 就是我	做自己就好	每次3滴，或加3滴在水中，一天兩次
122	Just Center 就是核心	星盤之雨的保護傘協助	每次4滴，一天兩次，連續兩週
123	Karmic Calm 業力鎮靜	釋放業力能量印記	每次9滴，一天兩次，連續三週
124	Knight's Cloak 騎士斗篷	主要用於防禦的花精	每次3滴，或加3滴在水中，一天兩次

頁數	花 名	主 題	瓶身的建議滴數與使用頻率
125	Knowing 了解	幫助讀書吸收，打開通道	每次5滴，每天1-2次早上使用，需要可重複
125	Kuan Yin Fluorite 觀音螢石	淨化與更新的慈悲神聖能量	每次7滴，一天兩次，連續三週
126	Laughing Butterflies 微笑蝴蝶	與滿溢玩興的喜悅共舞	每次3滴，或加3滴在水中，一天兩次
126	Liberation/Deception 解放／欺瞞	認可接納與發展洞察力	每次3滴，或加3滴在水中，一天兩次
128	Life Direction （Lanata）生命方向	往後退一步來看清前面方向	每次3滴，或加3滴在水中，一天兩次
129	Life Cycle Renewal 更新生命循環	專為面臨因應挑戰的女性所製作	每次5滴，早上使用，傍晚可加用回家複方（Coming Home），連續三週，然後需要再使用
129	Light of the Soul 靈魂之光	超越行星影響的了解	每次7滴，一天兩次，連續三週
130	Light of My Eye 眼中光芒	幫助我們看得更清楚	每次4滴，或加3滴在水中，一天兩次
131	Light Relief 輕盈減壓	午休、長期或慢性壓力的放鬆	需要時每次7滴，一天一次
131	Love Beyond Love 超越之愛	值得被愛的內在小孩	每次3滴，連續兩週
132	Love's Gift 愛的禮物	心與神性的直接連結	90秒內，分三段每次3滴，每天連續兩週
132	Love's Secret 愛的秘密	伴侶的親密關係	每次9滴，連續兩週
134	Mercurio 墨古修	享受文字之舞	每次4滴，或加3滴在水中，一天兩次
134	Memory Enhancer 調整記憶	清晰思維、記憶與資訊處理	每次3滴，一天兩次
135	MetalElement 金元素	影響骨盆區與更高脈輪	每次6滴，連續兩週，視需要間隔一週後可再重複
135	Meditation 靜心冥想	靈魂之旅的更深冥想	需要時每次7滴，一天一次
136	Messenger of the Heart 心的使者	讓你的感覺發聲	每次3滴，或加3滴在水中，一天兩次
136	Necklace of Beauty 美麗頸鍊	經歷內在之美	每次3滴，或加3滴在水中，一天兩次
137	Moon Child 月亮小孩	移除子宮妨礙幸福的能量印記	每次7滴，連續兩週
138	Narnia Sphagnum Moss Essence 苔蘚精素	往下推動的能量，大自然的意識閘口	每次9滴，一天兩次，視需要可重複
140	New Vitality 新活力	快速提升你的精力	每次3滴，或加3滴在水中，一天兩次
141	Night Soul 夜魂	療癒最黑暗的經驗	每次4滴，一天兩次，連續兩週
142	Party Time！歡樂時光	生命感官的享樂	每次3滴，或加3滴在水中，一天兩次
142	Positive Outcome 正向成果	有助於培養正向的精神狀態	每次3滴，或加3滴在水中，一天兩次
143	Positive Flow 正向之流（小幸運水）▲	激勵我們朝成就大事邁進	每次5滴，一天兩次，連續5天
144	Purity of Heart 心的淨化	減速，慢慢來	每次3滴，或加3滴在水中，一天兩次

頁數	花 名	主 題	瓶身的建議滴數與使用頻率
145	Protective Presence 保護現前	來自神靈界的保鑣	每次3滴，或加3滴在水中，一天兩次
146	Purity of Soul 靈魂淨化	清理小我模式，神聖儀式使用	每次7滴，一天兩次，連續二到三週
148	Pushing Back the Night 推走黑夜	建立內在聖殿	每次4滴，或加3滴在水中，一天兩次
149	Poseidon's Trumpet波 賽頓曼陀羅花	以有力的漩渦與星星連結	每次5滴，一天兩次
150	Phantom Quartz 幽靈水晶	內在傾聽與捕夢手	每次5滴，或加5滴在水中，一天一次，連續三週
150	Rising Flame 揚升火焰	溫暖的心與幸福感	每次7滴，連續兩周
151	Rising Against the Dark 揚升禦黑	趕走負面，讓業力議題溫和浮出	每次9滴，每天使用一次，連續5天，需要可再使用
152	Revelation 啟示（大幸運水）	社會挑戰的轉化能量	每次5滴，一天一次，連續三週，間隔兩週可重複
154	Redemption Dream 清償之夢	解決並療癒羞恥與罪惡感	每次3滴，或加3滴在水中，一天兩次
155	Releasing Karmic Patterns 釋放業力模式	放下舊有深層的模式以及信念	每次3滴，或加3滴在水中，一天兩次
156	Renewing Life 更新生命	把以太的健康帶到細胞的層面	每次3滴，或加3滴在水中，一天兩次
156	Revitalise 恢復活力	清理情緒堵塞與疲憊感	每次7滴，一天兩次，連續兩周
157	Rising to the Call of Beauty 回應美之召喚	美就是真，真就是美	每次4滴，或加3滴在水中，一天兩次
158	Rhododendron Brocade Plus 錦織杜鵑（粉紅）	溫柔與幸福的喜樂之泉	每次3滴，或加3滴在水中，一天兩次
159	Rhododendron griffithianum 錦織杜鵑（白）	身體需要放鬆	每次3滴，或加3滴在水中，一天兩次
160	Ruby 紅寶石	處理困住情緒	每次5滴，連續兩周
160	Sacral Regulator 神聖椎底調節	骨盆區的幸福與舒適	每次3滴，或加3滴在水中，一天兩次
161	Sacral Release 神聖椎底釋放	以太體層面骨盆區的健康	每次3滴，或加3滴在水中，一天兩次
162	Secret Wisdom 奧秘智慧	冥想之中的深刻寧靜	每次3滴，或加3滴在水中，一天兩次
163	Seeds from time 來自時間種子	理解萬物的根源的種子與資訊，次元守門員	每次7滴，每天兩次
163	Self Renewal 自我更新	協助悼念儀式後的空蕩感	每次3滴，一天3次，視需要可使用21天
164	Serendipity 意外珍寶	帶著新的洞見跳脫窠臼	每次3滴，或加3滴在水中，一天兩次
164	Settling with a Smile 微笑放鬆	對消化頗佳	每次3滴，或加3滴在水中，一天兩次
165	Serene Overview 寧靜之觀	觀看生命的風景	每次3滴，或加3滴在水中，一天兩次
165	Serene Power 安詳力量	午後低落心情的暖流	每次9滴，或加9滴在水中，一天一次，連續三週

頁數	花　名	主　題	瓶身的建議滴數與使用頻率
166	Shadow Warrior 陰影戰士	停止陰影面	每次3滴，一天兩次，連續兩週
168	Shadow Facing 面對陰影	正視最深的生態圈恐懼	每次3滴，或加3滴在水中，一天兩次
168	Shadow Descent 陰影降落	了解陰影，讓心靈回到整體	每次7滴，連續二到三週
169	Shadow Defense 陰影防衛 ▲	對抗內在與外在陰影元素的保護	每次3滴，一天兩次，連續兩週
169	Shield of Light 光之盾牌 ▲	反射抵抗黑暗能量的保護	每次5滴，一天一次，連續兩週
170	Shiva's Trident 濕婆三叉戟	校正我們的靈魂目標	每次3滴，或3滴在水中，一天兩次
171	Shiva's Crown 濕婆之冠	深化理解靈魂在肉身中的旅程	每次3滴，或加3滴在水中，一天兩次
171	Silver Ghost 銀色之魂	清除能量的心靈掛勾	每次5滴，一天兩次，連續兩週，視需要間隔兩週再重複
172	Silver Shadow 銀色之影 ▲	在敵意環境中的安全感與保護	只有外用噴霧款，使用頻率不限
172	Sleep of Peace 安穩之眠	睡眠中的記憶處理	每次3滴，一天兩次，連續兩週
173	Solus 獨生子女	自我中心與孤獨的個體	每次7滴，連續兩週
173	Songline 歌之徑	調整自己導向獨特的內在道路	每次3滴，或加3滴在水中，一天兩次
174	Sorcerer's Apprentice 魔法師的學徒	過濾情緒和能量的垃圾	每次3滴，一天三次，連續一周，視需要可重複
175	Soul Dancer 靈魂舞者	看見生命之舞的喜悅和美麗	每次5滴，一天兩次，連續使用一週，需要可重複
176	Soul's Grief Release 靈魂悲傷釋放（母酊）	釋放靈魂深深緊抓的悲慟	每次7滴，一天兩次
178	Soul Shield 靈魂盾牌 ▲	光工作者的保護	每次3滴，一天兩次
179	Soul's balm 靈魂之慰	安靜與滋養，協助身邊的低潮親友	每次5滴，一天兩次，連續三週
180	Source of Life 生命源頭	淨化並清理骨盆區的能量	每次3滴，一天兩次
181	Spectrolite / Labradorite 光譜石／拉長石	刺激喉輪，溝通帶出真理	每次5滴，連續兩週
181	Spiral of Light 光之螺旋	與萬有之光相連，通往群星的螺旋	每次9滴，連續兩週
182	Spirit of the Higher Heart 更高心之靈	適合在「療癒更高之心花精」之後使用	每次5滴，或加5滴在水中，一天兩次
183	Spirit of Life 生命之靈	陰陽潛力，靈魂內在之路的堅定感	每次3滴，或加3滴在水中，一天兩次
184	Spirit path 1 2 3 靈性道途 123	最大意識的旅程，深刻的療癒	滴數與頻率請洽詢療癒師。請持續輪用42天之後，然後兩週休息後可繼續再用42天

頁數	花 名	主 題	瓶身的建議滴數與使用頻率
185	Sympathetic 交感	管理與控制能量，減輕不平衡情緒	每次5滴，一天兩次，連續兩週
185	Sympathetic (P) 副交感	幫助低自尊，安穩過度的活動	每次5滴，或加5滴在水中，一天一次，連續三週
186	Temple of Light 光的聖殿	百會點、內在心殿堂、第7脈輪和第4脈輪的協調	每次3滴，或加3滴在水中，一天兩次
187	Temple of Light (5) 光的聖殿(5) ▲	在光的聖殿能量還不夠穩定時	每次3滴，一天3次，連續兩週，視需要間隔7天再重複
188	Thoracic Alignment 挺胸調整	身體的框架，讓落地流向內在	每次3滴，或加3滴在水中，一天兩次
188	Totem 動物圖騰	與你的動物指導靈連結	每次4滴，或加3滴在水中，一天兩次
189	True Connections 真實連結	我們是一切存有與廣大宇宙意識	每次9滴，或加9滴在水中，一天一次，連續兩週
190	True Beauty 真實之美 ▲	內心靈性與存在的深層之美	每次3滴，一天一次，連續兩週
191	Ti Kouka 巨朱蕉	清晰、呼吸深度、陰陽能量平衡	每次7滴，一天兩次，視需要重複。
191	Thymic Heart 心 中央	心輪的完整情感表達	每次9滴可分三段用，每段使用3滴，等30秒再喝下一段。一天一次，連續三週。視需要重複使用
192	Unconditional Love 無條件的愛	心學會了打開無限之愛	每次3滴，一天三次，連續三週，視需要間隔兩週後可再重複
192	Unconditional Snuggles 無條件擁抱	瓶中的擁抱	每次3滴，或加3滴在水中，一天兩次
193	Unicorn 獨角獸	面對緊急與巨大危機，專注而行	每次4滴，或加4滴在水中，一天兩次
194	Unveiling Affection 打開愛	打開心靈、愛你自己	每次3滴，或加3滴在水中，一天兩次
195	Violacea Veritas 紫色真理	覺察天使界，打開更高層次	每次3滴，或加3滴在水中，一天兩次
196	Vital Core 活力核心	為下三脈輪與膽經補給精力	每次3滴，或加3滴在水中，一天兩次
197	Vital Clarity 活力清晰	下半身脈輪的能量重新校正	每次7滴，一天兩次，連續兩週，需要時重複
197	Vital Light 活力之光	恢復精力、向上提升、與補充能量	每次7滴，一天兩次，連續三週
199	Vital Defense 活力防禦 ▲	釐清第2脈輪的陰影，增加覺察	每次3滴，或加3滴在水中，一天一次
199	Vital Lift 活力提升	身體核心增加能量	每次3滴，或加3滴在水中，一天兩次
200	Voice of Courage 勇氣之聲	喉輪能量，帶來勇氣	每次3滴，連續兩週
201	Walking to the Earth's Rhythm 大地頻行	和諧地伴著地球的律動而行	每次3滴，或加3滴在水中，一天兩次

救災公益花精用法

Flower Essences Rescue Project , Taiwan

穩定、平靜、恢復、淨化

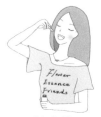

基本使用
舌下2～4滴

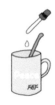

花精奉茶

噴於身邊
或救災站空間

花精OK繃用於無傷口處

滴於非受傷
皮膚或頭頂

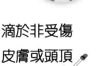

花精糖球
舌下或冷水杯飲用

救災或公益使用可免費索取

1 Angelic Canopy 天使保護傘 （糖球、噴霧）

2 Immediate Relief 緊急舒緩 （滴瓶、糖球）

3 Soul's Balm 靈魂之慰 （糖球）

4 其他弱勢服務公益花精請洽詢 Email

免費索取中心

北部：台北市大安區羅斯福路二段101巷10號 （食在自在） 02-23632178
北部：台北市大安區永康街 23 巷 39 號 B1 （平衡空間） 0921-128-361
中部：台中市西屯區台灣大道四段696號 （泛蓋亞） 04-24633376
中部：台中市台灣大道二段405號5樓11 （塔拉妙法療癒花園） 0939-8069
南部：高雄市新興區玉竹一街25號 （心鑰） 0977-657238
東部：花蓮縣鳳林鎮光復路171號 （黎悠工作室） 0919-134626
東部：花蓮市林森路305巷5號 （佩蒂宅天然有機美舖） 03-831-1058

These essences are donated by LTOE and PLATBOS, for rescue & relief workers and disadvantaged group in Taiwan. Please contact retailer centers or main distributor for details.

經銷體驗工作室

名單每年二月更新，請至官網洽詢最新夥伴資訊
https://www.feftaiwan.com/pages/retailers

（參訪前先請預約）

台北古亭站

食在自在心空間 Spaco
台北市大安區羅斯福路二段101巷10號

＊本站可索取救災與弱勢公益花精

Tel：02-2363-2178   LINE：@spaco
FB：食在自在心空間Spaco

台北永康站

平衡空間 No Age Space
台北市大安區永康街 23 巷 39 號 B1

＊本站可索取救災與弱勢公益花精

Tel：0921-128-361
FB：平衡空間 NO AGE SPACE

台中朝馬站

泛蓋亞
台中市西屯區台灣大道四段696號

＊本站可索取救災與弱勢公益花精

Tel：04-2463-3376   LINE：@rsp0824
FB：泛蓋亞Pangaea

台中科博站

塔拉妙法療癒花園
台中市台灣大道二段405號5樓11

＊本站可索取救災與弱勢公益花精

Tel：0939-806-928
FB：台中塔拉塔羅療癒花園

高雄新崛江站

心鑰
高雄市新興區玉竹一街25號

＊本站可索取救災與弱勢公益花精

Tel：0977-657-238

高雄苓雅站

台灣全我中心
高雄市苓雅區中正一路120號8樓之5

Tel：07-727-9568
Email：service@wholeself.us

彰化建國科大站

七星身心靈學苑
彰化市介壽北路108巷18號
建國科技大學旁

LINE ID：cardiffbee

花蓮站

佩蒂宅天然有機美舖
花蓮市博愛街130號

＊本站可索取救災與弱勢公益花精

Tel：03-8330035
FB：佩蒂宅天然有機美舖

鳳林站

黎悠香草工作室
花蓮縣鳳林鎮光復路171號

＊本站可索取救災與弱勢公益花精

Tel：0919-134-626
FB：黎悠香草

香港站

GAIA Holistic Living
北角渣華道 8 號 威邦商業大廈 1813室

gaiaholisticliving@gmail.com
FB：GAIA Holistic Living 知活

合作療癒師
（個案先請預約）

名單每年二月更新，請至官網洽詢最新夥伴資訊
https://www.feftaiwan.com/pages/retailers

雙北

|台北| **TEK肌力測試療癒師，請至官網預約**
https://www.feftaiwan.com/pages/course

|台北| **野洛 塔羅、占星、薩滿**
yellowshaman625@gmail.com，Line：NRS7866M

|台北| **謝名宜 整復推拿、茶道、精油、花精**
tong_wei198125@yahoo.com.tw，Line：tongwei198125

|台北| **彩光心鏡 彩油、花精、手作**
verna@coloretreat.com，Line：swfeng

|新北| **六月生花工作室 芳療、花精、自然野放茶**
juneblossom2017@gmail.com，LINE：zahirayang

|九份| **邱懷智 藝術民宿、芳療、花精、動物救援**
fdelfin@seed.net.tw，0912-571-337

桃園

|桃園| **Monique 花精、占星**
monique317@gmail.com

新竹

|新竹| **靈魂心旅程工作室 量子催眠、OMNI催眠、SRT、能量療癒**
jouage@gmail.com，Line：0905817944

|新竹| **安夫人 花精、占星、親子**
sevenstar19230917@gmail.com，Line：cardiffbee

台中

|台中| **LaLa 花精與親子主題療癒師**
jessi520301@gmail.com

|台中| **Carrie 身心靈推廣、光的課程、花精**
cayanika1972@gmail.com

|台中| **璞蓮 DimDim 花精、牌卡、SRT、天使療法、排列、催眠、顱薦平衡**
mallissa2004@yahoo.com.tw

台東

|台東| **水滴工作室 花精、寧靜碰觸按摩**
yuhuei68@gmail.com，Line@：qzh2899c

香港

|香港| **沿途有愛工作室 花精、靜心、塔羅、療癒飲食、身心靈之旅**
walkinginlovewithu@gmail.comm

蘭花花精訓練課程

體驗：每月花友聚會與讀書會
初階：蘭花花精基礎介紹
進階：TEK療癒能量肌力測試

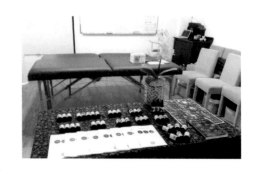

 官網

 臉書粉絲頁 FB

 Line 群組
·（每週活動快報）

 部落格

 Instagram

 WhatsApp

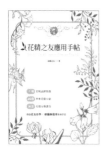
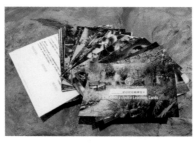

花精之友出版品

左：花精之友應用手帖 2018 新銳文創出版
右：巴哈花精學習卡 2019 花精之友出版

詢問花精之友　Flower Essence Friends

官網 http://www.fefTaiwan.com
臉書粉絲頁 https://www.facebook.com/fefTaiwan
部落格 http://FlowerEssenceFriends.blogspot.tw
Line ID：FlowerFriends
Email：fef@HealingOrchids.tw

主編：張之芃（花精之友主持人）
編譯團隊：鄭光廷、王毓惠、陳彥錞、陳姝榕、孔怡蘋

花精之友02　PE0169

新銳文創 蘭花花精療癒全書
INDEPENDENT & UNIQUE

原　　著	唐丹尼斯 Don Dennis
編　　譯	張之芃
責任編輯	鄭伊庭
圖文排版	蔡瑋筠

出版策劃	新銳文創
發 行 人	宋政坤
法律顧問	毛國樑　律師
製作發行	秀威資訊科技股份有限公司
	114 台北市內湖區瑞光路76巷65號1樓
	電話：+886-2-2796-3638　傳真：+886-2-2796-1377
	服務信箱：service@showwe.com.tw
	http://www.showwe.com.tw
郵政劃撥	19563868　戶名：秀威資訊科技股份有限公司
展售門市	國家書店【松江門市】
	104 台北市中山區松江路209號1樓
	電話：+886-2-2518-0207　傳真：+886-2-2518-0778
網路訂購	秀威網路書店：https://store.showwe.tw
	國家網路書店：https://www.govbooks.com.tw

出版日期	2019年10月　BOD一版
定　　價	860元

國家圖書館出版品預行編目（CIP）資料

蘭花花精療癒全書 /唐丹尼斯(Don Dennis)原
著；張之芃編譯. -- 一版. -- 臺北市：新鋭文創,
2019.10
　　面；　公分
　　BOD版
　　譯自：Orchid Essence Healing
　　ISBN　978-957-8924-68-0（平裝）
　1.自然療法 2.順勢療法 3.蘭花

418.995　　　　　　　　　　108014624

讀者回函卡

感謝您購買本書，為提升服務品質，請填妥以下資料，將讀者回函卡直接寄回或傳真本公司，收到您的寶貴意見後，我們會收藏記錄及檢討，謝謝！

如您需要了解本公司最新出版書目、購書優惠或企劃活動，歡迎您上網查詢或下載相關資料：http:// www.showwe.com.tw

您購買的書名：_____

出生日期：_____年_____月_____日

學歷：□高中 (含) 以下　　□大專　　□研究所 (含) 以上

職業：□製造業　□金融業　□資訊業　□軍警　□傳播業　□自由業
　　　□服務業　□公務員　□教職　　□學生　□家管　□其它_____

購書地點：□網路書店　□實體書店　□書展　□郵購　□贈閱　□其他

您從何得知本書的消息？

　□網路書店　□實體書店　□網路搜尋　□電子報　□書訊　□雜誌

　□傳播媒體　□親友推薦　□網站推薦　□部落格　□其他_____

您對本書的評價：（請填代號　1.非常滿意　2.滿意　3.尚可　4.再改進）

　封面設計____　版面編排____　內容____　文／譯筆____　價格____

讀完書後您覺得：

　□很有收穫　□有收穫　□收穫不多　□沒收穫

對我們的建議：_____

_____

_____

11466
台北市內湖區瑞光路 76 巷 65 號 1 樓

秀威資訊科技股份有限公司　　　收

BOD 數位出版事業部

....

（請沿線對折寄回，謝謝！）

姓　　名：＿＿＿＿＿＿＿＿＿　年齡：＿＿＿＿　性別：□女　□男

郵遞區號：□□□□□

地　　址：＿＿＿＿＿＿＿＿＿＿＿＿＿＿＿＿＿＿

聯絡電話：(日) ＿＿＿＿＿＿＿＿＿　(夜) ＿＿＿＿＿＿＿＿＿

E-mail：＿＿＿＿＿＿＿＿＿＿＿＿＿＿＿＿＿＿